獣医皮膚科専門医が教える

犬のスキンケア
パーフェクトガイド

伊從慶太　著

EDUWARD Press

序文

　私が動物の皮膚科医として歩みを始めた当初は薬物療法を中心に皮膚疾患をコントロールすることを優先し、恥ずかしながらスキンケアはまったくと言っていいほどおこなっていませんでした。そんな中、スキンケアに興味を抱くきっかけを与えてくれたのは治療経過が難航していた角化異常症の犬でした。その症例は、ほぼ毎日免疫抑制剤を内服していないとフケやかゆみが管理できず、頻繁に皮膚表層の常在菌増殖が認められたため、菌が確認されるたびに抗菌薬の内服をおこなっていました。ところがある日、「症状が劇的に改善した！」と症例のご家族から報告がありました。確認したところ、症例のご家族はフケを管理するために、数ヵ月かけてシャンプーと保湿の組み合わせを一生懸命試行錯誤していました。たかがシャンプーと保湿、と私は思っていたのですが、あまりの症状の改善に驚愕しました。それからシャンプーと保湿剤に興味を抱き、病院で使用していた薬用製品やサロン用製品を集めて、成分の調査や実際に犬に適応することに没頭しました。その結果、スキンケアは自分の思っていた以上に効果的であり、複雑であることに気づきました。

　また、同時期にヒトの皮膚科領域で勉強する機会を得たため、スキンケアを扱う美容皮膚科学に触れることができ、スキンケアの奥深さを知りました。その後は、個人的な趣味？のように犬のスキンケアを細々とおこなっていましたが、小動物領域においてのスキンケアのセミナーや執筆をする機会が徐々に増えるようになりました。そこでは、トリマーや動物看護師の皆さまからスキンケアの疑問や提案をたくさん挙げていただき、本当に刺激になりました。手前味噌で恐縮ですが、2015年の日本獣医皮膚科学会では、スキンケアがメイントピックの一つとして取り上げられ、獣医学領域におけるスキンケアについて講演する機会を得ることができました。さらには、犬の細菌性皮膚疾患への入浴効果を解析した結果、2016年の世界獣医皮膚科会議にて研究発表する機会を得ました。

　そして、2017年、本書の執筆のお話をいただきました。自分がスキンケアの本を執筆するなど夢にも思いませんでしたが、たいへん光栄に思います。今、自分が考える犬のスキンケアについて出し惜しみすることなく執筆させていただきましたが、犬のスキンケア学はまだまだ道半ばで研究や情報は不足しています。科学的な根拠が乏しく個人的な経験に基づいて記載した部分も多々あることをご容赦ください。また、私の個人的な経験以外に本書に大きなご助言をいただいたトリマーの皆さま、動物看護師の皆さまに心より感謝申し上げます。そして、本書を通じて犬のスキンケアに興味を持ってくれる方が増え、動物のスキンケア学が発展することを祈念しております。

2018年1月

伊從慶太

目　次

序文 ……………………………………… 2

Chapter.1
皮膚を理解する …………………… 5
① 皮膚の役割 ………………………… 6
② 皮膚の構造 ………………………… 8
③ 表皮 ……………………………… 10
④ 真皮と皮下組織 ………………… 12
⑤ 毛器官 …………………………… 14
⑥ 毛周期 …………………………… 16
⑦ 脂腺と汗腺 ……………………… 18
⑧ 常在微生物 ……………………… 20

Chapter.2
犬のスキンケアの概念と方法 …… 23
① スキンケアの要素 ……………… 24
② 洗浄 ……………………………… 26
③ 洗浄　シャンプーの特性
　　（界面活性剤型洗浄剤） ……… 28
④ 洗浄　クレンジング剤と入浴剤 … 31
⑤ 洗浄　皮膚と毛の洗浄法 ……… 33
⑥ 保湿 ……………………………… 38
⑦ 保護 ……………………………… 40
⑧ 賦活 ……………………………… 42
⑨ 賦活　外用剤の基礎 …………… 44
⑩ 栄養 ……………………………… 48
⑪ ライフスタイルとストレスのケア … 52
⑫ 爪のケア ………………………… 54
⑬ 耳のケア ………………………… 56

Chapter.3
皮膚トラブルへの対応 …… 59
① 皮膚トラブルに出会った時 ……… 60
② 皮膚症状の評価 ………………… 66
③ 皮膚科学的検査法 ……………… 76
④ 皮膚科治療 ……………………… 90

Chapter.4
トラブル別スキンケア …… 97
① 症状から考えられる疾患 ………… 98
② アレルギー ……………………… 102
③ 分泌物の異常と角化異常 ……… 119
④ 感染症 …………………………… 141
⑤ 脱毛症 …………………………… 179
⑥ 血流障害と環境性疾患 ………… 200
⑦ 獣医療やトリミング処置後の
　　皮膚トラブル ………………… 210
⑧ 外耳炎 …………………………… 216

巻末付録
犬のスキンケア用品一覧 ……… 225
・シャンプー
　（一般洗浄・美容用／疾患用） …… 226
・リンス等 ………………………… 250
・外用剤 …………………………… 266
・イヤーケア ……………………… 274
・入浴剤 …………………………… 277

索引 ……………………………… 279

皮膚を理解する

① 皮膚の役割
② 皮膚の構造
③ 表皮
④ 真皮と皮下組織
⑤ 毛器官
⑥ 毛周期
⑦ 脂腺と汗腺
⑧ 常在微生物

Chapter. 1

1 皮膚の役割

- 皮膚は過酷な外の環境にさらされる最大の臓器
- 皮膚のもっとも重要な機能はバリア機能

皮膚は多彩な機能を持っている

　皮膚は体のもっとも外側に位置し、全体重の約12%を占める最大の臓器です。皮膚がつねにさらされる外の環境には、乾燥、紫外線、微生物、化学物質など、体にとって不利益な要因が多く存在します。これらの有害な要因から体内の環境を守ることが、皮膚の大きな役割となります。ほかの臓器と比べて、皮膚はきわめて過酷な環境にある臓器と言えます。

　一方、動物の体の大部分は水分から構成されています。体にとって必要な水分やミネラルが外の環境へ奪われないようにしているのも皮膚の役割です。
　外からの侵入を防ぎ、内からの漏出を防ぐことが皮膚の最大の役割であり、これを"皮膚バリア機能"とよびます。そして皮膚は、バリア機能以外にも多彩な機能を持っています。

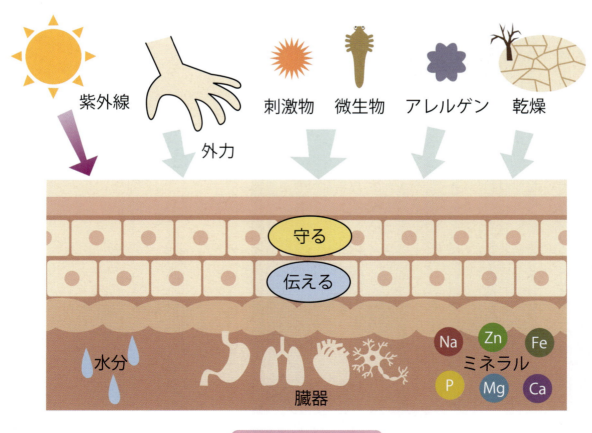

外環境-皮膚-内環境

皮膚を理解する

■ 感覚器として働く

外の環境からの刺激や体内の変化に応じて、熱い、冷たい、痛い、圧迫されている、かゆいなどの感覚を中枢である脳に伝えます。

■ 体温の調整

外の環境の温度に合わせて、皮膚の血管の拡張や収縮、毛の量、分泌物の量を調整します。

■ 体の形を保持

皮膚に存在する強靭かつしなやかな線維によって体の形を作ります。これによって、こすったり、引っ張ったり、押したりしても皮膚は簡単に破れず元の形に戻っていきます。

■ 免疫機能の調整

皮膚には免疫を担当する細胞が複数存在します。微生物やアレルゲンなど、外からのさまざまな刺激や情報を体に覚えさせる役割を担っています。

また、皮膚自体が体の内部に働きかけて、免疫機能を成長させます。

■ ビタミンを合成

皮膚には、骨の成長に必要なビタミンであるビタミンDを合成する機能があります。

> ## column
>
> ### 過酷な仕事をこなす皮膚！
>
> 戦場にたとえると、皮膚は第一線に立って敵と戦って城を守り（バリア機能）、敵の情報を城の中に伝え（感覚器）、城の形を整え（形の保持）、城の中の環境を整え（体温調整）、兵士に兵糧を与え（ビタミン合成）、さらには城の中にいるスパイを探す（体調の反映）優秀な戦士と言えます。
>
> 過酷な仕事をこなす戦士であるため、いつも皮膚は"満身創痍（まんしんそうい）"とも言えます。したがって、皮膚がいきいきと働くためにスキンケアが重要となります。

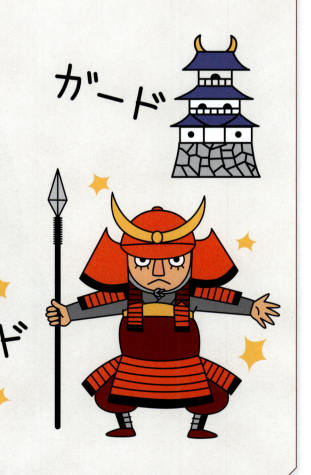

Chapter. 1

② 皮膚の構造

・皮膚は3層の構造からなり、毛包や分泌腺など多彩な構造を持っている

3つの層で役割分担

　皮膚は深さによって大きく3つの層に分かれ、表層から順番に、表皮、真皮、皮下組織で構成されます。表皮の一部は真皮側に陥入して、毛包を形成します。毛包には立毛筋とよばれる筋肉が付着し、毛包の内部に脂腺やアポクリン汗腺が開口します。

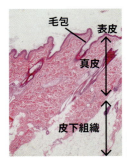
実際の犬の皮膚の組織像

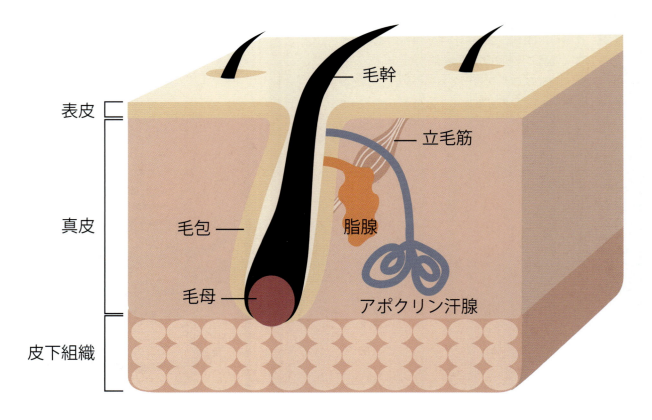
皮膚の模式図

皮膚を理解する

■ 表皮

皮膚の3層構造の中で最外層に存在し、外環境と触れる部分です。皮膚バリア機能に重要な役割を果たしています。

■ 真皮

皮膚の強さやしなやかさを形成する線維が豊富に存在します。感覚をつかさどる神経、血管やリンパ管、免疫担当細胞などが存在します。

■ 皮下組織

おもに脂肪組織によって構成され、エネルギーの貯蔵や外力に対するクッションとして働きます。

■ 毛

有毛動物では表皮から外側を毛が覆い、皮膚バリア機能に貢献しています。

■ 毛包

毛を包む鞘のような構造で、表皮と連続しています。毛の成長サイクルにともなって、毛母の大きさや位置（深さ）は変化します。

■ 立毛筋

毛包に付着する筋肉で、毛を逆立てたり、寝かせたりする時に働きます。

■ 脂腺

皮脂を産生する分泌腺です。皮脂は一度毛包の中に分泌されてから、皮表へと分配されます。

■ アポクリン汗腺

汗を産生する分泌腺です。皮脂と同様に毛包の中に汗が分泌され、皮脂と混ざって皮脂膜となり、皮表を覆います。

犬の体の大部分を占める汗腺はアポクリン汗腺です。その他の汗腺としてエクリン汗腺がありますが、犬ではおもに肉球に限られています。

---

column

海から陸に上がる時に劇的に進化した皮膚

私たち人間を含む陸生動物の祖先は、水の中で暮らしていた魚を含む脊椎動物です。魚が生活する海の中は重力が軽く、太陽光も届きにくい、さらにはつねに皮膚の周囲に水があるため、うろこを含む皮膚には外力や自重に耐える機能、保湿や紫外線防御機能はほとんど必要とされていません。進化の過程で生物は陸へ上がりましたが、陸上では重力、乾燥、紫外線などさまざまな刺激に体がさらされます。この過酷な陸上環境に適応するために、皮膚の最外層にある表皮、とくに角質が劇的に進化したのです。

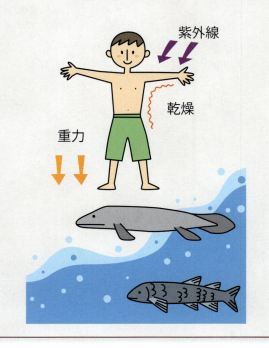

３ 表皮

・表皮は皮膚バリア機能の主役であり、角質層が重要な役割を果たす

皮膚バリア機能の主役

　表皮は、おもに角化細胞が密に積み重なったタイルの壁のような構造をとり、皮膚バリア機能を担います。角化細胞同士は、タイトジャンクションやデスモソームといったさまざまな接着装置で結合し、外部からの侵入と内部からの喪失を防ぎます。

　表皮の層は、真皮に近い部分から順番に、基底層、有棘層、顆粒層、角質とよびます。基底層に存在する角化細胞が増殖をはじめ、有棘層、顆粒層へと分化していきます。最終的に角化細胞は死んで、厚い膜を持った強靭な角質細胞となり、重層化して角質を形成します。角質は表皮の細胞層の中でも最外層に存在するため、皮膚バリア機能の主役となります。

　古くなった角質細胞は、皮表から脱落し、いわゆるフケとなります。基底細胞から分化をはじめて皮表から脱落するまでの時間をターンオーバーとよび、健康な犬では約３週間と考えられています。

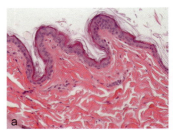
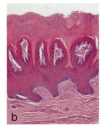

皮膚の組織像
a：有毛部、b：無毛部

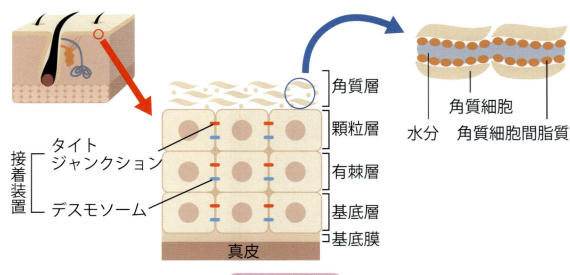

表皮と角質層

皮膚を理解する

表皮と真皮は基底膜という構造で隔てられます。基底膜は表皮と真皮のネットワークを作る複雑な構造をとります。また、表皮にはメラノサイトとよばれる細胞が存在します。角化細胞にメラニン色素を供給し、紫外線による障害から守ります。

■ 角質の構造

脊椎動物が水の中から乾燥した陸に上がるうえで、とくに進化を遂げた皮膚の構造が角質です。魚やオタマジャクシには角質層は存在しませんが、カエルになると角質が形成されます。つまり、角質は陸上の環境に適応するために進化した強靭な皮膚バリア機能を持ったツールと言えます。

角質は角質細胞が幾重にも積み重なって形成されます。強い角質細胞を作るためには、ケラチンやフィラグリンといったタンパク質が重要な役割を果たしています。

角質細胞と角質細胞との間にはセラミド、コレステロールエステル、遊離脂肪酸などの脂質が存在します。これを角質細胞間脂質と言い、角質細胞同士をつなぎとめています。また、角質細胞間脂質は水分を保持する機能を持ち、バリア機能に貢献しています。とくにセラミドは、角質細胞間脂質の中でも大きな割合を占め、水分の保持能力が高い脂質です。角質のバリアはきわめて強靭で、分子量が大きい（500kDa以上）の物質は通過できず、水分すらも微量でしか通過することができません。

角質を構成するタンパク質や角質細胞間脂質の不足は、皮膚バリア機能の低下を招き、アトピー性皮膚炎をはじめとしたアレルギー性疾患の病態に関与することが懸念されています。

---

column

フケが目立つ時は表皮のターンオーバーが短縮

皮膚病の中でも過剰なフケを形成する疾患があり、角化異常症とよばれます。角化の異常は皮膚のターンオーバーが正常に機能していない状態です。

私たちが日常的によく見る角化異常症としては、コッカー・スパニエルなどに好発する脂漏症があります。犬の脂漏症ではターンオーバーの期間が短縮し、正常であれば3週間のところが1週間に短縮すると言われています。したがって、1週間に短縮されたターンオーバーの期間よりも頻回に（たとえば週に2回など）洗浄をすることで、フケが目立たなくなります。

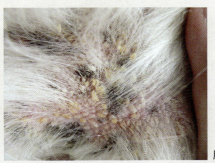

脂漏症

犬の表皮はヒトより薄い

私たち人間は、体の多くの部分で毛を失い、外の環境に第一にさらされるのはおもに表皮です。一方、犬では体の大部分が毛で覆われています。毛は表皮よりもさらに外側に存在して、体を守ってくれています。毛に助けられているぶん、犬の表皮は"サボり気味"で、ヒトよりも角化細胞層が薄くなっています。犬の表皮の厚さはヒトの1/3程度とされ、表皮が薄いために角質や角質細胞間脂質もコンパクトになっています。表皮のバリアの強さはヒトよりも犬のほうが弱いのかもしれません。一方、犬でも表皮の厚い部分があります。それは肉球と鼻鏡ですが、いずれも無毛部であるため、表皮が厚くなっています。

犬の表皮の厚さはヒトの1/3程度！

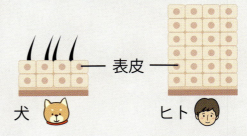

4 真皮と皮下組織

- 外力に対する皮膚の強さ、皮膚のしなやかさを作るのは真皮の線維である
- 皮下組織は外力に対するクッションとして働き、エネルギーの貯蔵もおこなう

真皮には豊富な線維、皮下組織には中性脂肪が存在

■ 真皮

真皮には豊富な線維が存在し、皮膚の強さとしなやかさを作っています。また、種々の細胞成分、血管やリンパ管、神経系が存在し、免疫機能、栄養供給、体温調整、感覚に貢献しています。

● 線維の種類
◇ 膠原線維（コラーゲン線維）
張力に対して抵抗性が強く、皮膚の強度に関わります。

◇ 弾性線維（エラスチン線維）
皮膚の柔軟性を作ります。

そのほか、真皮には細網線維などが存在します。また、線維間には糖タンパクやプロテオグリカンなどを含むゲル状の物質（細胞外マトリックスとよびます）が存在し、水分の保持や線維の支持に重要な役割を果たしています。スキンケア領域でなじみのあるプロテオグリカンとしては、ヒアルロン酸が挙げられます。

● 細胞成分
◇ 線維芽細胞
膠原線維、弾性線維、細胞外マトリックスの産生をおこなっています。

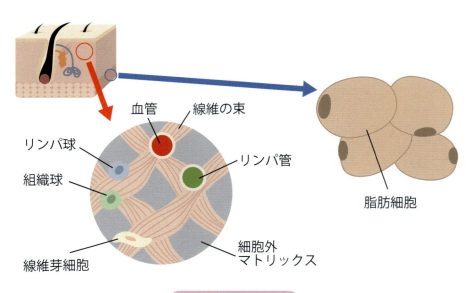

真皮と皮下組織

皮膚を理解する

◇ 免疫担当細胞

樹状細胞、組織球：微生物、異物やアレルゲンを捕捉し、リンパ球（T細胞）へ情報提示をおこなっています。

肥満細胞：血管拡張や炎症に起因するさまざまなメディエーターを有しています。

リンパ球：異物やアレルゲンなどの情報を認識するT細胞、抗体を産生するB細胞が挙げられます。

● 血管とリンパ管

真皮には豊富な血管とリンパ管が存在し、栄養供給や老廃物の処理に貢献しています。皮下組織に存在する血管が真皮へ上行すると、網目状に配列する血管叢を形成します。

皮膚における血液は細動脈、毛細血管、細静脈の順番に流れますが、一部では毛細血管を介さずに動脈から静脈へ直接血液が流れる構造があり、これを動静脈吻合（グロムス装置）とよびます。この構造により血流が調整され、体温調節がおこなわれます。

● 神経

皮膚には知覚神経と自律神経が存在しています。

知覚神経は触覚、圧覚、温覚、冷覚、痛覚を伝達します。その他、皮膚に特化した知覚神経の機能としては、かゆみを伝えることが挙げられます。

自律神経は外環境や体内の状況に応じて、血管、立毛筋、汗腺などの調整をおこなっています。

■ 皮下組織

皮下組織はおもに脂肪細胞から構成され、体のエネルギーとなる中性脂肪を貯蔵しています。

また、真皮の線維は引っ張る、擦るといった外力には強いですが、鈍性の外力（固いものにぶつかる、たたくなど）には弱い面があります。皮下組織は鈍性の外力に対してクッションとして働きます。

その他、熱の産生や体温喪失の遮断もおこなっています。皮下組織は外力にさらされやすい背部が腹部よりも厚くなります。一方、口唇、眼瞼、外耳、肛門には機能的な問題から皮下組織は存在しません。

---

column

皮膚の傷の深さの判定

転んで皮膚が擦りむけた時、皮膚が少しめくれても出血しない場合と、出血する場合があります。

表皮には血管が存在しないため、表皮までの傷では出血しません。一方、真皮には豊富な血管が存在するため、真皮まで傷が達した場合は出血が起こります。皮膚の傷の深さを測るうえで、皮膚からの出血は一つの指標になります。

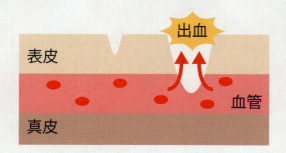

外からコラーゲンやヒアルロン酸を塗ると…？

ヒトの使う保湿剤にはコラーゲンやヒアルロン酸が含まれる製剤を多く目にします。

皮表からコラーゲンやヒアルロン酸を塗布すると、真皮に存在するコラーゲンやヒアルロン酸が増える！ということは間違いです。真皮の上には強靭なバリアである表皮が存在するため、これらの物質が表皮を通過して真皮に達することはきわめて困難です。もしも表皮を通過できるのであれば、真皮のコラーゲンやヒアルロン酸が喪失する可能性があるとも言えます。コラーゲンやヒアルロン酸は水分を保持する性質があるため、これらを含有した保湿剤は皮膚の表層（角質層レベル）で潤いを与えるものと言えます。

5 毛器官

> **POINT**
> ・毛は角質層よりも外側に存在して皮膚バリア機能に貢献する

さまざまな役割を持つ被毛

犬は有毛動物であり、体表の大部分が毛で覆われています。毛は表皮よりも外側に存在するため、外環境の最前線にある構造と言えます。したがって、表皮と同様に皮膚バリア機能に重要な役割を果たしています。その他、体温の調節、感覚器、動物同士の社会的あるいは性的なコミュニケーション・ツールとしても働きます。

■ 毛の種類

毛器官は毛とそれを囲む毛包からなります。犬の毛の種類には、太く硬い一次毛（剛毛、保護毛）と、細くやわらかい二次毛（細毛、柔毛）があります。1本の一次毛の周囲を5〜20本程度の二次毛が囲み、一次毛と二次毛の割合はコートの種類により異なります。テリア種など硬い質感のあるショートコートの犬では、ジャーマン・シェパード・ドッグなどのノーマルコートよりも一次毛が太く、二次毛が少ないです。ミニチュア・ピンシャーなどやわらかい質感を示すショートコートの犬では、ノーマルコートよりも二次毛が多く存在します。また、プードルなどの

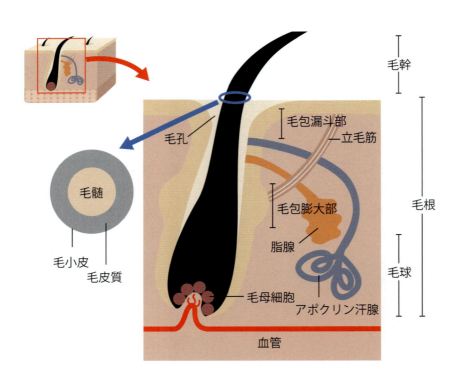

毛包の模式図と毛の断面図

皮膚を理解する

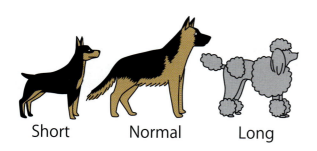
Short　　Normal　　Long

ロングコートの犬では、二次毛が体表の毛の最大80%を占めると言われています。

そのほか、特殊な毛として顔面の触毛があります。触毛は一次毛よりもさらに太く、周辺環境を把握するための感覚器として働きます。

■ 毛の構造

皮膚の表面に見えている毛を毛幹、それより下部を毛根とよびます。毛根の最下部には球状に膨れた毛球があります。毛球には血液が供給される毛乳頭が存在し、毛乳頭を囲むように毛母細胞が配列し、毛を作ります。また毛球にはメラノサイトが存在し、毛に色を与えます。

毛包は皮膚に対して垂直に存在せず、犬では頭から尾の方向にむかって30〜60度ほど角度がついていて、1本の一次毛の毛包を取り囲むように二次毛の毛包が連結する複合毛包を形成します。毛包の数は生まれつき決まっていて、原則として増えることはありません。毛包の一部は隆起し、そこに毛の角度を調整する立毛筋が付着します（毛包膨大部）。また、毛包膨大部には表皮の元となる幹細胞が存在すると考えられています。表面の毛孔は漏斗状となり（毛包漏斗部）、表皮と類似した構造を示します。毛包の内腔には脂腺とアポクリン汗腺が開口します。

毛は3層の構造からなります。外側から順番に毛小皮（キューティクル）、毛皮質（コルテックス）、毛髄（メデュラ）とよばれます。毛小皮の表面は皮脂膜で覆われ、毛を保護しています。毛皮質は毛の弾力性に関わり、毛髄は空気を入れることで断熱効果を生みます。犬の毛はヒトと比べると毛髄が厚いため、毛が軽く断熱性が高いと考えられています。

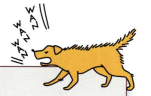

column

毛は死んでいる？

毛を切った時に痛いと感じることはありません。これは毛母から作られた毛が、表皮の角質細胞と同様に"死んだ組織"であるからです。したがって、毛は自分自身で修復することができません。パーマネントやカラーリングでいたんだ毛を元に戻すことは困難で、新しい毛が生えるのを待つしかありません。一方、毛の表面のキューティクルは皮脂膜によって覆われています。そのため、いたんだキューティクルのケア剤としては、油性成分を配合したものがよく使われます。

毛の色

毛の色を決定するのはメラニン色素です。メラニン色素には、黒毛に関わるユーメラニン、赤毛に関わるフェオメラニンがあります。メラニン色素が毛皮質に密に分布する場合は黒毛となります。また、メラニン色素がまばらに分布すると毛の色はフォーンやブルーなど淡色毛となります。一方、メラニン色素の乏しい毛は白色毛となり、紫外線の影響を受けやすくなります。

立毛筋と鳥肌

立毛筋は、おもに寒冷刺激によって収縮しますが、その他、恐怖やストレスなどによっても収縮します。立毛筋が収縮すると毛は垂直方向に立ちます。犬が威嚇する時に毛を逆立てるのは、立毛筋の作用です。毛が立つことによって、毛孔周囲が隆起します。この隆起が鳥肌の正体となります。

⑥ 毛周期

- 毛の生えかわりは毛周期によって決定される
- 毛周期はさまざまなファクターで調整される

毛の成長サイクル＝毛周期

■ 毛の成長サイクル

毛は一定の周期で成長・脱落し、この毛の成長サイクルを毛周期とよびます。毛周期はおもに、成長期、退行期、休止期の3つのステージから構成されます。

● 成長期
毛が決められた長さまで成長する時期です。毛包は活発に細胞分裂し、毛球は真皮の深い位置に存在しています。

● 退行期
毛が成長を止める時期です。毛包は細胞分裂を止め、毛球は小さく収縮します。毛包は真皮深層部から上層に移行します。

● 休止期
毛包は毛包膨大部のレベルまで短くなります。毛包内の毛が脱落し、新しい毛を作る準備をします。

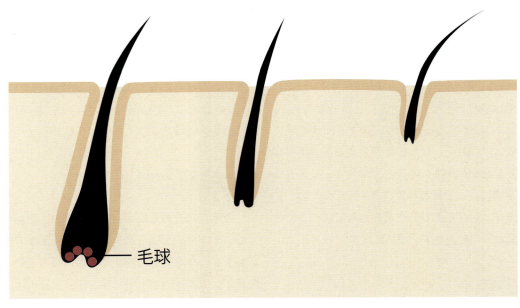

成長期 → 退行期 → 休止期

毛周期

皮膚を理解する

■ 毛周期に変化を与えるファクター

ビーグルにおける毛の成長速度は、1日あたり0.3〜0.5mm程度とされます。毛の産生量は犬種によって差はありますが、1年間に体重1kgあたり60〜180gと考えられています。

毛周期は、下記に示すさまざまなファクターによって調整されます。

● 毛の長さ
長毛種では短毛種よりも成長期の期間が長くなります。

● 日照時間
日照時間が長くなると毛の成長が促されます。

● 季節
一般的には春季と秋季に換毛が起こります。

● 栄養状態
低栄養状態では成長期の毛の産生量が少なくなります。

● 神経支配
神経の麻痺などによって毛周期が延長あるいは短縮する場合があります。

● 剃毛
毛を短く剃ると、一定期間、毛の成長が停止することがあります。

● ホルモン
脳、甲状腺、副腎、生殖器で産生されるホルモンは毛周期を調整します。
男性ホルモンは毛の硬さを、甲状腺ホルモンは毛の色や光沢を出すために重要なホルモンです。

> **毛周期に関与する代表的なホルモン**
> 毛の成長を促進：甲状腺ホルモン、男性ホルモン、成長ホルモン、松果体ホルモン
> 毛の成長を抑制：副腎皮質ホルモン、女性ホルモン、乳汁分泌ホルモン

column

毛の抜けやすさ

長毛種と短毛種では、どちらが毛が抜けやすいでしょうか？
答えは短毛種です。短毛種は毛が短いため、決められた長さまで伸びる成長期の期間が長毛種よりも短くなります。したがって、毛周期のサイクルが長毛種よりも早いため、毛が抜けやすくなります。
一方、プードルやシー・ズーなど、定期的に毛を切らなければならない犬種では、多くの毛が成長期の状態にあります。成長期は毛球が皮膚の深部にあるため、毛を抜く際には痛みや出血をともなうことがあり注意が必要です。

ホルモンの病気で毛が抜ける理由

犬で発生の多いホルモンの病気としては、甲状腺機能低下症や副腎皮質機能亢進症（クッシング症候群）が挙げられます（p186参照）。甲状腺ホルモンは毛の成長を促進するホルモンであるため、甲状腺の機能が低下すれば毛が抜けやすくなります。一方、副腎皮質ホルモンは毛の成長を抑制するホルモンであるため、副腎皮質の機能が活発になれば毛が抜けやすくなります。

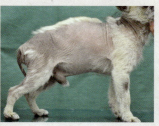

内分泌失調による脱毛

7 脂腺と汗腺

- 皮脂と汗が混ざって皮脂膜を形成し、皮表や毛をコーティングする
- 犬の汗腺はおもにアポクリン汗腺である

2つの分泌腺の役割

皮膚には、脂腺と汗腺の2つの分泌腺が存在します。皮脂と汗は毛包内に分泌され、その後、皮表に分配されます。皮脂と汗が混ざった状態を皮脂膜とよび、皮膚と毛を保護するために重要な役割を果たしています。

■ 脂腺

皮脂を産生する分泌腺で、おもに皮脂腺細胞と導管から構成されます。脂線は粘膜皮膚境界部、間擦部（顔のシワなど皮膚と皮膚が重なる部分）、頸背部、腰部、顎に多く存在しますが、肉球と鼻鏡には存在しません。

皮脂の主要な成分としてはスクワラン、ワックスエステル、トリグリセリドが挙げられます。皮脂は皮表をコーティングして、異物の侵入を防ぐとともに保湿作用を発揮します。また、皮脂は抗菌作用も有します。皮脂の産生にもさまざまなファクターが関与しています。

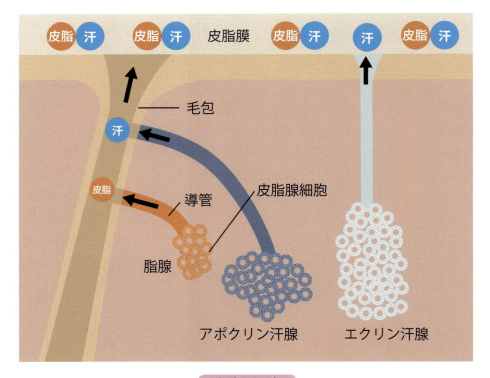

脂腺と汗腺

- 季節
  → 夏季に分泌増加、冬季に分泌減少
- 男性ホルモン
  → メスよりもオスのほうが皮脂産生が多い
- 食事
  → 過剰な糖質や脂質の給与で皮脂の性状が変化

■ 汗腺

汗を産生する分泌腺で、汗の分泌部と汗管から構成されます。汗腺はアポクリン汗腺とエクリン汗腺の2つに分類されます。

● アポクリン汗腺

犬では体の大部分に分布する汗腺で、毛包内に汗を放出します。アポクリン汗腺は有毛部に存在しますが、背部に多い傾向があります。

ヒトでは鼻の横、外耳、脇、陰部に限局して存在します。アポクリン汗腺の汗は粘稠性があり、おもに体臭やフェロモンに関わる汗とされます。

● エクリン汗腺

犬ではおもに肉球に限局する汗腺で、皮表へ直接汗を放出します。ヒトでは体の大部分がエクリン汗腺で占められ、体温調節に貢献していますが、犬におけるエクリン汗腺の詳細な役割は不明です。エクリン汗腺は、興奮や精神的な緊張が加わると分泌が増加します。

column

クリームが肌になじみやすいのはなぜ？

皮脂と汗が混ざった皮脂膜が皮膚の表面を覆っています。つまり皮脂膜は、油と水が混合したものと言えます。スキンケアにおいて汎用される外用剤にクリームがあります。クリームは油性成分と水分から構成されており、まさに皮脂膜を再現したものです。したがって、クリームは肌によくなじみます。

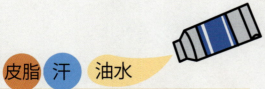

皮脂には殺菌作用がある？

皮脂自体には殺菌作用があると考えられています。しかし、皮膚のトラブルで皮脂が過剰に産生される脂漏症という病気があります。脂漏症の犬では皮膚の表面の菌が増えやすい傾向にあるため、皮脂の殺菌作用とは矛盾します。つねに新鮮な皮脂が産生され、古い皮脂が除去されていれば、正常な殺菌作用が働きます。しかし、脂漏症の場合は古い皮脂が大量に皮表に残っている状態であり、古く汚れた皮脂は殺菌作用を失い、菌のエサになると考えられます。

汗をかくと皮膚はどうなる？

犬の体の大部分を占める汗腺は粘稠性のある汗を出すアポクリン腺であるため、汗っかきの犬では皮脂の過剰と間違えるようなベタベタとした皮膚や毛の質感を呈します。また、汗をたくさんかくと角質層が汗でふやけてバリア機能が弱くなる、また皮膚表面のpHがアルカリ性に傾き、細菌が増えやすくなるリスクがあると考えられています。

8 常在微生物

・皮表や毛包には常在微生物が存在し、皮膚の恒常性の維持に貢献している

健全な皮膚を保つための微生物

　微生物が常在する臓器としては腸管が連想されることが多いですが、皮膚や毛包内にも常在微生物叢が存在します。

　常在微生物叢は多種多様な微生物によって構成されています。動物の組織における常在微生物叢を「マイクロバイオーム」とよびますが、皮膚のマイクロバイオームは宿主である動物に働きかけ、宿主の免疫機能の発達や維持に貢献するとともに、皮膚の恒常性を保つうえで重要な役割を果たすと考えられています。

　皮膚のマイクロバイオームは環境要因、角質層バリア、宿主から提供される抗菌物質や免疫担当細胞など、さまざまな要因によって調整されています。これらの要因に障害があると、マイクロバイオームのバランスが崩れ、特定の微生物が増殖し（微生物の多様性がなくなる）、皮膚トラブルを生じます。

　犬において皮膚トラブルに関与することの多い常在微生物として、ブドウ球菌、酵母様真菌、ニキビダニが挙げられます。

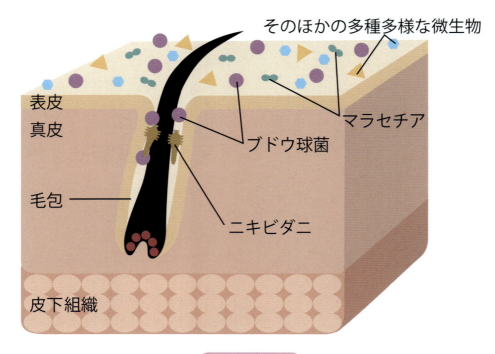

常在微生物

■ ブドウ球菌

皮表や毛包に生息する細菌です。高温多湿な環境、不適切なスキンケア、皮膚バリア機能の低下、多汗症、アレルギー、免疫力の低下などの要因で増殖し、犬の膿皮症（p149参照）ではぶつぶつや膿、かさぶたなどが生じます。

■ 酵母様真菌

皮表に生息する真菌で、マラセチアという菌種が一般的です。マラセチアは皮脂を利用して生活しているため、皮脂が過剰な状態（脂漏症〈p141参照〉）において増殖する傾向があります。

そのほか、高温多湿な環境、不適切なスキンケア、皮膚バリア機能の低下、アレルギー、免疫力の低下、バランスの悪い食事などもマラセチアの増殖要因となります。マラセチアが過剰に増えると強いかゆみをともないます。

■ ニキビダニ

毛包虫ともよばれる寄生虫（ダニ）で、おもに毛包内に生息しています。皮膚以外の臓器のトラブルや薬などの影響による免疫力の低下によって増殖することが一般的です。ニキビダニが増えると毛包が障害されるため、脱毛をはじめとした皮膚トラブルが起こります（p156参照）。

---

column

常在微生物は感染しにくい？

動物種によって皮膚や毛包の環境に適合した微生物の種類は異なります。たとえば、ヒトで一般的なブドウ球菌は*Staphylococcus aureus*（黄色ブドウ球菌）であるのに対し、犬では*Staphylococcus pseudintermedius*です。したがって、動物種を超えて常在菌が感染することはまれです。また、一部の種類を除いて、ブドウ球菌、マラセチア、ニキビダニが犬同士で感染することはまれです。

一方、外の環境に存在するノミ、ヒゼンダニ、皮膚糸状菌などの微生物は、それぞれの個体や動物種を超えて感染する可能性があります。

常在微生物が増えた時は、増やした要因を探す

常在微生物が増殖した際には、それぞれの微生物に合わせた薬（抗菌薬、抗真菌薬、駆虫薬など）が汎用されます。

しかし、常在微生物自体は皮膚にもともと必要な微生物であるため、薬によって皮膚から駆逐することは困難です。前述のように常在微生物が増えるのは、脂漏や汗などの皮膚トラブルやアレルギーなど、何かしらの要因が存在します。それらの要因を同定・管理しなければ、膿皮症やマラセチア皮膚炎などの常在微生物増殖による皮膚トラブルを、何度もくり返すことになってしまいます。

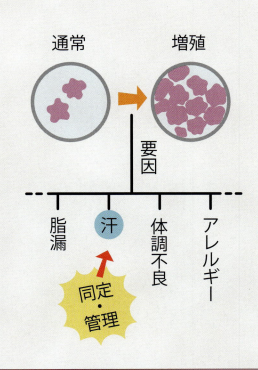

犬のスキンケアの概念と方法

① スキンケアの要素
② 洗浄
③ 洗浄　シャンプーの特性（界面活性剤型洗浄剤）
④ 洗浄　クレンジング剤と入浴剤
⑤ 洗浄　皮膚と毛の洗浄法
⑥ 保湿
⑦ 保護
⑧ 賦活
⑨ 賦活　外用剤の基礎
⑩ 栄養
⑪ ライフスタイルとストレスのケア
⑫ 爪のケア
⑬ 耳のケア

Chapter. 2

① スキンケアの要素

POINT
・スキンケアは複数の要素を組み合わせて、日常的におこなうことが重要

成功のカギは"トータル＆デイリースキンケア"

シャンプーで洗浄することや保湿剤を塗ることだけがスキンケアではありません。スキンケアの要素には、外からのスキンケアと内からのスキンケアがあり、それぞれがさまざまな要素から構成されます。

犬においてスキンケアを成功させるためには、複数のスキンケアを組み合わせて日常的に実施すること、つまりトータル＆デイリースキンケアが重要となります。

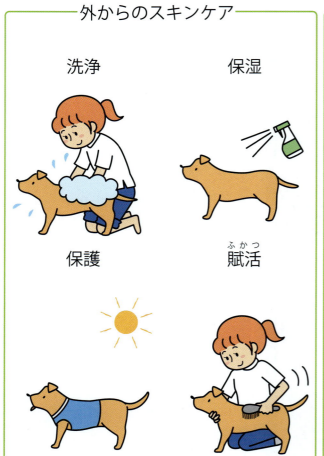

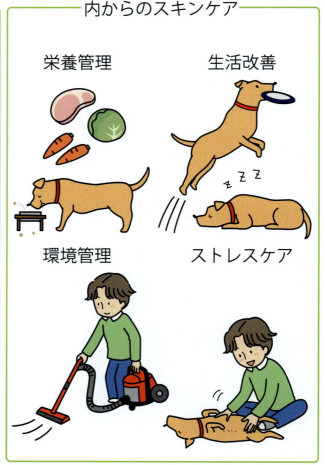

スキンケアの要素

24

■ 外からのスキンケア

● 洗浄
皮膚や毛にとって刺激となる汚れを除去します。犬における洗浄は界面活性剤型洗浄剤であるシャンプーが汎用されますが、その他クレンジング剤や入浴も有力な洗浄ツールとなります。

● 保湿
保湿剤や閉塞剤を皮膚に塗布することで、皮膚の水分保持力を高めるとともに、皮膚からの水分の喪失を防ぎます。また、洗浄による皮膚の負担を軽減するためにも積極的に用いられます。

● 保護
外環境に存在するさまざまな刺激から皮膚を守るために、皮膚の保護をおこないます。サンスクリーンなどの外用剤の適応や、服の着用が一般的に用いられます。

● 賦活（ふかつ）
皮膚が本来持っている機能を高めるスキンケアです。マッサージや外用療法、ブラッシングなどによって、皮膚の血液循環の改善、育毛、皮脂抑制、殺菌、炎症緩和を図ります。

■ 内からのスキンケア

● 栄養管理
皮膚の構成要素を維持するためにはタンパク質、糖質、脂質、ビタミン、ミネラルのバランスがとれた食事が必須です。また、年齢や皮膚のトラブルに合わせて食事の内容を調整します。

● 生活改善
健康な皮膚を維持するために、活動時間や睡眠時間など、規則正しいライフサイクルを営むことが重要です。

● 環境管理
皮膚がさらされる外部の環境のケアをおこないます。犬が日常的に使用する場所（寝床など）の清掃、散歩コースや時間の調整、アレルゲンや刺激物の対策などが含まれます。

● ストレスケア
レクリエーションや犬のご家族との触れ合いを通して、ストレスを緩和します。

---

column

ヒトで日常的におこなわれていることはスキンケアへ通じる！

　私たちは日常的にシャンプーや入浴をおこない、入浴後は保湿剤を塗布します。紫外線にさらされないようにサンスクリーンや洋服を適応・着用し、マッサージ店や美容院に行って肌や毛のケアをします。肌が荒れるとバランスのとれた食事を心がけ、十分な睡眠をとり、ストレスを発散し、生活環境をより良いものしようと気を使います。

　このように、私たちが無意識のうちにおこなっている多くの事項はスキンケアの要素となります。現代社会で、犬は私たちヒトと同じ住環境やライフサイクルで生活するようになりました。犬のスキンケアもヒトと同じように、多面的におこなうことが重要となります。

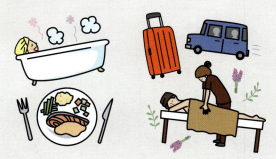

2 洗浄

- 洗浄は皮膚の汚れを落とすために重要な方法であるが、皮膚バリア機能に障害を与えるリスクがある

界面活性剤型洗浄剤、クレンジング剤、入浴を活用

　皮膚の洗浄は汚れを除去することを目的とします。汚れは皮膚の新陳代謝を阻害し、皮膚の刺激となります。皮膚の汚れには皮膚自体が活動を営むことで生じる汚れ（内因性の汚れ）と、外環境から皮膚に付着する汚れ（外因性の汚れ）があります。

● 内因性の汚れ
・剥離した角質
・皮脂、汗
・尿、便
・皮膚常在微生物の産物

● 外因性の汚れ
・ほこり、土など
・化学物質
・外用剤
・食品
・外環境に存在する微生物

　皮膚の表面は皮脂膜で覆われています。その皮脂膜の表面にさまざまな内因性、外因性の汚れが付着します。つまり皮膚の汚れの主体は皮脂膜＋ほかの汚れの混合物であると言えます。したがって、皮膚の汚れを効率的に落とすためには皮脂（つまり油）を皮表から浮かせとる必要があります。皮脂を除去する作用を有する洗浄剤としては界面活性剤型洗浄剤とクレンジング剤があります。そのほか、入浴も皮膚や被毛の洗浄効果が期待できるスキンケア法です。

■ 界面活性剤型洗浄剤

　シャンプーや石鹸が含まれます。界面活性剤が皮脂成分をとり囲み、皮表から除去します（p28参照）。

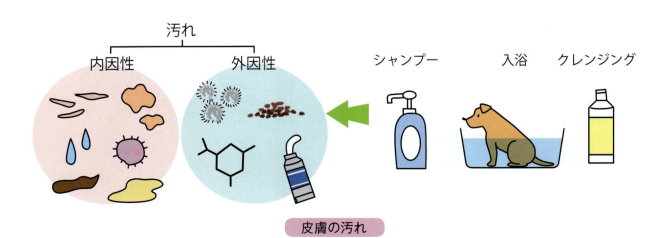

犬のスキンケアの概念と方法

■ **クレンジング剤**

皮脂となじみやすい油性成分や有機溶剤によって皮脂汚れを溶解・除去します。

■ **入浴**

皮膚全体の処置が可能となり、角質を軟化させる効果が期待されます。硫黄、重曹、食塩などの入浴剤やマイクロバブル浴などの特殊なソリューションを用いることで皮膚の汚れを除去することが期待できます。

台所の油汚れは完全にとり除かなければなりませんが、皮膚の皮脂汚れはとりすぎると、もともと皮膚に必要な皮脂まで除去してしまい、皮膚バリア機能に障害が生じる可能性があります。したがって、皮膚の洗浄剤には皮脂汚れを効果的に落とす洗浄力が求められるだけではなく、必要な皮脂をとりすぎない、皮膚にとって刺激の少ないことも求められます。しかし、"ちょうどよく皮脂を落とすけれどバリアに必要な皮脂は残す"ことができる洗浄剤はきわめて少ないのが現状です。そのため、洗浄で皮脂を落としすぎてしまった場合は、保湿処置で補うことが重要となります。

column

外用剤が皮膚汚れの原因に

ヒトの皮膚トラブルの治療には軟膏やクリームなどの外用剤が汎用されます。種類にもよりますが、外用剤は1日2～3回ほど適応することが一般的です。ヒトは多くの場合、毎日入浴するため1日数回適応し、皮膚に残った外用剤もお風呂で流しています。

一方、犬の皮膚科診療でも外用剤が用いられますが、毎日入浴する症例はきわめてまれです。そのため、洗浄を頻回におこなわない症例では、皮膚に塗布した外用剤が残ってしまい、皮膚汚れの原因となります。とくにクリームは水と油分から作製された外用剤のため、皮脂膜と同じような性質を持っています。つまり、皮脂膜と同様に汚れやすい外用剤とも言えるので、犬に対して外用剤を塗布した場合は、外用剤の中に含まれる成分が皮膚から吸収された後に拭きとりをおこなうと良いでしょう。

シャンプーのリスクと洗浄後の保湿の重要性

皮膚から水分が逃げていく量を測る指標としては、経表皮水分蒸散量があります。経表皮水分蒸散量は皮膚バリア機能を反映する指標の1つで、測定値が高くなれば水分が皮膚から逃げていく量が多いので、皮膚バリアが障害されている可能性があると解釈されます。

過去に、健康な犬においてシャンプーをした前後に経表皮水分蒸散量を測定した実験がおこなわれました。その結果、保湿成分を配合しないシャンプーで洗浄した後に経表皮水分蒸散量は上昇し、洗浄3日後の時点でも洗浄前の状態に戻っていない可能性が疑われました。一方、もともと皮膚のバリアが弱く経表皮水分蒸散量が高いアトピー性皮膚炎の犬を対象に、シャンプーをおこなった後にセラミドやヒアルロン酸を配合した保湿剤を適応した実験では、経表皮水分蒸散量が低下する可能性が示されました。

これらの結果からは、シャンプー単独で適応すると皮脂をとりすぎて皮膚バリア機能を障害する可能性、シャンプー後の皮膚バリアの障害は保湿剤によって補填できる可能性が考えられました。犬でシャンプーをおこなう時は、できるかぎり保湿をセットでおこなうように心がけましょう。

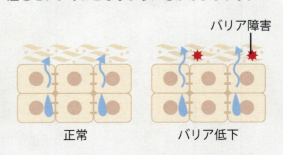

正常　　　バリア低下

3 洗浄
シャンプーの特性（界面活性剤型洗浄剤）

- シャンプーの特性を決めるのは配合される界面活性剤である

界面活性剤の作用するしくみと分類を理解する

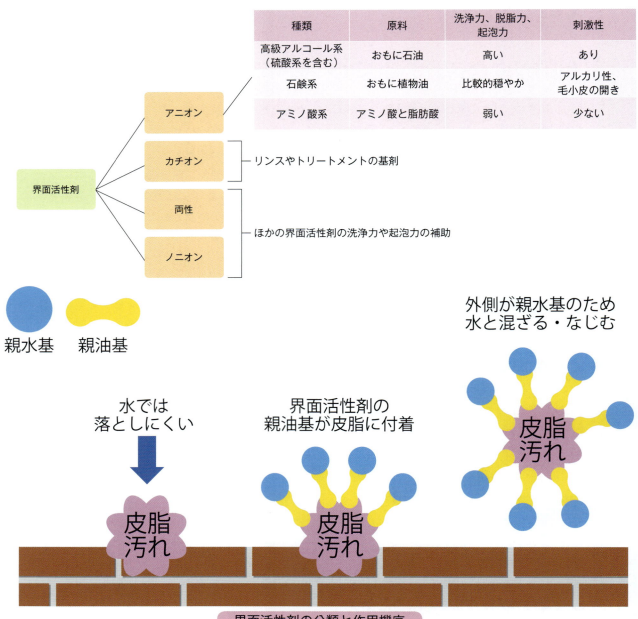

界面活性剤の分類と作用機序

界面活性剤は、水と油など異なる物質の境界（界面）に作用して、その性質を変化させる物質です。

水と油の界面には表面張力が存在します。表面張力が強いとお互いの分子同士が強く引き合い、水は水同士、油は油同士でまとまってしまい、混ざり合うことはありません。しかし、牛乳は水分と油分（乳脂肪）から構成されているにも関わらず、均一に混ざった状態として存在します。これは牛乳の中に含まれるタンパク質が界面活性剤の働きをしているからです。

界面活性剤は水と仲良しな部分（親水基）と油と仲良しな部分（親油基）を持っています。水と油の混合物に界面活性剤を加えると、親油基が油の粒子に吸着し、油が界面活性剤にとり囲まれ、界面活性剤の親水基が外側に出て水と結合します。したがって、界面活性剤が水と油の間の仲介役となって、それぞれは均一に混ざり合うことができます。これを界面活性剤の乳化作用とよびます。乳化力は皮膚の洗浄において重要で、水では簡単に落ちない皮脂を界面活性剤がとり囲むことによって、皮膚から浮かせとり、水で流すことが可能となります。

そのほか、界面活性剤には皮膚や毛を水になじみやすくする浸透作用と、汚れを水の中に散らばせる分散作用、空気と水を混ぜる起泡作用があり、これらも洗浄の際に重要となります。

■ 界面活性剤の分類

シャンプーの大部分は水と界面活性剤からできています。そのほか、保湿剤、薬剤、防腐剤、色素、香料などが含まれます。したがって、シャンプーの特性を決定するのはおもに界面活性剤と言えます。

界面活性剤の分類には原料や製造法によるもの、構造によるものがあります。

● 原料や製造法による分類

下記の高級アルコール系、石鹸系、アミノ酸系はシャンプーに汎用される主たる界面活性剤のため、この3つの系統の特徴はしっかり押さえましょう。

そのほか、脂肪酸エステル系、天然物などの界面活性剤があります。

◇ 高級アルコール系

多くは石油から作られる界面活性剤で、硫酸系の界面活性剤が含まれます。高い洗浄力、脱脂力、起泡力が期待できる界面活性剤ですが、皮膚への刺激性が問題となります。強い皮脂汚れの洗浄には効果的ですが、皮膚バリア機能が低下した状態の犬の適応には注意が必要です。

ラウリル硫酸ナトリウム、ラウレス硫酸ナトリウム、ラウレス硫酸アンモニウムなど

◇ 石鹸系

ヤシ油やパーム油などの植物油から作られており、比較的穏やかな洗浄効果が期待できる界面活性剤です。石鹸は植物油に苛性ソーダを加えて作られるため、アルカリ性の洗浄剤となります。そのため、皮膚表面のpHが一時的にアルカリ側に傾くことや、キューティクルの開きや毛のきしみ、石鹸カスなどが問題となることがあります。

オレイン酸ナトリウム、ラウリン酸ナトリウム、ステアリン酸ナトリウムなど

◇ アミノ酸系

種々のアミノ酸と脂肪酸から作られる界面活性剤です。洗浄力や脱脂力、起泡力は高級アルコール系や石鹸系に劣ることがありますが、毛や皮膚への刺激が少ないことがメリットです。高級アルコール系や石鹸系による洗浄で皮膚バリアへの障害が懸念される場合は、アミノ酸系が推奨されます。

ココイルグルタミン酸ナトリウム、ラウロイルメチルタウリンナトリウム、ラウロイルアスパラギン酸ナトリウム、ラウラミノプロピオン酸ナトリウムなど

◇ 脂肪酸エステル系

脂肪酸とグリセリンやショ糖から作られる低刺激性の界面活性剤で、ヒトの化粧品などで汎用されます。

ラウリン酸スクロース、ミリスチン酸スクロースなど

◇ 天然物
自然界に存在する界面活性剤です。
カゼイン、サポニン、レシチンなど

● 構造による分類
界面活性剤はその分子設計から、水に溶けた時にイオンになるタイプとイオンにならないタイプの2つに分類されます。

◇ アニオン界面活性剤
水に溶けた時に界面活性剤の親水基がマイナスに帯電する界面活性剤で、乳化性、分散性、起泡性に優れます。
石鹸系、高級アルコール系、アミノ酸系の多くがアニオン界面活性剤に含まれます

◇ カチオン界面活性剤
水に溶けた時に界面活性剤の親水基がプラスに帯電する界面活性剤で、マイナスに帯電した毛の表面に付着して保護する作用があるため、リンスやトリートメントの基剤として用いられます。また、細菌の表面もマイナスに帯電しているため、プラスに帯電したカチオン界面活性剤が菌表面へ付着することにより殺菌効果が期待されます。
塩化ジアルキルジメチルアンモニウム、塩化ベンザルコニウムなど

◇ 両性界面活性剤
アルカリ性領域ではアニオン界面活性剤の、酸性領域ではカチオン界面活性剤の性質があらわれます。したがって、アルカリ性領域では洗浄力を、酸性領域ではマイルドな殺菌力を発揮します。両性界面活性剤は汚れ落としに使えるほど起泡性や洗浄力は強くありませんが、刺激の少ない界面活性剤です。ほかの界面活性剤の起泡の補助や安定剤として用いられることが一般的です。
ベタイン型、イミダゾリン型、レシチンなど

◇ ノニオン界面活性剤
水に溶けた時にマイナス、プラスのどちらにも電離しない界面活性剤で、乳化力はありますが、起泡力が少ないことが特徴です。マイルドな洗浄剤として用いられるほか、シャンプーの増粘剤や泡の安定剤としても用いられます。
ショ糖脂肪酸エステル、アルキルグルコシド、脂肪酸アルキロールアミドなど

column

保湿剤が入っているシャンプーは低刺激シャンプー？

"保湿剤○○を△％配合した保湿系シャンプー！"と表記してあると、皮膚にとって刺激の少ないシャンプーと捉えがちです。シャンプーの刺激性は、どのような保湿剤が配合されるかによってではなく、主成分である界面活性剤によって決定されます。保湿剤が入っていても高級アルコール系界面活性剤を主成分とするシャンプーであれば、洗浄力が強く刺激が生じる可能性があります。逆転の発想で考えれば、高級アルコール系界面活性剤を配合しているので、刺激が起こりにくいように保湿剤を加えているとも捉えられます。

アミノ酸系界面活性剤が主成分となり、さらに保湿成分が豊富に含まれたシャンプーが刺激の少ないシャンプーと考えられます。したがって、表記されている保湿成分や薬効成分のみでシャンプーを選ぶのではなく、配合されている界面活性剤を調べるクセをつけましょう。

表　　　　裏

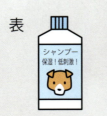
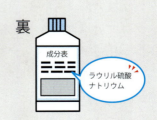

犬のスキンケアの概念と方法

4 洗浄
クレンジング剤と入浴剤

・クレンジング剤や入浴剤の活用で、効果的に皮膚の汚れを除去することが可能である

クレンジング剤・入浴剤の種類と効果を把握する

■ クレンジング剤

　クレンジング剤として汎用されるのはクレンジングオイルで、鉱物油、シリコン油、動植物油、合成エステルなどが配合されます。クレンジングオイルには界面活性剤不使用のオイル単独の製品もありますが、配合油分が肌に残りにくいように、またクレンジング後に水で流せるように界面活性剤が含まれる製品が一般的です。配合されるおもな界面活性剤はシャンプーに汎用されるアニオン界面活性剤では

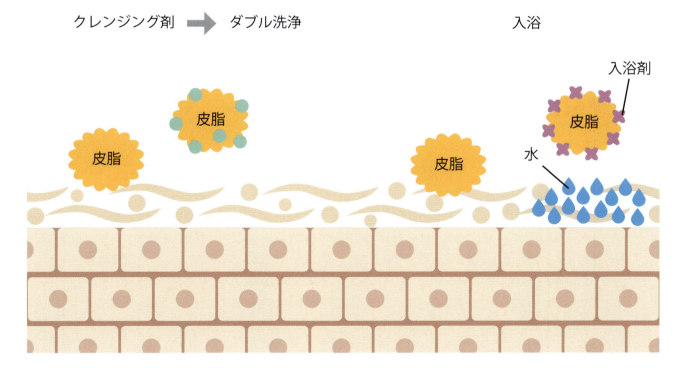

クレンジング剤と入浴剤の作用

31

なく、起泡性が少なく、乳化力のあるノニオン界面活性剤です。クレンジング剤は皮膚に残留するため、単独で用いられることは少なく、使用後の拭きとりや追加洗浄（ダブル洗浄）に用いられることが一般的です。シャンプー単独の洗浄で除去がむずかしい皮脂汚れを落とす際に有用なツールとなりますが、ダブル洗浄することで脱脂が強くなりすぎることもあるため、注意しましょう。

ミネラルオイル、ジメチコン、トリエチルヘキサノイン、ホホバオイル、ラノリン、スクワラン、オリーブオイル、アルガンオイルなど

■ 入浴剤

入浴は皮膚全体の処置が簡便におこなえ、シャンプー前のすすぎとしても活用できます。入浴によって血液循環の改善効果が期待でき、皮膚の生理機能を賦活します。また、薬浴や特殊な入浴ツールを用いることで、洗浄効果を高めることが期待できます。単純な温浴では皮膚の保湿成分が流出するリスクがあるため、入浴剤を活用することが推奨されます。また、42℃を超える高温浴では皮膚のpHがアルカリ性に傾くリスクがあるため、不感温度浴（35〜36℃）から微温浴（37〜39℃）が推奨されます。

● 重曹泉

ややアルカリ性の入浴剤ですが、角質の軟化効果や皮脂の除去効果があります。

● 硫黄泉

角質の軟化効果、毛穴のクレンジング効果、マイルドな抗菌・殺ダニ作用を有しますが、皮膚への刺激性が生じることもあります。

● 食塩泉

バスソルトや岩塩などが汎用され、塩分が加わることにより、保湿効果と保温効果が期待できます。

● 炭酸泉

血液循環の改善効果が期待できます。また、皮膚のpHを酸性側に傾ける作用があり、皮膚表面の菌が増えにくい環境を作ることが期待できます。

● マイクロバブル浴

毛の太さよりも小さい微細な泡が含まれた入浴ソリューションです。泡の浮上効果によって皮膚の汚れを浮かせとる効果が期待できるほか、毛穴の汚れのクレンジング効果もあります。界面活性剤型洗浄剤やクレンジング剤によって洗浄リスクが生じるほど皮膚バリアが弱い犬などに活用されるツールです。

● 薬用植物

さまざまなハーブや樹木のエキスが用いられ、マイルドな抗菌・抗炎症効果、保湿効果が期待できます。

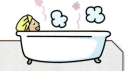

column

一番風呂は肌にリスク？

浴槽にお湯を沸かしたての一番風呂には老人や子供は入らないように！といった昔からの言い伝えがあります。これは、皮膚のことをよく考えた素晴らしい言い伝えです。

水道の蛇口から出てきたお湯そのものは、体に存在する水分と組成が異なるため、皮膚の保湿成分が漏出し、皮膚から水分を喪失するリスクがあります。したがって、皮膚のバリアが弱い老人や子供では、そのリスクが高まるため、いろいろな人が入った後の、良い意味で"汚れた"お湯に浸かったほうが皮膚のリスクが減るという考え方です。

ヒトより表皮の薄い犬でも、単純な温浴よりも入浴剤や保湿剤を活用した入浴の実施が推奨されます。

5 洗浄
皮膚と毛の洗浄法

・洗浄の各手順には、効果的におこなうポイントと落とし穴が混在する

複数の洗浄法と保湿の組み合わせが有効

皮膚や毛の洗浄は以下の手順でおこないます。

① ブラッシング、コーミング

やわらかいブラシを使って全体の毛をとかします。毛についた大型の汚れは、この段階である程度落としましょう。また、全身をコーミングする際に皮膚状態の最終チェックをおこないましょう。

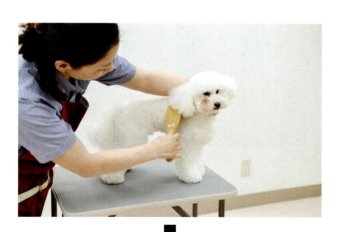

② 皮膚の状態の確認と洗浄方法の選択

皮膚トラブルの治療あるいは予防に適した洗浄剤の選択や方法を計画します。皮膚トラブルのある症例では、シャンプーのみなど、単一の方法で効果的な洗浄をおこなうのがむずかしいこともあるため、複数の洗浄法と保湿を組み合わせることが重要です。それぞれの皮膚トラブルに合った洗浄剤の選択はChapter.4を参照してください。

③ クレンジングや入浴

皮膚の汚れの状況を判断し、必要に応じてシャンプーなどの界面活性剤型洗浄剤の適応前にクレンジングや入浴をおこないます。

クレンジング剤はオイルを含有した製剤が多いため、皮膚が濡れている状態では効果が減弱する可能性があります。また、入浴（5〜15分程度）は④のすすぎも兼ねておこなうことができるため有効ですが、大型犬ではむずかしい場合もあります。

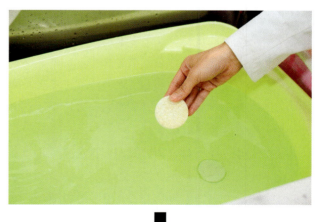

④ すすぎ

皮膚と毛はもともと皮脂膜でコーティングされているため、水を弾きます。35℃前後のぬるま湯を用

いて、時間をかけて皮膚と毛を十分に濡らします。この時、水流で落とすことのできる汚れはできるだけ落とします。シャンプー前のすすぎをしっかりとおこなうことで、シャンプーの浸透や泡立ちの向上、シャンプー使用量の削減が期待できます。

　すすぎにはシャワーを使用することが一般的ですが、シャワーヘッドは目の細かいタイプのものにしたり水流が強いものにすることで、すすぎの時間を短縮することが可能です。

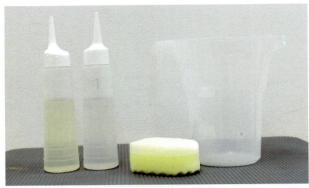
シャンプーの準備（泡立てるための道具）

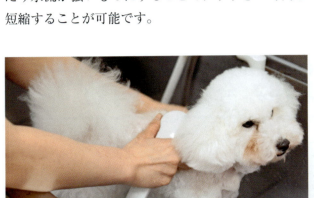

⑤ シャンプーの準備

　シャンプーをはじめとする界面活性剤型洗浄剤は、乳化作用、分散作用、浸透作用のほか、起泡作用が洗浄の際に大きな力を発揮します。したがって、犬の皮膚に適応する前に十分に泡立てをおこなうことが重要です。泡は汚れを効率的に落とすだけでなく、クッションとしての役割も果たすため、シャンプーによる摩擦のリスクを低減します。シャンプーを犬の皮膚や毛に直接塗布してから泡立てると、摩擦のリスクやシャンプーの過剰塗布、残留など皮膚の刺激となる場合があります。

　泡立てのポイントはきめの細かい泡を立てることです。シャンプーと少量の水を混ぜ、スポンジやネット、手ぬぐいなどでもみ込むことできめの細かい泡を作れます。そのほか、ヒト用の洗顔料などの泡立て器を使用しても良いでしょう。泡立てには軟水を使用します（日本の水道水はおもに軟水）。また、重曹をひとつまみ加えることで泡立ちが良くなることもあります。

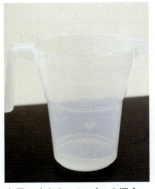
少量の水とシャンプーの混合

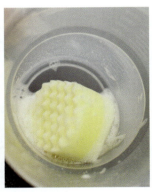
泡立て前の状態

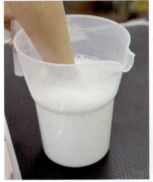
スポンジなどでよく泡立てる

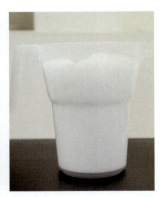
泡の完成

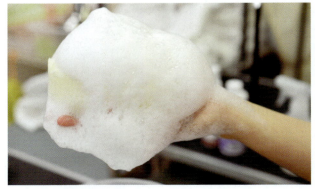
きめの細かい泡を作る

犬のスキンケアの概念と方法

⑥ シャンプーの塗布

　泡立てたシャンプーを十分に水で濡らした皮膚や毛に塗布していきます。この際に、毛の流れに沿ってシャンプーをもみ込むことが重要で、毛の流れに逆らってゴシゴシと洗いすぎると皮膚への刺激となります。また、指先だけでなく手のひら全体を使ってマッサージをしながらもみ込むことで、血液循環の改善が期待できます。

　皮膚疾患に対する薬用シャンプーの中には、塗布後、一定時間静置することが推奨されている製剤があります。しかし、犬の性格や洗浄ストレスの関係から、製剤ごとに推奨されている静置時間を確保できないことも少なくありません。このような問題を解消するために、皮膚トラブルの強い部位からシャンプーを塗布すると良いでしょう。

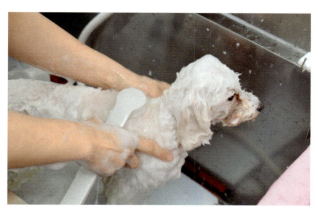

⑧ セカンドシャンプー

　皮膚トラブルや部位別の対応策として複数のシャンプーを用いる場合は、先に用いたシャンプーをしっかりとすすいだ後に適応します。泡立ての準備や塗布法は前述のとおりです。

⑨ 保湿

　すすぎによって十分にシャンプーが落ちた後に、保湿をおこないます。皮膚や毛の水をできるだけ切って、かけ流しタイプやスプレータイプなどの保湿剤を全体に塗布します。また、最後のすすぎの段階で保湿剤を含んだ入浴をおこなっても良いでしょう。

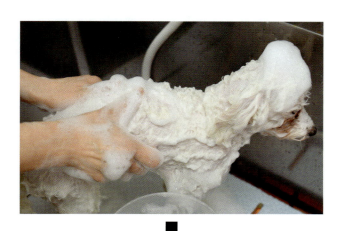

⑦ すすぎ

　皮膚や毛に付着した洗浄剤が残留しないように、しっかりとぬるま湯ですすぎます。シャンプーに要した時間よりも長い時間をかけて、しっかりとすすぐことが重要です。

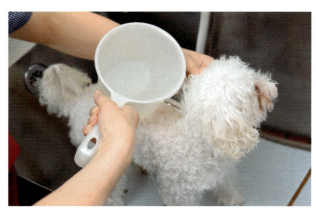

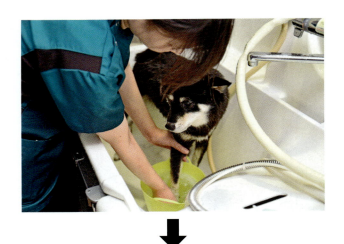

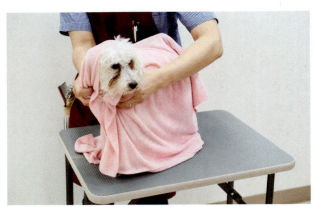

乾燥、かゆみの悪化、皮膚炎が生じるリスクがあります。ヒトの皮膚に当たっても熱さを感じない程度の風温と適切な風量によって水分を除去しましょう。

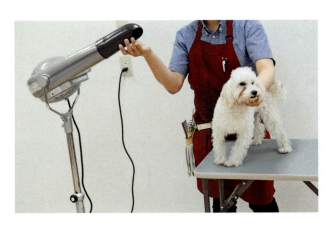

⑩ ドライイング

動物の大きさに合わせたバスタオルを複数枚用意して、できるかぎりタオルドライをおこないます。タオルの素材としては、水を効率的に吸収できるマイクロファイバーなどが推奨され、洗浄後にタオルで包んでおくだけでも水分はかなり除去できます。タオルドライのみで十分に水分を除去できない部分には、ドライヤーを使用します。ドライヤーの使用に際しては、皮膚や毛に直接当たる風が高温でないことを確認します。高温の風が当たることで、皮膚の

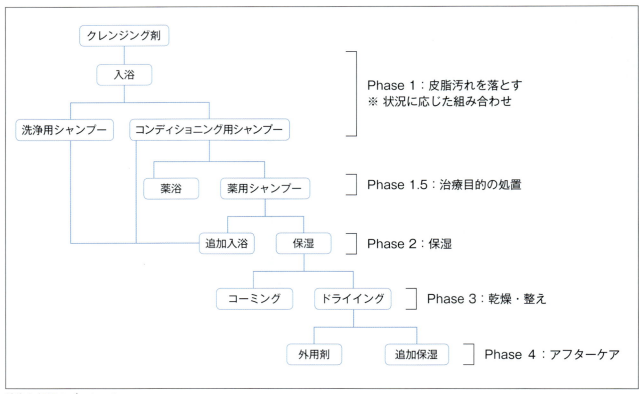

洗浄と保湿のプロトコル

犬のスキンケアの概念と方法

⑪ **アフターケア**

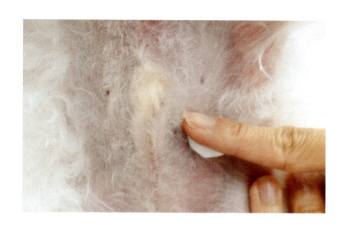

　洗浄後の皮膚は汚れが少なく、皮膚がやわらかくなっている状況です。したがって、皮膚トラブルの治療目的で外用剤が処方されている場合は、洗浄後のアフターケアとして外用剤を塗りましょう。

　また、ブラシで毛の流れを整えること、ドライイング後に乾燥が生じてしまった場合には追加で保湿剤を塗布することを検討しましょう。

---

column

シャンプーの組み合わせ

　シャンプーの大きな目的は皮膚の汚れを除去することにあります。しかし、薬用シャンプーは汚れを落とすことに特化していない場合があります。したがって、皮膚の汚れをしっかり落とすためには洗浄用シャンプーを用い、その後、薬用シャンプーを症状の出ている部位に部分的に使用するといったシャンプーの組み合わせが重要となります。

　また、薬用シャンプーは基本的には皮膚病の治療時に積極的に使用しますが、症状が緩和した後は、症状の再発予防のためのコンディショニング用シャンプーへの切り替えを検討します。洗浄用、薬用、コンディショニング用のシャンプーを、皮膚トラブルの種類や部位のほか、季節や年齢などに応じて複数組み合わせていくことが、効果的なシャンプーをおこなうポイントとなります。

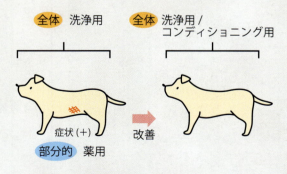

洗浄する頻度

　シャンプーなどの洗浄をおこなう頻度に関してはさまざまな議論があります。皮膚トラブルの種類によっては、国際的な治療ガイドラインで洗浄頻度が示されている場合があります。

　たとえば犬のアトピー性皮膚炎では、週に1回の洗浄が推奨されています。頻回の洗浄は皮膚のバリアを障害するリスクがあるため、洗浄後はしっかり保湿することが重要です。一方、実質週に何度もシャンプーをおこなうことはご家族にとっても負担となります。皮膚のトラブルがあり、長期的に洗浄処置を継続することが必要な場合は、ご家族に無理のないような洗浄頻度で皮膚の健康状態を維持できるシャンプーの組み合わせを試行錯誤することが必要です。

生乾きは良い？悪い？

　洗浄後に皮膚や毛が完全に乾いていない状態は、皮膚や毛が水を含んだやわらかい状態であり、外環境からのさまざまな刺激に対するバリアが弱くなります。したがって、洗浄後に皮膚や毛を乾かすことは重要です。しかし、しっかりと乾かすことを達成するために、過度にタオルで擦ることや、熱いドライヤーの風を当てること、過度なブラッシングをすることは、かえって皮膚のバリアを損傷するリスクが高くなります。生乾きが良いか悪いかを決めつけるのではなく、状況に応じた適切なドライイングをおこないましょう。

6 保湿

・保湿は洗浄後のみならず、日常的におこなうことが重要

保湿剤の種類はさまざま

　皮膚の表面の皮脂膜、角質細胞間脂質、表皮の角化細胞層など、皮膚はさまざまなツールを通して水分を保持することで、乾燥した外環境に対応しています。皮膚の保湿をおこなうことは、皮膚の水分保持能力を助けるうえできわめて重要な処置となります。また、保湿は洗浄で失われた成分を補う目的でも使用されます。保湿が期待できる成分には閉塞剤と保湿剤があります。

■ 閉塞剤

　皮表を覆って、皮膚からの水分の蒸散を防ぐことで保湿効果を発揮します。したがって、角質細胞間脂質の補充効果を目的として使用されます。
油性成分（ワセリン、スクワランなど）

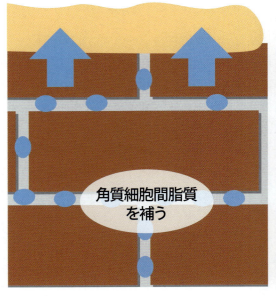
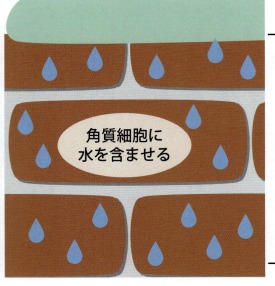

閉塞剤と保湿剤の作用

犬のスキンケアの概念と方法

■ 保湿剤

成分そのものに水分を保持する作用があります。

- 多価アルコール（グリセリン、プロピレングリコール）
- 生体水溶性高分子（ヒアルロン酸、コラーゲン、コンドロイチン硫酸、ケラチン）
- 天然保湿因子と類似成分（アミノ酸、乳酸[※1]、尿素[※1]、ヘパリン類似物質[※2]など）
- 細胞間脂質成分（セラミド、脂肪酸エステル、コレステロールなど）

[※1] 乳酸や尿素は角質層を軟化させ、水分を保持する作用があるため、角質軟化剤ともよばれます。高濃度の尿素剤などは刺激となる可能性があります。
[※2] ヘパリン類似物質は血流の改善効果が期待できる保湿剤です。

現在販売されている犬用の保湿剤は、複数の保湿成分が配合されていることが一般的で、複数の保湿成分を併用することで保湿効果を高めることが期待できます。たとえば、保湿剤を塗布した後に閉塞剤で覆うといった方法がありますが、それぞれの成分の特性を理解して塗布する順番を決めましょう。

保湿剤を塗布する時は皮膚にかゆみなどの刺激が生じない程度に擦り込むことで（p46参照）、マッサージ効果も期待できます。

保湿は、シャンプーなどによる洗浄後のみならず、日常的におこなうことが推奨されます。ヒトでは毎日、1日3回の保湿処置が推奨されています。犬では、皮膚バリア機能の低下したアトピー性皮膚炎の症例において、3日に1回あるいは週に3回の頻度でセラミド配合保湿剤を塗布した結果、角質層の構造が改善し、皮膚症状の軽減が認められたことが報告されています。

column

保湿のチカラ

近年、アトピー体質を持つ家系の人間の新生児を対象に保湿剤の効果が検討されました。この研究では、生後3週〜6ヵ月まで、保湿を毎日しっかりとおこなうように指示された新生児のグループと指示されなかったグループにおいて、アトピー性皮膚炎の発症率が比較されました。その結果、保湿を指示されたグループでは、指示されなかったグループよりも有意にアトピー性皮膚炎の発症率が低減しました。また、保湿によって皮膚バリア機能を高めることは、アトピー性皮膚炎のみならず、喘息や花粉症、食物アレルギーなど、ほかのアレルギー疾患の発症リスクを低減できる可能性も期待されています。

保湿は皮膚疾患の治療薬のように即効性がある処置ではありませんが、根気よく続けることで大きな効果が生まれる可能性のあるスキンケア法と言えます。

保湿剤は外用剤の吸収を助ける

洗浄や入浴後は角質が軟化している状態で、外用剤の浸透性が高くなることをp26で紹介しました。一方、尿素などの保湿剤も角質軟化作用を有することから、外用剤の浸透性を高めます。外用剤と保湿剤を併用することにより、外用剤の効果を高めるのみならず、外用剤の使用を減量することが期待できます。

角質をやわらかくする＝外用剤の浸透性UP

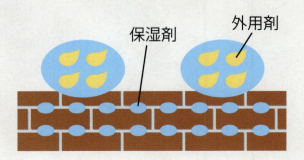

⑦ 保護

・皮膚の物理的な保護は、皮膚バリア機能を助ける

外環境には多くの刺激が存在している

皮膚がさらされる外環境には、紫外線、微生物、水、アレルゲンなどさまざまな刺激が存在します。洗浄や保湿のみならず、物理的に皮膚を保護することは、皮膚の負担を減らすスキンケアとして重要です。

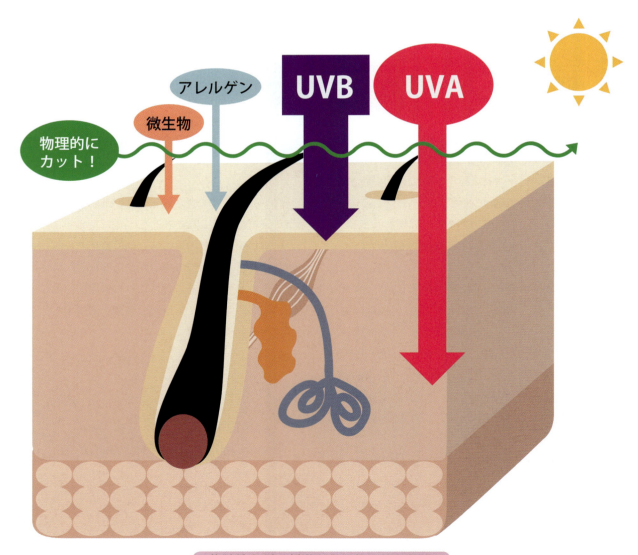
紫外線などの刺激からの物理的な保護

犬のスキンケアの概念と方法

■ 一般的な皮膚の保護法

皮膚の保護としては、服の着用が挙げられます。近年ではアトピー性皮膚炎の原因となりやすい花粉やハウスダストマイトの通過を防ぎ、通気性に富んだ素材の服なども販売されています。服を着用する際は、皮膚の内因性の汚れが服に付着して刺激となりうるため、こまめにとり替えましょう。また、寝床やリラックススペースなどの生活環境の中で、皮膚に摩擦や圧力が加わるような素材（硬い木や布など）があれば、やわらかい素材のものへ変更することも皮膚の保護につながります。

■ 紫外線の防御

適度な紫外線の曝露は殺菌作用や皮膚におけるビタミンD合成促進作用などのメリットもありますが、過剰な曝露はメラニン色素の沈着、皮膚炎、細胞障害、発がん性などのデメリットが多く、皮膚においてもっとも避けなければならない刺激の1つです。

● 紫外線の種類

地表に到達するおもな紫外線（Ultraviolet：UV）の波長には、A波（UVA）とB波（UVB）があります。UVAは波長の長い紫外線で、皮膚の真皮層まで到達し、コラーゲンの変性やメラニン色素の沈着を引き起こします。UVBは波長が短く、表皮レベルまでしか到達しない紫外線ですが、強い細胞障害性と発がん性が問題となります。

● 紫外線の影響を受けやすいケース

皮膚と毛はメラニン色素によって紫外線の防御をおこないます。一方で、白毛の場合はメラニン色素が少なく紫外線の悪影響が生じやすくなります。また、鼻や目、耳、腹部の皮膚など皮膚や毛が薄い部分も紫外線の影響を受けやすくなります。紫外線は日照時間の長い夏季に注意が必要です。また、海、山間部、雪のある環境では、紫外線の影響が強いため十分な対策を立てましょう。

● サンスクリーンの活用

紫外線からの皮膚の保護には服、帽子など衣類のほか、サンスクリーンが用いられます。

サンスクリーンを選ぶ際には、SPFとよばれる指標を用います。SPFはUVBの防御指数で、たとえばSPFが2であれば、塗らない皮膚に比べて2倍長い時間日光浴をして、同程度の日焼けをすると解釈します。ヒトでは日常生活にはSPF10前後、外出時にはSPF15前後のサンスクリーンを用います。

一方、UVAの防御指数をPAとよび、メラニン色素沈着の指標としてSPFよりも重要とされます。

サンスクリーンの適応がむずかしい場合は、紫外線の防御効果のあるオレイン酸を含むオリーブオイルなどを適応しても良いでしょう。

---

column

サマーカットは注意？

とくに長毛種では夏季に毛を短くカットする場合があります。長い毛が密生することで暑さに弱くなるのでは？と思われがちですが、皮膚は賢い臓器で、外の環境に合わせて毛の量や血流量を調整して、毛を切らなくても体温の調整をある程度おこなうことができます。毛はバリア機能として重要な役割を果たしているため、あまり短くカットすると紫外線などの刺激から皮膚を守れなくなります。サマーカットをおこなう際には、夏季に強くなる紫外線の影響をふまえて、カットする長さを適宜調整しましょう。

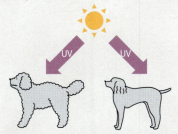

8 賦活（ふかつ）

- 皮膚の血流を改善することで、皮膚の生理機能が高まり、育毛も期待できる

マッサージやブラッシングで血流改善と育毛

　賦活とは作用を活発化させることを意味し、皮膚の賦活は皮膚が元来持つ生理機能を高めるためのスキンケアです。

　皮膚の賦活によって血流改善や育毛、外用剤による皮脂抑制、殺菌、炎症の緩和などが期待できます。

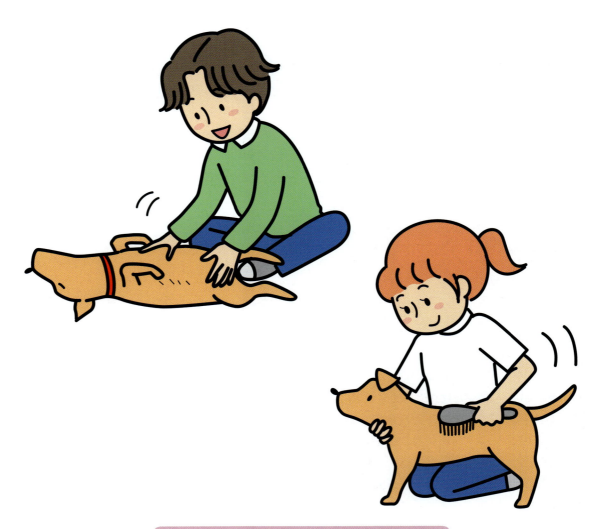

マッサージやブラッシングによる血流の改善

犬のスキンケアの概念と方法

■ 皮膚の血流改善法（マッサージ）

皮膚では真皮に血管叢が豊富に存在し、皮膚の構成要素に栄養を与えています。したがって、皮膚の血流量を上げることは皮膚の生理機能を活性化します。また、皮膚の血流改善にともなって、リンパ管の循環改善の効果も併せて期待できます。

皮膚の血流量を上げる方法としては、マッサージが汎用されます。指先で圧を加えるコリをほぐすためのマッサージとは異なり、皮膚では手のひら全体を使って、ゆっくりとマッサージをおこないます。やみくもにマッサージをおこなうと、血管の配列や真皮の線維の走行を乱す可能性があります。皮膚に平行に、そして毛の走行に逆らわず、皮膚の表面をやさしくマッサージします。マッサージ前に蒸しタオルで皮膚を温めるとさらに効果的です。硬い毛質などのため、マッサージによる摩擦が過度に生じる場合には保湿剤を用いても良いでしょう。また、血流改善が期待できる入浴時にもマッサージをおこなうことで、相乗効果が期待されます。

■ 育毛とブラッシング

毛根の最下部に存在する毛球には豊富な血液が供給されています。前述のマッサージや入浴による血流改善は、育毛にとって重要な処置となります。

そのほか、ブラッシングが育毛に有用です。古く不要となった毛の除去、毛に付着した汚れの除去のためにブラッシングがおこなわれますが、ブラッシングにより皮膚に適度な刺激が加わり皮膚の血流が改善します。また、皮脂の分泌を適度に促すことで、毛を皮脂膜でコーティングしてしなやかさを保ちます。日常的なブラッシングには、硬い金属製の素材は避け、獣毛などやわらかい素材のブラシやウエットブラシを用いることが推奨されます。

---

column

マッサージにはリラックス効果？

痛みや不安があった際に、信頼できる人や好意を抱く人に手を握ってもらうなど、皮膚と皮膚が触れ合うと、気持ちがリラックスした経験を持った方は多くいるのではないでしょうか。ヒトでは皮膚と皮膚が触れ合うことで、副交感神経が優位となり、さまざまなリラックス効果が生まれる可能性が示唆されています。

皮膚に触れる際には点ではなく面で触れること、そしてゆっくりと動かすこと（たとえば1秒間に5cm程度）でリラクゼーション効果が高まるとされています。信頼するご家族にマッサージを通じて皮膚に触れてもらうことで、犬でもリラックス効果が生まれることが期待されます。

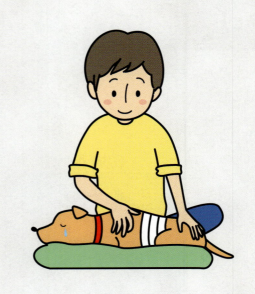

9 賦活 外用剤の基礎

- 外用剤のさまざまな基剤を活用することで、効果的な外用療法が可能となる

各基剤の特性を理解する

皮膚は直接さわることのできる臓器のため、外用療法は有効な皮膚科治療・スキンケアツールとなります。外用剤は保湿、傷の保護や治癒促進、抗菌、皮膚炎やかゆみの緩和などさまざまな効果が期待でき、皮膚の賦活につながります。外用剤にはさまざまな基剤が存在します。

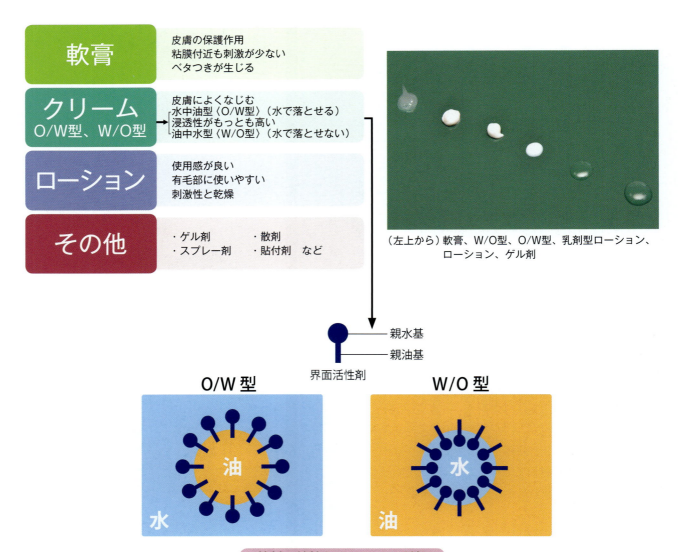

軟膏	皮膚の保護作用／粘膜付近も刺激が少ない／ベタつきが生じる
クリーム O/W型、W/O型	皮膚によくなじむ／水中油型〈O/W型〉（水で落とせる）／浸透性がもっとも高い／油中水型〈W/O型〉（水で落とせない）
ローション	使用感が良い／有毛部に使いやすい／刺激性と乾燥
その他	・ゲル剤　・散剤　・スプレー剤　・貼付剤　など

（左上から）軟膏、W/O型、O/W型、乳剤型ローション、ローション、ゲル剤

基剤の特性とクリームの種類

犬のスキンケアの概念と方法

■ 軟膏

半固形の油性の基剤で、ワセリンなどの鉱物油やラノリンなどの動植物油が使用されます。軟膏には皮膚の柔軟作用と保護作用があり、皮膚および粘膜への刺激が少ないため、さまざまな部位に適応できる基剤です。

一方、皮膚への浸透性が弱いこと、広範囲に伸ばしにくいこと、ベタつき、油性成分が酸化しやすいことなどのデメリットもあります。

■ クリーム

水性成分と油性成分を界面活性剤により乳化させた基剤です。皮膚の表面は汗と皮脂（つまり水性成分と油性成分）が混合した皮脂膜で覆われていることから、皮脂膜に類似した、皮膚にもっともなじみやすい基剤です。したがって、軟膏やローションに比べると皮膚への浸透性が高いと考えられています。

クリームは外側が水で内側に油を含む水中油型（O/W型）が一般的ですが、その逆の油中水型（W/O型）もあります。O/W型のクリームは外側が水のため、水分の蒸発にともなって皮膚を冷却する効果があり、炎症やかゆみを緩和します。また、水で比較的簡単に落とすことができます。W/O型のクリームは外側が油であるため、水で流すことは困難ですが、軟膏のように刺激が少ないことがメリットです。

■ ローション

溶液性または懸濁性ローションなどが挙げられ、おもに水性成分から構成される基剤です。乳剤性ローションは油性成分を含みます。また、ローションをポンプで噴霧するスプレータイプも汎用されます。

ローションは軟膏やクリームと比べると伸ばしやすく、ポンプスプレータイプは拡散しやすいため、広範囲の皮膚、指の間など入り組んだ部位、毛の多い部位などへ簡便に適応できます。また、使用後のベタつきなどのトラブルが少なく、さっぱりとした仕上がりになります。一方、水性成分を主体として構成されているため、皮膚への刺激性や乾燥が問題となり、クリームに比べると浸透性は低くなります。また、傷口など浸出液が多い部分では、ローション

の中に含まれる薬剤の吸収が高まる可能性があります。

そのほか、外用剤には粉末状の外用散剤、外用エアゾール剤、ゲル剤、テープ剤、パップ剤などがあります。

外用療法を効果的に実施するためには、それぞれの基剤の特性を理解して、塗布する部位や症状に合わせて複数の基剤を使い分ける必要があります。また、季節やご家族の使用感にも合わせて基剤を調整することが重要です。

■ 外用剤の添加物

外用剤には主薬のほかに、界面活性剤、保存剤（防腐剤）、抗酸化剤、pH調整剤などの添加物が含まれます。

● 界面活性剤

界面活性剤はシャンプーの項でも取り上げましたが（p28参照）、異なる物質（たとえば油性成分と水性成分）の境界（界面）に作用して性質を変化させる作用を有します。したがって、おもに油性成分と水性成分が混合した基剤であるクリームに配合され、親水性に富むO/W型界面活性剤、疎水性に富むW/O型界面活性剤に分類されます。

W/O型界面活性剤：モノステアリン酸グリセリン、モノステアリン酸ソルビタン

O/W型界面活性剤：ポリオキシエチレン硬化ヒマシ油60、ポリソルベート60

● 保存剤（防腐剤）

外用剤には微生物の汚染などによる品質劣化防止のために複数の保存剤が含まれています。

パラオキシ安息香酸エステル類（パラベン）、フェノキシエタノール、チモールなど

● 抗酸化剤

外用剤の酸化による製品の劣化を防ぐ目的で配合されている成分です。

アスコルビン酸、トコフェロール、亜硫酸水素ナトリウム、ジブチルヒドロキシトルエン、エデト酸ナトリウム水和物、ベンゾトリアゾールなど

● pH調整剤

外用剤のpHを維持することは主薬の溶解性や安定性に貢献するほか、皮膚への刺激性や安全性においても重要です。

クエン酸水和物、クエン酸ナトリウム水和物、乳酸、酢酸、酢酸ナトリウム水和物、ジイソプロパノールアミンなど

■ 外用剤の浸透性

外用剤は皮膚のもっとも表層に存在する角質層の表面に塗布されます。基剤から角質層へ主薬が移行・拡散します。したがって、角質層の厚さや欠損は外用剤の主薬の吸収を左右します。耳介、眼囲、腹部、陰嚢などの角質層の薄い部分は主薬の吸収が良い、反対に考えると"効きすぎる"可能性もあります。一方、肉球や鼻鏡といった元来角質層が厚い部位、慢性的な外的刺激で皮膚が厚くなった部位（苔癬化やべんちなど）では主薬の吸収が悪くなります。

角質層は水をはじく性質があり、密に角質細胞が敷き詰まっています。したがって、入浴や保湿成分を使用して角質層に水を含ませると細胞と細胞の間が広がり、主薬の吸収が高まります。

■ 外用剤の塗布方法

● 塗布量の目安（図1）

外用剤は内服薬のように「1回○錠」という具体的な適応量の指示がむずかしい場合があります。臨床の現場では「薄く塗ってください」などの曖昧な塗布量の指示がなされる傾向にあります。そして、外用剤の塗布量が適切でない場合、期待する効果を得ることができません。

犬における外用剤の投与量の明確な基準は乏しい状況ですが、ヒトの塗布量基準であるフィンガーチップユニット（finger-tip unit：FTU）が塗布量の目安として有用です。口径5mmのチューブから外用剤を人さし指の先端から第一関節まで絞り出した量を1FTUとし、1FTU分の外用剤を成人の手のひら2枚分の面積に塗布するといった指標です。1FTUの重量は外用剤0.5gほどになります。ローションに関しては、1円玉と同じぐらいの量のローションを成人の手のひら2枚分の面積に塗布することを目安にします（ワンコインユニットともよばれます）。

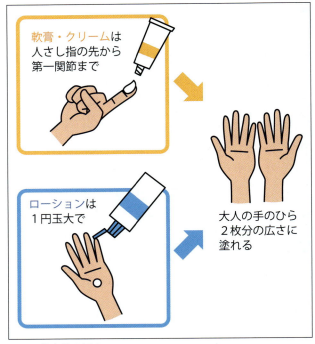

図1　塗布量の目安

外用剤に関しては塗布量によって効果の差が出る可能性があるため、FTUにこだわらず十分量（FTUよりも少し多いと感じるくらい）を塗布するようにしましょう。

● 塗布量の確認

塗布量を確認するためには、外用剤を処方する際にどの程度の期間で使用する製剤を使い切るかを計算しておくと良いでしょう。たとえば、1日2回、1回1FTU（=0.5g）にて外用剤を使用する症例に5gチューブを処方した場合は、5日で使い切るという計算になります。また、定期的なチェックの際に処方した外用剤を症例のご家族に持参していただき、残量を確認することも検討してください。

● 塗布方法（図2）

外用剤を塗布する際は皮膚に刺激を与えないようにします。とくに人さし指を皮膚に押し当てて擦るように塗ることは推奨されません。何ヵ所か病変部に外用剤をおいて、なるべく圧力や摩擦をかけず、やさしくマッサージをするように指や手のひらを使ってムラのないように塗布しましょう。

塗布前にちょっとした工夫をすることもコンプラ

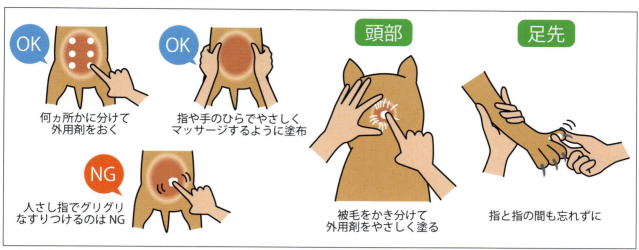

図2　塗布方法

イアンス確保に重要です。軟膏やW/O型クリームは硬く伸ばしにくいことがあるため、事前に手のひらでチューブを温めると良いでしょう。また、皮膚の汚れが少なく、皮膚や毛が少し湿った状態であれば外用剤を塗りやすくなります。したがって、外用剤の塗布前にウェットのワイプ剤やホットタオルなどで皮膚をやさしく拭くことも検討します。

● 塗布のタイミング

塗るのを嫌がる、塗った後に舐めるなど、外用剤の適応にはコンプライアンスの問題が生じます。外用剤はやみくもに適応するのではなく、適応するタイミングをご家族と相談します。とくに犬の気が逸れるイベントを狙うことが重要で、散歩の前（あるいは散歩中）、レクリエーション中（外用剤を塗ったらご褒美を与える、外用剤を塗った後にオモチャなどで遊ぶなど）、食事前後などは外用剤を塗布しやすいタイミングです。症例が外用剤の塗布を嫌がるよりも興味のほうが勝るイベントを1日の中に複数回設定しましょう。また、1回のイベントで複数の部位に外用剤を適応しなくても良いと思います。たとえば、朝の散歩では四肢に、夕方の散歩では腹部に塗るといった方法もコンプライアンス向上に有効です。

前述のように、角質層に水を含ませると細胞間隙が広がるため、外用剤の浸透性が高まります。したがって、入浴（あるいはシャンプーなどによる洗浄）を定期的におこなっている症例では、入浴後に外用剤を積極的に適応することもあわせて意識しましょう。

column

院内・サロン内処置のすすめ

はじめて外用剤を処方する際には、塗布方法をご家族に実際に確認してもらいましょう。院内・サロン内処置をすることで、より正確な塗布量や塗布方法を維持することが期待できます。また、コンプライアンスの向上のみならず、外用剤による有害事象（しみる、においを嫌がるなど）も確認できますし、症例のご家族の好み（色やにおい、質感など）の基剤を選択することもできます。

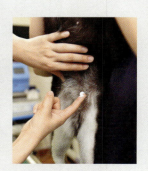

10 栄養

- 健康な皮膚の維持には、良質なタンパク質を主体とした栄養バランスの良い食事が基本となる

5大栄養素を適切なバランスで摂取する

皮膚の外から保湿成分を補充することは重要なスキンケアの要素ですが、保湿自体が皮膚の栄養となるわけではありません。いかなる臓器においても共通して言えることですが、皮膚の真の栄養は食事にあります。

食事に求められる要素としては、5大栄養素であるタンパク質、糖質、脂質、ミネラル、ビタミンが適切なバランスで配合されていること、年齢や性別などステータスに合った適切なカロリーバランスがとれていること、それぞれの皮膚トラブルに合わせた成分への配慮がなされていることなどが重要となります。

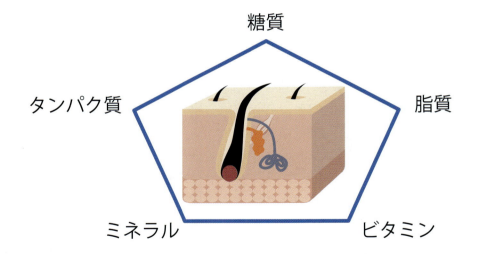

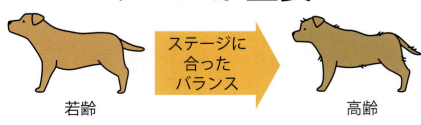

ステージに合ったバランス

■ タンパク質

角質、毛、真皮の線維、種々の細胞を構成する主要な栄養素です。獣肉、魚肉、卵、乳製品、大豆など良質なタンパク質を摂取することは皮膚にとってきわめて重要となります。

■ 糖質と脂質

体の活動のためのエネルギー源となる栄養素です。一般的に、糖質は米、イモ、麦などから、脂質は動植物油から摂取されます。糖質や脂質の過剰な摂取は、皮膚の抵抗力の低下、皮脂の質的な変化、ビタミンの過剰摂取などにつながるため、注意が必要です。

■ ミネラル

ナトリウム、カリウム、カルシウム、マグネシウムなど、さまざまなミネラルが体液、筋肉や骨、ホルモンの調整をはじめ、体のバランスを整えるために重要な役割を果たしています。皮膚においては、カルシウムや亜鉛が皮膚の抵抗力を、ケイ素が皮膚の弾力性を作るために重要なミネラルであると考えられています。

■ ビタミン

ビタミンはおもに、ほかの栄養素が働くための補助をおこなっています。ビタミンには脂溶性ビタミンと水溶性ビタミンがあり、それぞれ皮膚の健康維持に重要な役割を果たします。

● 脂溶性ビタミン
◇ ビタミンA

皮膚のターンオーバー、脂腺や汗腺の分泌を調整します。レバーや卵黄に含まれ、不足すると皮脂膜の減少、爪や毛質の悪化が生じます。

◇ ビタミンD

皮膚が日光に曝露されることで合成されるビタミンで、おもに骨の発育に関与します。皮膚においても毛の成長やコラーゲンの生成に関与すると考えられています。

◇ ビタミンE

血液循環の改善や抗酸化作用のあるビタミンです。種実類や魚卵に含まれ、不足すると皮膚の血行障害やしもやけが生じやすくなります。

● 水溶性ビタミン
◇ ビタミンB_2、B_6

皮膚の新陳代謝に関わります。肉や魚、豆類などに含まれ、摂取が不足すると過剰なフケや皮脂バランスの悪化が生じます。

◇ ビタミンC

血管の強化、コラーゲンの生成、メラニン色素沈着の防止に関わるビタミンです。ブロッコリーなどに豊富に含まれますが、不足すると皮下出血、皮膚の弾力性の低下が生じます。

■ エネルギー要求量

犬のエネルギー要求量は運動や生活環境によって変動します。そこで、変動しやすい要求量を直接求めることはせず、まず変動しにくい基本的な要求量を求めます。

● 基礎代謝（basal metabolism：BM）または基礎エネルギー要求量（basal energy requirement：BER）

動物は生きているだけでエネルギーを消費します。これを基礎代謝または基礎エネルギー要求量と言います。心臓の鼓動、呼吸、脳の活動など、生命維持活動に最低限必要なエネルギー量のことを指します。暑からず、寒からずの快適環境下で絶食し、眠らずに安静にしている条件で発生する熱量を測定することにより求めますが、犬が「絶食し、眠らずに安静」という条件を完全に満たすのはなかなか困難です。

● 安静時エネルギー要求量
（resting energy requirement：RER）

上記から「絶食」という条件を除外して任意による採食は許し、「眠らずに安静」という条件下で消費されるエネルギー量を、通常単位をMEとしてRERと言います。

● 維持エネルギー要求量
（maintenance energy requirement：MER）

採食に加え、自発的な活動（立ち上がる、横になる、糞・尿を排泄するなど）に限定した場合に消費されるエネルギー量を、通常単位をMEとしてMERと言います。

● 1日当たりのエネルギー要求量
（daily energy requirement：DER）

家庭で飼育したり、通常とは異なる環境下で飼育したり、あるいは種々のライフステージ下の犬を飼育したりする場合に必要なエネルギー要求量を知ることは、犬を健康的に飼育するためにもっとも重要なことです。妊娠、泌乳、成長、労役なども含めた実用的な1日当たりのエネルギー要求量をDERと言います。DERは通常、BERまたはRERに一定の係数を乗じて求めます。

◇ RERに基づくDERの推定

RERの計算は、現在のところRER＝70×W$^{3/4}$（＝70×W$^{0.75}$）という方法が提唱されています。RERからのDER推定法では、犬の場合、RER＝70×W$^{0.75}$（kcal ME/日）とし、その値に適当な係数を乗じてDERを求めています（**表1**）。

◇ MERに基づくDERの推定

成熟犬のMER（kcal ME/日）を132×W$^{0.75}$、若齢の活発な成犬を140×W$^{0.75}$、若齢のテリア種を180×W$^{0.75}$とするなど、複雑化しているのが現状です。

■ 市販フードと手作り食の違い

市販フードは、AAFCO（米国飼料検査官協会）の定めた栄養基準を満たしたフードが総合栄養食として販売されています。そのため、さまざまな栄養素を添加することで、栄養障害などの問題を引き起こしにくくなっています。しかし、フードの品質維持のため、また嗜好性を保つための多くの添加物が加えられていることも少なくないため、注意が必要です。

市販フードと比較して、手作り食は添加物を使用しないため、ご家族が安心してあげられる印象があります。また、手作り食は嗜好性が高いこともメリッ

1．RER＝70×W$^{0.75}$（kcal ME/日）

2．DER
　維持
　　避妊、去勢済み＝RER×1.6
　　未避妊、未去勢＝RER×1.8
　　肥満傾向＝RER×1.4
　　減量用＝RER×1.0
　　　　　　　　　　　　　　　　W：体重

表1　RERに基づくDERの計算（犬）

トです。しかし、手作り食で総合栄養食を完遂することはとてもむずかしいことです。栄養障害は気づかないうちに突然起こっているものなので、注意が必要です。とくに3大栄養素のバランスが崩れると尿石症、腎不全や肝不全を助長することになるので、犬の栄養について知識をつけずに手作り食を実施するとリスクが生じる可能性もあります。

■ アレルギーのある犬への食事

食物アレルギーを持っている可能性が考えられる場合、除去食試験を実施する必要があります。除去食試験とは、かゆみの原因となっている食物を除去し、症状が改善するのか確認する試験です。

かゆみの原因となる食物は肉や魚のタンパク質と考えられています。しかし、炭水化物や野菜、果物にもタンパク質は含まれているため、どの食材も注意する必要があります。今まで食べたことがある食材は、すべてアレルゲンの可能性があると考えます。したがって、アレルゲンの特定はとてもたいへんです。

除去食試験に用いられるフードには、アレルゲンになりそうな食物をかぎりなく制限した新奇タンパク食、タンパク質を小さな分子に分解することでアレルギー反応から逃れるように設計された加水分解食およびアミノ酸食があります。やみくもに除去食用フードを選んではいけません。今までの食事内容を確認し、疑われる食物を含まないフードを選ぶことが重要です（p102参照）。除去食試験中にオヤツなどを食べてしまうと、食物アレルギーの診断ができないので注意が必要です。

犬のスキンケアの概念と方法

　皮膚バリア成分はおもに脂質とアミノ酸から構成されることから、皮膚バリア機能に異常のあるアトピー性皮膚炎の犬では、バランスのとれた食事をとることが重要であると考えられています。さらに、必須脂肪酸、ビタミンE、乳酸菌などの栄養素が豊富なフードを食べると、犬のアトピー性皮膚炎の皮膚バリア機能やかゆみの改善につながると考えられています。

column

サプリメント

　サプリメントは栄養素の補給を目的としますが、栄養素の補給はできるかぎり食事から摂取することが基本です。サプリメントのみに頼りがちになると、栄養バランスがむしろ悪くなる可能性があります。一方、一部のサプリメントは皮膚トラブルに対して効果が期待されるものがあります。医薬品のような詳細な効能は不明な部分が多いですが、皮膚トラブルが診断されて、サプリメントの効果が期待できそうな症例であれば、補完療法として適応を考慮します。また、サプリメントは安全！といったイメージがありますが、副作用は必ずしもゼロではないことを理解しましょう。

　サプリメントにはビタミンやミネラル以外に、下記の成分が汎用されます。

必須脂肪酸：抗炎症効果、皮膚バリア機能の改善効果
海藻エキス：育毛効果
乳酸菌：免疫調整効果
精油、ハーブ：抗菌効果、抗炎症効果

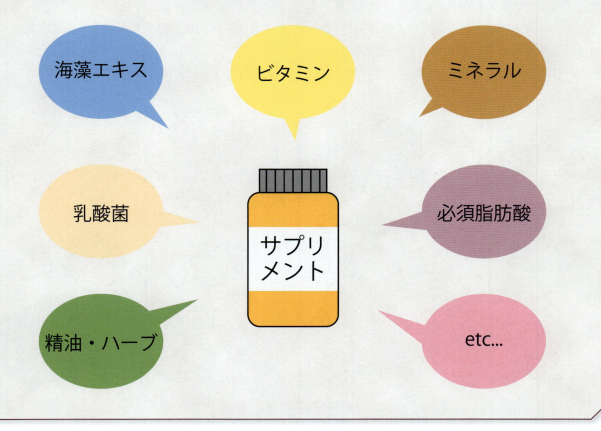

11 ライフスタイルとストレスのケア

- 規則正しい生活やストレスのケアは皮膚の健康を維持するうえで重要

不規則な生活やストレスで皮膚トラブルが起こることも

　昼夜が逆転することや家を空ける時間が長いなど、ヒトのライフスタイルに合わせて犬の生活リズムが不規則になると、皮膚トラブルが起こる可能性があります。また、生活環境の変化や天災、家族構成の変化などのストレス事象も皮膚に悪影響を及ぼします。

　スキンケアのうえでは、起床、活動、食事、睡眠の時間がそれぞれ適切に確保され、毎日規則正しく生活することが第一となります。とくに睡眠時間の確保はライフサイクルの中でも重要な要素です。

　ストレスのケアをおこなううえでは、動物の性格や行動を理解することが大切です。臆病あるいは攻撃的、社交的など、それぞれの個体の性格を把握します。また、攻撃行動、不安障害（分離不安、音や天災、物への恐怖など）、関心を求める行動（鳴く、爪を立てる、掘る、うろうろ歩き回る、破壊など）、常同障害（回転、尾追い、自傷、過剰なグルーミング、異嗜など）、不適切な排泄など、行動のトラブルの有無を確認します。性格や行動に問題がある場合には、ストレスの影響による皮膚トラブルが起こりやすくなります。過度な異常があった場合には、適切な行動療法や生活指導を受けることが推奨されます。

　一方、性格や行動に問題がない場合でも、犬にとってストレスの緩和効果が期待されるご家族との触れ合い時間の増加、レクリエーション（散歩や遊具など）の導入を検討すると良いでしょう。

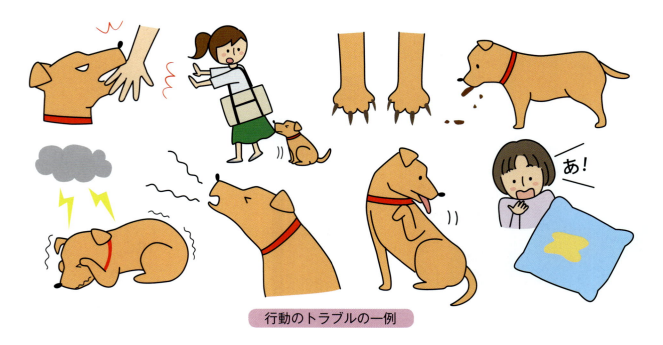

行動のトラブルの一例

犬のスキンケアの概念と方法

■ 皮膚を休ませる

首輪や胴輪、リボンやゴムバンドをはじめとする装飾品、整髪料などが長時間皮膚に存在することは、皮膚への負担となりかねません。皮膚に何もついていない状態を作ること、つまり皮膚を休ませる時間をとることもスキンケアの一環となります。

■ 季節と加齢に合わせたケア

季節や加齢によって、皮膚の状態は変化します。状況に合わせたスキンケアの準備をすることが重要です。

● 春季

環境中にはスギ花粉がたくさん存在します。花粉のアレルギーがある犬では、洗浄、保湿、保護の処置を強化します。また、ノミなどの外部寄生虫の活動も活発になるため、予防の啓蒙を実施します。犬では換毛が起こる時期のため、不要な毛が残存しないようにブラッシングをおこないます。

● 夏季

夏季は皮膚トラブルがもっとも増える時期と言っても過言ではありません。高温多湿な外環境の影響から、皮脂や汗の分泌が増加します。したがって、過剰な皮脂や汗が皮膚に残らないような洗浄方法を計画します。

また、ブドウ球菌やマラセチアなどの菌の活動が活発になるため、皮膚の状況に応じて抗菌効果が期待できる洗浄や外用療法を加えていきます。外用療法を実施する際には、ベタつきの多い軟膏など油性の基剤よりも、ローションなど水性の基剤のほうが良好な使用感を得ることができます。

さらに紫外線量も増加するため、サンスクリーンをはじめ、皮膚の保護もしっかりとおこないます。

● 秋季

皮膚にとっては快適な時期となります。犬では換毛が起こる時期なので、適切なブラッシングをします。冬季の寒さや乾燥のための対策を秋季から考えていくことが重要です。

● 冬季

寒気と湿度の低下の影響から、脂腺や汗腺の活動が低下し、皮膚は乾燥しやすくなります。また、皮膚の血流が悪くなり、しもやけや脱毛などのトラブルが起こりやすくなります。したがって、冬季は保湿の強化、洗浄成分への配慮（強い洗浄成分を使用しない）、入浴やマッサージ処置の強化を徹底します。外用剤を使用する場合、水性のローションは乾燥を助長する可能性があるため、皮膚の保護作用のある軟膏やW/O型のクリームが推奨されます。

● 加齢

加齢にともなって、毛量、皮脂分泌、メラニン色素の減少などが起こります。変化に応じて、血流改善や育毛処置、保湿と洗浄剤への配慮、紫外線対策を成犬期以上に強化していくことが必要です。

---

column

大震災の影響

世界的にも日本は地震の発生が多い国で、近年でも複数の大震災が起こりました。大震災の際に一人で留守番をしていた犬の中には、大震災の後から物音や揺れに過剰に反応するようになる、また性格の変化や問題行動を認めるケースもあります。大きな自然災害の後に、ヒトでは心的外傷後ストレス障害（Post Traumatic Stress Disorder：PTSD）という心の病になる可能性がありますが、犬にとっても災害による精神的ストレスは、災害後もその影響が残る場合があります。性格や行動の変化が震災後から生じている場合には、とくに生活環境やストレスのケアに気を配ることが肝要です。

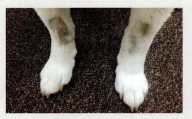

ストレスによる自傷行為

12 爪のケア

・爪は削ぐようにトリミングし、出血しないように注意する

定期的な爪切りでトラブルを回避

　爪は物の把持、運動機能、攻撃や防御行動に関わって進化した皮膚の特殊な構造です。

　ヒトの爪は指先の骨（末節骨）の上に扁平な爪がのっている状態の平爪ですが、犬の爪は末節骨のまわりを取り囲むように存在し、鉤型の外観を示すことから鉤爪とよばれます。爪の付け根の部分のうち、体に近いほうは毛の生えた皮膚へと移行し、地面に近いほうは肉球へと移行していきます。爪の外層は爪甲とよばれ、毛や角質と同じように"死んだ"細胞成分から構成される硬い構造をとります。その内部には爪の成長点があり、また血管や神経の走行する真皮成分が存在します。犬の爪は1週間に0.7〜2.1mm程度伸長しますが、その程度は加齢によって減少します。

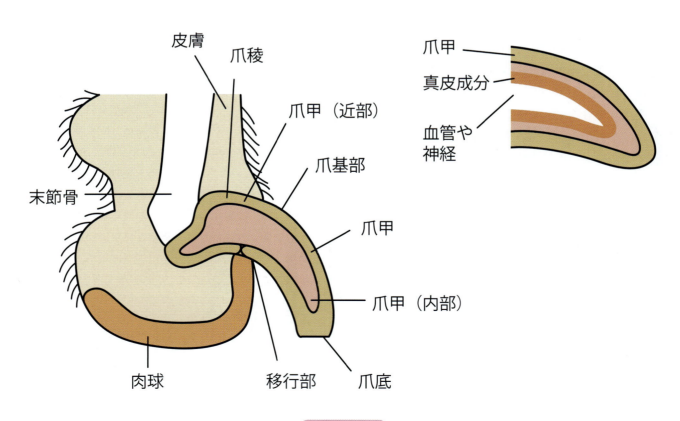

爪の構造

犬のスキンケアの概念と方法

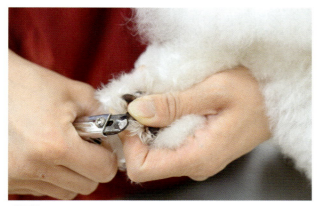

爪切り

図1　爪のカット法

■ 爪のカット

　日常生活の中で、ある程度爪は削れます。しかし、生活環境や部位によっては爪が削れにくく、過度に爪が伸長し、トラブルを起こす場合があります。このような爪には定期的なトリミングが必要となります。

　爪をカットする際は、爪に対して正面から垂直に爪切りを当ててカットすると、切る時の圧力が末節骨に伝わり、痛みを生じやすくなります。爪に対して水平に近いような角度で、削るように爪切りをおこなうと痛みを軽減することができます（ヤスリなどを用いて整えることも検討します）。また、絶対に真皮成分を傷つけない（つまり出血しない）ようにカットしていきます。

　爪切りに用いる道具の刃は、刃こぼれや切れ味の低下がないかを定期的に確認します。また、爪にはさまざまな微生物が付着しているため、爪切りを使い回すことは不衛生です。状況に応じて、犬ごとに爪切りの洗浄や消毒をおこないましょう。

> **column**

爪の保護

　爪は毛と同様に油性成分とよくなじみます。したがって、爪の保護には軟膏やクリームなどの油性基剤の外用剤が推奨されます。爪がボロボロに剥がれてしまっている場合は、マニキュア剤で固めることも検討しますが、誤飲には注意が必要です。

爪の異常は動物病院へ

　爪がボロボロと剥がれ落ちたり、爪の根元が腫れていたりする場合は、早めに動物病院を受診してもらいましょう。とくに犬で爪の根元が腫れている時は、感染や腫瘍の可能性があるため注意が必要です。

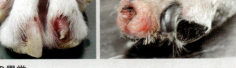

爪の異常

13 耳のケア

・誤った耳の洗浄や耳毛の処置はトラブルの原因となる

耳の構造を理解し、洗浄剤の必要性を判断する

　耳は聴覚や平衡感覚を担う重要な器官で、外側から順番に耳介、耳孔、外耳道、鼓膜、中耳、内耳とよばれる構造からなります。

　ヒトの外耳道は耳孔から頭の中の方向へまっすぐに伸び鼓膜に達します。一方、犬では耳孔から外耳道は一度垂直方向に走り、そこでL字型にカーブして頭の中の方向へ伸びて鼓膜に達します。この外耳道の構造をそれぞれ垂直耳道および水平耳道とよびます。

　外耳道の長さに関してはさまざまな報告がありますが、犬種によって3〜10cm程度とされます。

　耳介から外耳は皮膚と共通あるいは連続している構造のため、表皮、真皮、毛、脂腺、汗腺など皮膚と同様の構成要素が存在します。毛や分泌腺は水平耳道よりも垂直耳道のほうに多く存在します。

　鼓膜は上皮性成分から構成され、弛緩部と緊張部に分かれます。弛緩部には耳小骨が付着し、鼓膜が音で振動すると、耳小骨を経由して内耳へ振動を伝えます。

　中耳は鼓室とよばれる空洞状の構造からなり、空気の入れ替えや圧の調整をおこなっています。中耳は耳管とよばれる構造で鼻とつながっています。

　内耳は神経が豊富に存在し、おもに聴覚を担う蝸牛と平衡感覚を担う前庭から構成されます。

　外耳は外環境から耳の中に異物が侵入しないように、外耳の表皮に当たる部分のターンオーバー、毛、分泌腺の活動が大きな役割を果たします。外耳に存在する汗腺は耳垢腺とよばれ、耳垢も異物の侵入を防いでいます。耳垢は鼓膜に近いところからゆっくりと耳孔のほうへ向かい、最終的に外へ排出されます。この現象を耳垢の上皮移動とよび、耳には自浄作用があることがわかります。

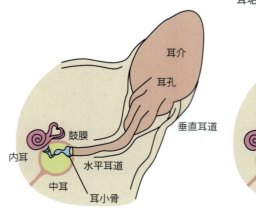
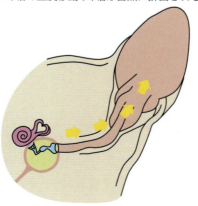

耳垢の上皮移動（耳垢は自然に排出される）

耳の構造と上皮移動

犬のスキンケアの概念と方法

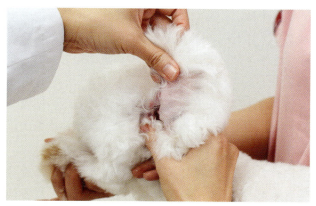
耳洗浄マッサージ

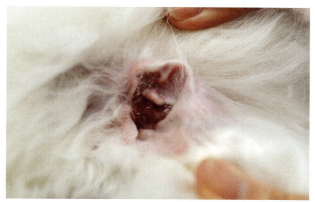
生理食塩水を満たして水位の変化を確認

■ 耳のケア

● 耳洗浄をおこなうケース

　正常な耳は自浄作用があるため、耳垢は自然に排出されます。したがって、トラブルのない耳に対しては積極的な洗浄は必要ありません。耳垢が外耳にあることは正常で、まったく耳道に耳垢のないことはまれです。正常な耳垢を無理にとろうとすると、かえって外耳炎の原因となります。

　一般的に、耳洗浄が必要となる例として下記が挙げられます。

- 外耳に異物や寄生虫が存在
- アトピー性皮膚炎や食物アレルギーにともなって炎症が頻発
- 脂漏症にともなった外耳の過剰な皮脂汚れ
- コッカー・スパニエルに頻発する耳垢腺の過形成
- 短頭種などにおける先天的な耳道の狭窄にともなう耳垢の排出不良

　耳洗浄の必要性は、耳鏡検査と耳道内視鏡検査によって耳道および皮膚の評価をおこなって判断することが肝要です。

● 洗浄法

　洗浄には、耳道洗浄剤によるマッサージ法が汎用されます。耳の汚れの除去に綿棒を積極的に使用すると、垂直耳道と水平耳道の移行部に耳垢を押し込んでしまう可能性があるため、綿棒は耳孔から耳介の部分に限定して使用しましょう。

　耳道洗浄剤によるマッサージ法を実施する前には、外耳と鼓膜の状況を確認しなければなりません。炎症などで外耳の壁が損傷している場合は、耳道洗浄剤に含まれるアルコールなどの成分が刺激となります。また、鼓膜が損傷している場合は、耳道洗浄液が中耳へと達するため、製剤によっては聴覚に毒性を生じる可能性もあります。したがって、やみくもに耳道洗浄剤を選択することは避けましょう。

　耳が腫れて耳鏡が入らない、膿が溜まって確認できないなど、鼓膜や外耳道の状態が確認できない際には、人肌に温めた生理食塩水やリンゲル液などを用いて洗浄をおこないましょう。たっぷりと外耳に入れた生理食塩水の水位がどんどん下がる、鼻から液が出てくるなどの現象が認められた場合は、鼓膜が損傷している可能性が高いと考えられます。

● 耳道洗浄剤の選択

　外耳の評価が適切におこなえた場合は、耳道洗浄剤の選択をします。耳道洗浄剤には水性製剤と油性製剤があります。

　水性製剤は洗浄成分に加えて水流で外耳の汚れを除去でき、また洗浄後はさっぱりとした仕上がりになります。一方で、一度に数回の洗浄処置が必要なことが多く、耳の刺激が生じる場合もあります。

　油性製剤は脂性の耳の汚れと耳道洗浄剤の脂分がなじむことで、洗浄力を発揮します。油性製剤にはクレンジングタイプの洗浄剤と、プロテクタータイプの洗浄剤があります。クレンジングタイプは、皮膚や毛の洗浄と同様に使用後は水性製剤でダブル洗浄する必要があります。プロテクタータイプは、耳の中に残存してゆっくりと洗浄効果を発揮するため、ダブル洗浄の必要はありません。クレンジングタイプや頻回

の水性製剤による洗浄は、ご家族が自宅でおこなうには煩雑であり、誤った方法によって外耳道や鼓膜を損傷する可能性があるため、動物病院やトリミングサロンで実施することが推奨されます。自宅ではプロテクタータイプが使用しやすい傾向にあります。

汎用される耳道洗浄剤に含まれるおもな有効成分と期待される効能を下記に示します。

サリチル酸：耳垢の軟化作用
Tris-EDTA：キレート作用による抗菌効果、抗菌薬の作用を向上
イソプロパノール：消毒効果（アルコール成分）

● 洗浄の流れ

複数の犬の耳に対して、1つの洗浄ボトルを使い回すことは不衛生で、微生物に汚染されるリスクが高まります。洗浄液は小さなボトルに小分けにして、それぞれの犬ごとに分けて使用します。

また、制限がなければ人肌に洗浄液を温めます。さらに、界面活性剤が配合されている製剤では泡立てて使用することで、洗浄力のアップと摩擦の軽減が期待できます。

耳道洗浄剤を外耳に満たした後は、上皮移動に逆らわないように水平耳道から垂直耳道方向にやさしくマッサージをおこない、汚れを除去します。この際に耳を引っ張りすぎたり、強くマッサージしたりすると鼓膜を損傷する可能性があります。

洗浄中は、耳鏡や耳道内視鏡で定期的に耳の中を観察し、耳道洗浄剤や洗浄回数の調整をおこないます。洗浄後は必要に応じて、洗浄液の除去をおこないます。

外耳をきれいにした状態から、どの程度の期間で耳の汚れが再発するかを確認して、洗浄頻度を調整します。

鼓膜の近傍など深い位置に付着した強い汚れを耳道洗浄剤とマッサージのみで完全に除去することは困難です。そのような頑固な汚れは、耳道内視鏡の観察下で物理的に除去することを検討します。

■ 耳毛の処置

耳毛は外部から異物、微生物、アレルゲンが外耳に侵入しないようにしている構造をとります。とくに外環境に近い垂直耳道部では耳毛が豊富に存在します。したがって、過度に耳毛を抜いてしまうと、外耳の異物に対する防御能が低下します。基本的に、健康な耳ではあまり耳毛を抜く必要はありません。耳のトラブルがあり、耳垢などで汚れた耳毛は処理することがあります。しかし、耳毛を抜くと耳道の刺激が生じやすいため、汚れた耳毛をカットするほうが良いでしょう。

一方、水平耳道の奥や鼓膜の近傍に生えて、耳垢の移動を邪魔するような毛は除去しなければならないこともあります。このような毛は、耳道内視鏡で除去することができます。

column

皮膚と耳のトラブルは併発しやすい

犬が動物病院を受診する理由の第1位は皮膚疾患で、続く第2位は耳疾患です。皮膚と耳を併せると、動物病院に来院する40〜45％の症例を占めるとも考えられています。さらに、皮膚と耳のトラブル（とくに外耳炎）は併発しやすく、アトピー性皮膚炎などのアレルギー性皮膚疾患や脂漏症などの分泌腺のトラブルなど、長期的な管理が必要な皮膚疾患で併発しやすい傾向にあります。また、皮膚に症状が出る前に外耳炎を起こす場合も少なくありません。皮膚にトラブルのある犬を見たら必ず耳をチェックする、あるいは耳にトラブルがあれば必ず皮膚をチェックするといった習慣をつけることが重要です。

皮膚トラブルへの対応

① 皮膚トラブルに出会った時
② 皮膚症状の評価
③ 皮膚科学的検査法
④ 皮膚科治療

Chapter. 3

1 皮膚トラブルに出会った時

・症例のご家族から問診で確認する事項には、皮膚トラブルを見分けるためのキーポイントが隠れている

問診は皮膚トラブル対応のファーストステップ

皮膚や毛のトラブルで動物病院を受診した場合や、トリミングサロンで皮膚トラブルの相談があった場合には、問診を通して、症例のご家族から多くの情報を引き出すことが重要なポイントとなります。問診は皮膚トラブルに対応するためのファーストステップとなり、症例情報、生活環境、食事内容、スキンケアの状況、経過など多岐にわたる確認事項があります。ご家族との直接的な対話以外に、問診票を活用すると円滑に情報を引き出すことができます（p64〜65参照）。

症例情報

品種

皮膚トラブルの中には、特定の品種で起こりやすいもの（好発品種）があります。好発品種のある皮膚トラブルは、一般的に遺伝的な要因や品種による皮膚の構造要因が関与しています。たとえば、犬のアトピー性皮膚炎は柴犬やウエスト・ハイランド・ホワイト・テリアに多い、などが挙げられます。

毛色

毛色によって発症リスクが異なる疾患（とくに脱毛症）があるため、血統書に記載されている毛色を確認します。

年齢

現在の年齢と皮膚病の発症年齢のいずれも重要となります。若齢から発症するトラブルとしては、アレルギーや感染症が一般的です。一方、中高齢で初発する皮膚トラブルには、免疫疾患や腫瘍などが含まれるほか、皮膚以外の臓器のトラブルに付随して起こるもの（ホルモンバランスの異常による脱毛症など）も増加する傾向にあります。

性別

避妊や去勢をしていない高齢の犬では、生殖器の疾患に起因する皮膚トラブルを起こすことがあります。避妊や去勢をした犬においても、手術日、術式を確認します。また、メスの個体では発情の周期にともなって皮膚トラブルの発生を認める場合があります。正常な発情サイクルが営まれているかを併せて確認すると良いでしょう。

皮膚トラブルへの対応

性格と行動パターン

臆病な性格、攻撃的な性格など性格上の問題と、問題行動の有無を確認します（p52参照）。皮膚の症状が出る前後の性格や行動の変化、症例のまわりで生じた大きなイベント（引っ越し、工事、家族構成の変化など）も確認します。

予防状況

ワクチン、ノミ・マダニ、フィラリアなどの予防状況を確認します。使用された製剤、頻度、期間を詳細に確認します。とくにノミは皮膚トラブルを起こしやすい寄生虫ではありますが、市販のノミとりシャンプーや首輪のみで完全に予防できていると誤解しているご家族も少なくありません。したがって、具体的な薬の名前や投与日まで確認することが重要です。

生活環境

現在は多くの犬が室内で生活していますが、庭、ベランダやバルコニー、散歩など屋外で曝露される可能性を確認します。ハウスダストマイトなどのアレルギーや季節的要因が影響する皮膚トラブルも多いため、症例のお気に入りの場所や寝床（ケージやサークル、ベッドやソファなど）の詳細、室内の清掃状況、空気清浄機の設置、おもな生活環境の温度や湿度（冷暖房器具の設置状況なども含む）を確認します。

ライフスタイル

睡眠、活動時間、食事、留守番、レクリエーションやご家族との触れ合いの時間を確認します。

散歩コース

定期的な散歩を実施している症例では、散歩のコースを確認します。土や草木との接触が多いルートを利用している場合は、感染症やアレルギーの発症リスクがあります。その他、散歩中にほかの犬や猫と接触する可能性、不特定多数の動物が利用する施設（ドッグランなど）の使用なども確認します。また、散歩の時間帯と所要時間を確認し、紫外線への曝露状況も把握します。

同居動物

感染性の皮膚疾患は犬以外の動物からも伝染する可能性があります。犬では、タヌキやハクビシンなどの野生動物、その他げっ歯類や鳥類から真菌が伝播する可能性があります。症例と同居して接触する可能性（直接あるいは毛や糞便との接触）のある動物はすべて確認しましょう。

ご家族の症状

ノミやヒゼンダニなどの寄生虫、皮膚糸状菌などの病原体はヒトに皮膚トラブルを起こす場合があります。症例に皮膚トラブルが認められる前後に、症例のご家族も含め、同居するご家族の症状に湿疹やかゆみが生じていないかを確認します。

食事内容

現在給与されている主食と副食（オヤツ）の内容、給与回数、量をすべて確認します。市販品を使用している場合は、製品名のみならず、配合される成分もチェックします。また、野菜や果物、サプリメントの給与なども併せて確認します。

スキンケアの状況

自宅あるいはトリミングサロンや動物病院で実施しているスキンケアの状況を確認します。毛のカット、シャンプー、保湿、爪や耳のケアなどの方法、使用製剤、頻度を確認します。

経過

皮膚トラブルを判定するうえで、経過はきわめて重要なチェック項目です。経過の問診をおこなう際には、以下の点に注意しましょう。

● 初発

いつ、どのような皮膚トラブル（おもに皮膚の変化〈赤い、ブツブツなど〉とかゆみ）が、どの部位に起こったのかを確認します。

● 悪化と良化

初発病変が変化した場合（赤くなった後に黒くなったなど）、別の部位へ拡大した場合には、その順序と期間を確認します。また、初発病変が消失した後に別の病変が生じたなど、悪化と良化のタイミングも確認します。

● 季節性

1年以上の経過がある場合には、季節による症状の変化を確認します。

● 家族歴

症例の親兄弟の確認がとれる場合は、同様の皮膚トラブルがないかを確認します。その家族にも同様の皮膚症状がある場合は、遺伝的な要因が疑われます。

● 治療歴

何らかの治療がおこなわれていた場合は、製品名と薬物名、投与量と投与間隔、そして治療反応を確認します。治療歴には飲み薬や塗り薬だけでなく、治療用の食事や薬用シャンプーの使用も含みます。

● 皮膚以外の症状

皮膚症状が発生する前後の一般状態を確認します。確認事項としては、活動性、体重、体温、脈拍、呼吸数、食欲、飲水量、尿量、便状態（性状と回数）が挙げられます。

皮膚科は話す科

　症例のご家族との対話から得られる情報は、皮膚トラブルを診断するために決定的となることも少なくありません。

　昔、私の尊敬する皮膚科の恩師に「良い皮膚科医になるためには何が一番重要ですか？」と質問をしたところ、「症例のご家族と上手に話ができ、たくさんの情報を引き出せること」と言われました。この言葉を聞くまで、私は皮膚の症状を見る目や皮膚科の検査に卓越することに重きをおいていました。上手に話すこと、聞くことを意識・練習するようになってから、自分自身の皮膚科医としての診断力が大きく上がったことを実感しました。

　皮膚科は話す科とよく言われますが、良い皮膚科医は話が上手な皮膚科医であると思います。今も、診察時間の半分以上を問診に費やしています。また、症例のご家族が話しやすい環境作り（お互いに座った状態で対話する、可能であれば診察室の外のリラックスできるスペースで問診をおこなうなど）を心がけています。

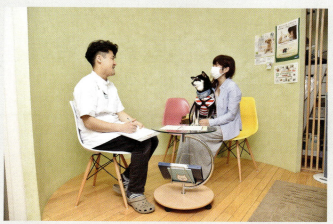

問診時の様子

皮膚問診票1(初診用)

🐾 皮膚症状について

❶どの様な症状が気になりますか？（当てはまるもの全てに○）
　カサブタ　ベタつき　皮膚の肥厚　皮膚の黒ずみ　におい　赤み　ブツブツ　ただれ　フケ
　脱毛　耳あか　耳をかゆがる　その他（　　　　　　　　　　　　　　　　　）

❷かゆみの程度は？（該当部分に○）

 全くかゆくない　　 たまにかゆがる　　 よくかゆがる　　 常にかゆがる

0	1	2	3	4	5	6	7	8	9	10

❸いつごろから症状が出始めましたか？（該当部分に○）

2年以上前	1年前	6ヶ月前	3ヶ月前	1ヶ月前	2週間前	1週間前	昨日	今日

❹症状が出る時期は？（該当部分に○）

冬			春			夏			秋		
12月	1月	2月	3月	4月	5月	6月	7月	8月	9月	10月	11月

🐾 生活環境について

❶飼育環境は？（該当部分に○）
　屋内・屋外

❷お散歩は？
　行く・行かない

❸お散歩の時、またその他でも他の動物と触れ合うことは？
　ある・ない

❹同居動物や飼い主様に皮膚症状は？
　ある・ない
　どの様な皮膚症状があるか書いて下さい

皮膚問診票の1例〈オモテ〉（日本全薬工業株式会社の資料を元に改変）

皮膚問診票 2 (初診用)

❺ ノミ・マダニ対策のやり方は？（最近行ったものを優先的に○）

首筋にたらす薬		飲み薬	他
病院の薬	市販の薬		

最後の予防日→　1ヶ月以内　・　1.5ヶ月以内　・　2ヶ月以上前　・　したことがない

❻ 現在の食事とおやつは？（該当部分に○）

食　事				おやつ			他
ペットフード		手作り	市販	人間食	野菜・果物	
病院で購入	市販フード					
製品名	製品名	内容	内容	内容	内容	

🐾これまでの皮膚治療について

❶ 今までの皮膚治療は？（最近行ったものを優先的に○）

シャンプー	塗り薬	飲み薬	注射	他
製品名	ステロイド 抗生物質 その他	種類	種類	
使い方	使い方	使い方	使い方	

❷ その他気になる事を書いて下さい

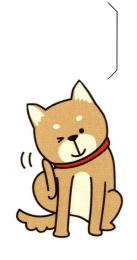

皮膚問診票の1例〈ウラ〉（日本全薬工業株式会社の資料を元に改変）

2 皮膚症状の評価

- 皮膚症状の種類と特徴を理解するとともに、発症部位、病変の対称性、かゆみの有無を確認する

さまざまな皮膚トラブルの見分け方

問診が終了したら、実際に症例に起こっている皮膚トラブルを見て、さわって、嗅いで、評価します。皮膚トラブルの種類の判定、発症部位と対称性の評価が第一となります。

皮膚トラブルの評価が終わったら、体重や体温などの一般状態、粘膜、リンパ節、生殖器の状態を確認します。

皮膚トラブルの種類

皮膚に起こるトラブル（症状）を発疹とよびます。発疹は原発疹と続発疹に大別されます。原発疹は皮膚トラブルが発生した初期に出現する発疹で、診断のうえでも価値の高い発疹となります。続発疹は、時間の経過とともに原発疹あるいはほかの続発疹に何らかの修飾が加わって出現する発疹です。

たとえば「ブツブツができた → 引っかいた → 皮膚がえぐれて血が出た → かさぶたができた」といった皮膚トラブルがあったとします。この場合、原発疹はブツブツで、続発疹は皮膚のえぐれ・かさぶたとなります。えぐれ・かさぶただけがわかっても、原発疹がブツブツであったのかは推測できません。上記の場合は原発疹がブツブツではなく、赤く腫れた、でもつじつまが合います。また、引っかいてえぐれたのか、引っかいていないのにえぐれたのか、も推測することはできず、後述するかゆみの有無を確認することが重要となります。

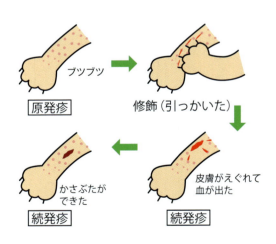

次に解説するいずれの発疹を認めた場合も、発疹の形状や個数を併せて評価します。発疹の形状や個数のよび方としては、斑状、環状（輪状）、アーチ状、線状、地図状、蛇行状、標的状、単発性、集合性などが挙げられます。また、毛のしなやかさ、光沢、抜けやすさ、皮膚や毛のニオイ（皮脂や汗、膿のニオイなど）も併せて確認しましょう。

皮膚トラブルへの対応

原発疹	原発疹／続発疹	続発疹
紅斑、紫斑、丘疹、局面、膨疹、結節・腫瘤・嚢腫、水疱、膿疱	色素斑、白斑、脱毛、鱗屑、面皰	びらん、潰瘍、痂皮、苔癬化、瘢痕、萎縮

皮膚トラブルの分類

原発疹

赤くなる（紅斑）（写真1）

皮膚の血管が拡張することで生じる皮膚の色の変化です。赤い部分をスライドガラスで圧迫すると赤みは引きます。皮膚炎が起きている場合に高率に認められます。

紫色になる（紫斑）（写真2）

皮膚の血管が破綻し、真皮や皮下組織に血液が漏れた状態です。スライドガラスで圧迫しても、色は引きません。紫斑は血管の障害、止血障害、外傷などで認められます。

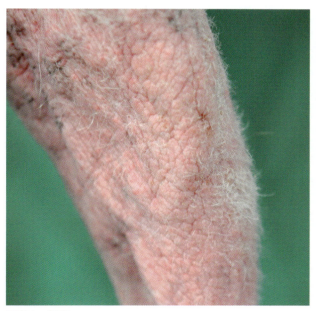

写真1　紅斑

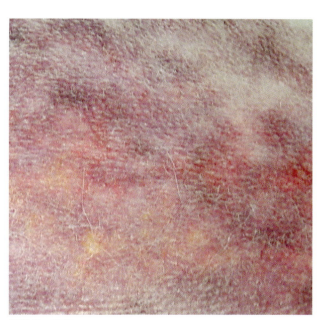

写真2　紫斑

ブツブツ（丘疹）

丘疹は皮膚の隆起性病変で、隆起している部分の直径が1cm未満の発疹です。毛孔と一致する丘疹を毛孔一致性丘疹（**写真3**）とよび、毛包虫症など毛包のトラブルにともなって認められます。毛孔と一致しない丘疹を毛孔非一致性丘疹（**写真4**）とよび、ヒゼンダニの感染など表皮内や真皮の浅い部分でのトラブルにともなって高率に認められます。

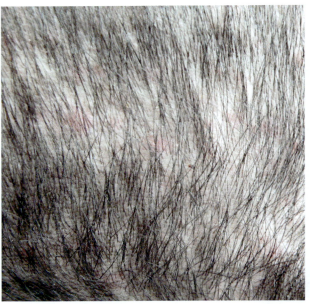

写真3　毛孔一致性丘疹

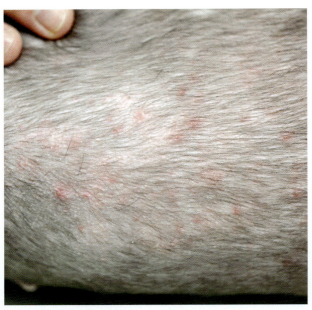

写真4　毛孔非一致性丘疹

丘状に盛り上がる（局面）（写真5）

扁平に隆起した発疹で、丘疹が融合して生じることもあります。皮膚炎の慢性的な皮膚炎や真皮への石灰沈着などにともなって認められます。

やわらかく平坦な腫れ（膨疹）（写真6）

蕁麻疹の時に特徴的に認められる発疹で、アレルギー反応にともなった真皮の強い浮腫によって形成されます。

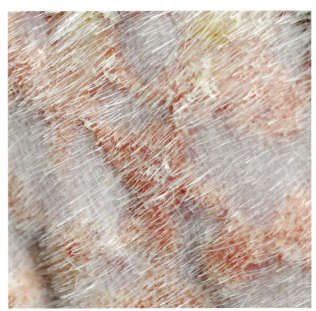

写真5　局面

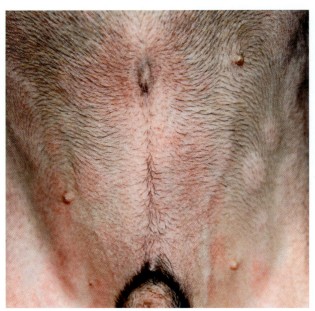

写真6　膨疹

皮膚トラブルへの対応

強い腫れ（結節、腫瘤、嚢腫）

　丘疹よりも大きな隆起性病変で、結節（**写真7**）は直径が1〜3cm、腫瘤は3cm以上とされます。真皮の深い位置や皮下組織の感染症や腫瘍性疾患で認められます。

　腫れの中身が袋状の構造をして、角質や液体成分を溜め込んでいるものを嚢腫とよびます。毛孔が塞がった場合や、汗腺の開口部が塞がった場合などに認められます。

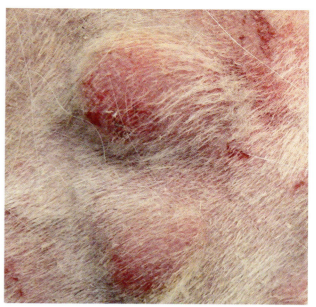

写真7　結節

水ぶくれ（水疱）（写真8）・膿の溜まり（膿疱）（写真9）

　表皮の中あるいは下に水分や膿が溜まった状態です。細菌やウイルスの感染で見られるほか、表皮の角化細胞の接着を障害する疾患などで認められます。水疱や膿疱が破れると、皮膚のえぐれやかさぶたへと発展します。

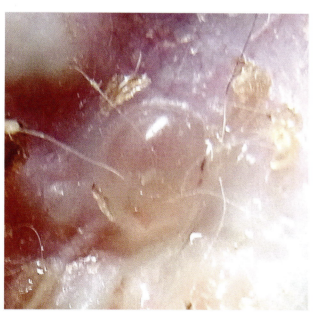

写真8　水疱

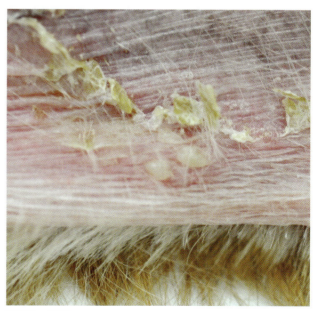

写真9　膿疱

原発疹としても続発疹としても認められる可能性のある発疹

黒くなる（色素斑、色素沈着）（写真10、11）

おもに表皮にメラニン色素が多く沈着した状態です。赤くなる、ブツブツなどの皮膚の炎症が起こった後に、色素沈着が高率に認められます。一方で、脱毛症などでは色素斑が原発疹として生じる場合もあります。

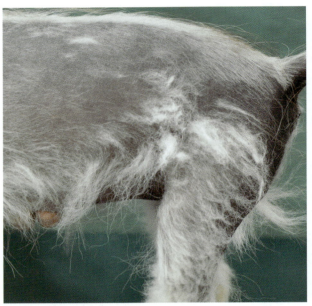

写真10　黒くなる（原発疹）

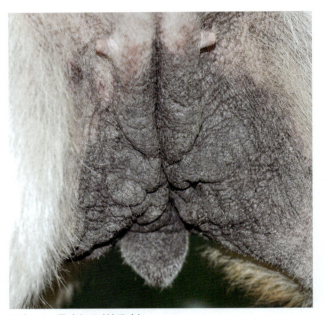

写真11　黒くなる（続発疹）

白くなる（白斑）（写真12）

表皮からメラニン色素が脱落した際に認められる発疹です。表皮からメラニン色素が脱落するということは、表皮と真皮の間に存在する基底膜が障害されている可能性があります。基底膜が障害される皮膚トラブルには、時に重篤な症状へと発展する免疫疾患や腫瘍性疾患があるので注意が必要です。一方、慢性的な炎症や物理的な刺激、加齢によっても白斑は生じます。

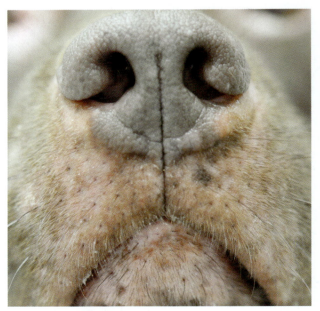

写真12　白斑（原発疹）

皮膚トラブルへの対応

毛が抜ける（脱毛）（写真13）

　毛が毛包から脱落した状態です。ホルモンや栄養、季節などさまざまな要因で毛周期に異常が生じた場合は、原発疹として脱毛が起こります。一方、皮膚が赤くなって引っかいて毛が薄くなったケースは毛が抜けたのではなく、二次的に折れたもの（裂毛〈**写真14**〉なので、続発疹としての脱毛と考えます。

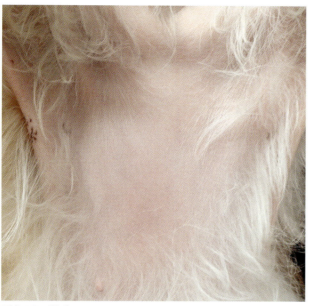

写真13　脱毛

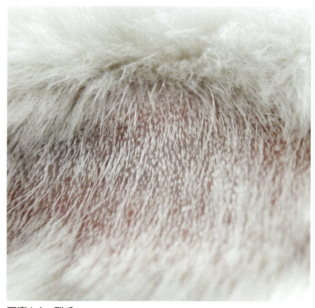

写真14　裂毛

フケ（鱗屑、落屑）（写真15）

　表皮のターンオーバーに異常をきたし、角質層が増生した状態です。脂漏症や乾燥肌など皮脂のバランスが悪い場合などでは、原発疹を認めずにフケが生じます。一方、皮膚の炎症が起きた後にもターンオーバーが亢進して、フケが生じます。

毛穴のつまり（面皰、コメド）（写真16）

　毛包においてもターンオーバーが営まれ、フケが生じます。毛穴にフケがつまって、毛孔が広がった状態を面皰あるいはコメドとよびます。コメドは毛穴のブツブツや脱毛の後に生じる場合と、とくにほかの発疹とは関係なく生じる場合があります。

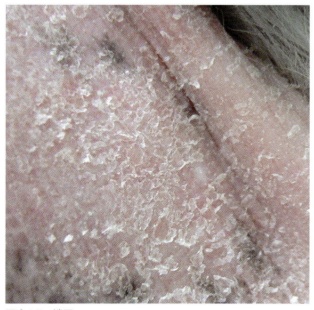

写真15　鱗屑

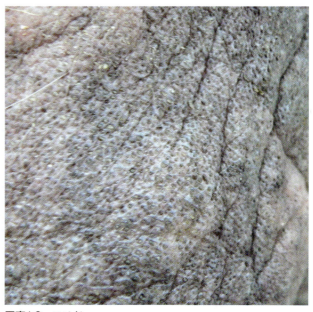

写真16　コメド

続発疹

えぐれる（びらん、潰瘍）（写真17）

皮膚が欠損して生じる発疹です。表皮までえぐれた状態をびらん、真皮までえぐれた状態を潰瘍と言います。表皮には血管が存在せず、真皮には血管が存在するため、びらんでは出血を認めず、潰瘍では出血をともないます。引っかき行動や外傷のほか、水疱や膿疱から生じることが一般的です。

かさぶた（痂皮）（写真18）

血液や膿、角質が皮膚の表面に固着した状態の発疹です。基本的にはびらんや潰瘍面を覆います。

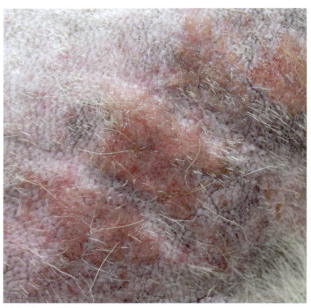

写真17　びらん

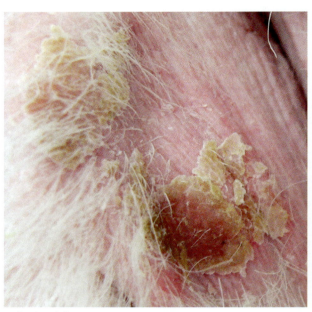

写真18　痂皮

皮膚が厚くなる（苔癬化）（写真19）

慢性的な引っかき動作や摩擦などにより皮膚が厚さを増した状態です。皮膚の模様がくっきりとしてくることが特徴的です。

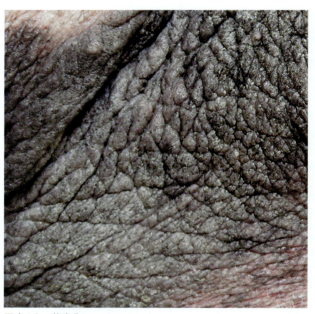

写真19　苔癬化

皮膚トラブルへの対応

ツルツルになる（瘢痕(はんこん)）（写真20）

　潰瘍などで皮膚が深く大きく欠損した場合、本来の皮膚の構成要素を再生できず、線維性の組織で置換した状態の発疹です。表面には毛穴が認められず、ツルツルとした外観を呈し、凹凸が認められることもあります。

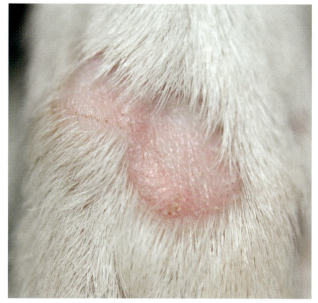

写真20　瘢痕

しわしわ（萎縮）（写真21）

　皮膚が薄くなり、表面が細かいしわ状になった状態です。副腎のホルモンのトラブルやステロイドの過剰投与などで生じます。

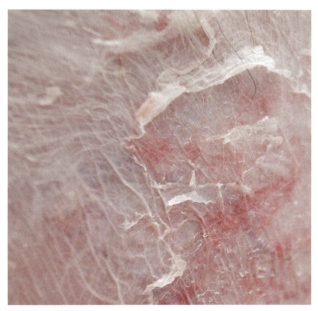

写真21　萎縮

皮膚トラブルの発生部位と対称性

　発疹が認められた体の部位を、適切な解剖学用語を用いて記載します（**写真22**）。その際には、左右の対称性も併せて評価します。左右対称に発疹が分布する場合（**写真23**）は、アレルギーなど体の内的な要因が皮膚トラブルに関与していることが一般的です。一方、片側のみに発疹（**写真24**）が強調される左右非対称の場合は、その部位に限局して皮膚トラブルを起こす外的な要因が加わったと考えます。

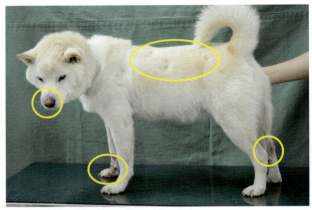
写真22　皮膚トラブルの発生部位

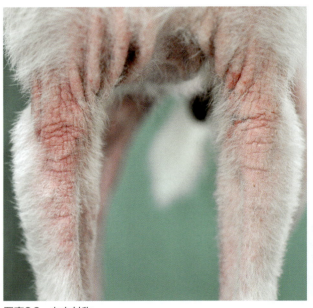
写真23　左右対称

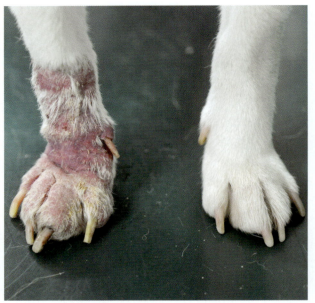
写真24　左右非対称

かゆみの程度

　脱毛が認められた場合、かゆい時はアレルギーなどでかきむしって毛が薄くなっている可能性を考慮しますが、かゆくない時はホルモンの異常などで毛周期が障害された可能性を考慮するといったように、かゆみの有無によって皮膚トラブルは大きく分かれます。かゆみがある場合には、かゆみの程度を確認します。かゆみの程度は、睡眠、食事、散歩時間におけるかゆみ動作の出現、症例のご家族がかゆみ動作を制止することで治まるか、などで評価します。かゆみの程度を数値化することは難しいですが、"〜のような"かゆみスコア（p64❷参照）を用いて程度を評価しても良いでしょう。かゆみの程度によって疑う皮膚トラブルは異なります。たとえば、かゆみのスコアが10に近い、どんな状況でもかゆみ動作がとまらないといった状態では、ノミやヒゼンダニなど寄生虫の感染を疑います。

その他の確認事項

皮膚の評価が終わったら、皮膚以外の項目を確認しましょう。

● **一般状態**

活動性、体温、心拍、脈拍、呼吸数、体重、食欲、尿量、便（回数と性状）を確認します。それぞれの項目は、低下している場合のみならず、亢進している場合も病気のサインの可能性があります。

● **粘膜（目、鼻、口）**

皮膚と連続している粘膜にも赤み、水ぶくれ、えぐれなどがないかを確認します。皮膚に加えて粘膜に症状が認められる疾患の中には重篤な皮膚疾患が含まれるため、慎重に評価しましょう。また、歯石の状況、歯茎の炎症、眼の表面の傷や濁り、鼻水やくしゃみの有無も確認します。

● **リンパ節**

体表から触知できるリンパ節の腫れを確認します。とくに皮膚トラブルが生じている領域のリンパ節は詳細に評価します。

● **生殖器**

外陰部の腫れ、睾丸の大きさや対称性、乳房の張りなどを確認します。

● **痛み**

ヒトが痛みのある部分をさするように、動物は痛みがある部分を舐めることがあります。舐める行為をかゆみ動作と間違えてしまう場合があるため、舐めている部分の筋肉、骨、関節、内臓を触知して、痛みがないかを確認します。

column

写真撮影

自分自身が見た皮膚の症状を、ほかの人に文字や口頭で説明して理解してもらうことは、時にむずかしい場合があります。皮膚の症状を記録する場合は文字のみでなく、積極的に写真を撮るようにしましょう。スキンケアの相談の多いアレルギーなどの皮膚トラブルは、管理が長期化することが少なくありません。そうなると、はじめの症状がどれほど悪かったのかを症例のご家族も私たちも忘れてしまいます。したがって、皮膚症状の変化を記録するためにも定期的な写真撮影をおこないましょう。定期的に写真を撮影する場合には、背景と撮影環境を統一すること、撮影する角度を統一すること、背景に余分なものができるだけ入らないように心がけましょう。

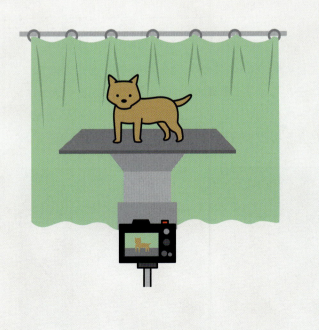

３ 皮膚科学的検査法

・皮膚科診療で汎用される検査の適応、手法、解釈を理解する

各皮膚トラブルに応じた検査を実施する

皮膚トラブルの判定は、前項の問診と皮膚症状の評価が大原則です。これら２つの工程を終えた後に、疑われる皮膚トラブルの鑑別リストを挙げて、必要に応じた検査を実施します。検査はやみくもにおこなうのではなく、それぞれの検査の適応、手法、解釈を理解することが重要です。

ノミとり櫛検査

適応

ノミをはじめ、シラミ、ハジラミ、ツメダニなど大型の外部寄生虫の検出に用います。

手法

目の細かいノミとり櫛を用いて全身をくまなくコームします（**写真１**）。櫛に集まった毛やフケは、白い紙やトレーの上において、寄生虫の虫体や糞の存在を肉眼で確認します。ノミの糞は黒いコンマ状〜砂状（血が固まったかさぶたを細かくしたような）の構造として確認され、水に濡らすと滲みます（**写真２**）。

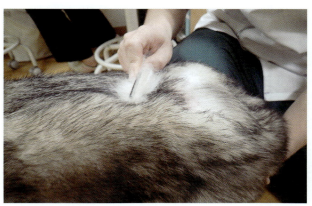
写真１　ノミとり櫛を用いてコームする

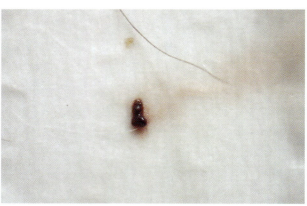
写真２　ノミの糞

皮膚トラブルへの対応

解釈

ノミによる皮膚トラブルとしては、ノミアレルギー性皮膚炎があります。これはノミが吸血した際に皮膚に侵入するノミの唾液に対して、アレルギー反応が起こる疾患です。したがって、少数のノミが寄生した場合でもアレルギー反応が起こる場合があり、ノミとり櫛検査でノミが検出されなくても、ノミアレルギー性皮膚炎を否定することはできません。

ウッド灯検査

適応

紫外線を発するウッド灯（**写真3**）を用いて、皮膚糸状菌に感染した毛を探索する検査です（**写真4**）。

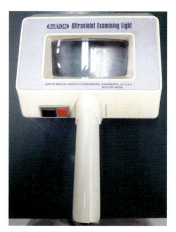

写真3　ウッド灯

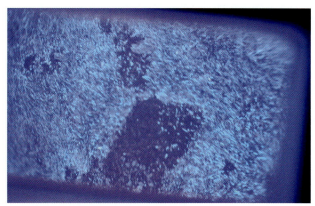

写真4　皮膚糸状菌に感染した毛

手法

検査をする5〜10分前にウッド灯の電源を入れます。症状が出ている部分も出ていない部分も含めて全身にウッド灯をゆっくりと当てて観察します。紫外線なので、症例および検査者の目にライトが過度に当たらないように注意します。

解釈

皮膚糸状菌に感染した毛には青リンゴ色の蛍光発色を認めます。毛が濡れていたり、外用剤がついている時も蛍光発色する場合があります。したがって、発色している毛を見つけたら、鉗子で採取・鏡検して皮膚糸状菌の存在を確認します。

本検査ですべての皮膚糸状菌が検出できるわけではありません。皮膚糸状菌の中でも*Microsporum canis*に感染した毛の50％程度を検出することが可能とされます。したがって、ウッド灯検査で蛍光被毛が検出されなくても、皮膚糸状菌症を否定することはできません。皮膚糸状菌の検出には後述の皮膚掻爬物直接鏡検、毛検査を併せておこないます。

皮膚掻爬物直接鏡検（スクレーピング検査）

適応

おもにヒゼンダニ、ニキビダニなどの外部寄生虫、皮膚糸状菌の検出に用います。

手法

検出する寄生虫によって、皮膚を掻爬する深さを調整します。

ヒゼンダニはおもに表皮に寄生することから、皮膚から出血をともなわない程度に浅く、複数ヵ所から掻爬します（**写真5**）。

ニキビダニはおもに毛包内に存在するため、皮膚から出血をともなう（つまり真皮レベルに達する）程度の深い掻爬をおこないます（**写真6**）。ニキビダニは比較的容易に検出されます。出血はご家族の印象も悪く、症例に痛みが生じることも少なくないため、できるかぎりピンポイントで実施します（皮膚掻爬物直接鏡検がむずかしい場合は、後述の毛検査も検討しましょう）。

皮膚糸状菌は比較的浅く掻爬し、表面のフケや毛を集めることで検出が可能です。

皮膚の掻爬には鋭匙や外科用メス刃を使用します。掻爬した検体はスライドガラス上で20%水酸化カリウム（KOH）溶液（あるいは20% KOH-DMSO 3:1混合液）、あるいはミネラルオイルに浸潤させ、カバーガラスで圧平します（**写真7**）。検体の鏡検時には、顕微鏡のコンデンサーを下げて、コントラストをつけると観察しやすくなります。

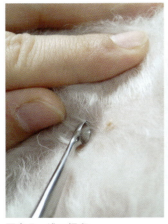
写真5　浅い掻爬

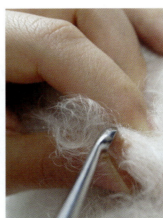
写真6　深い掻爬

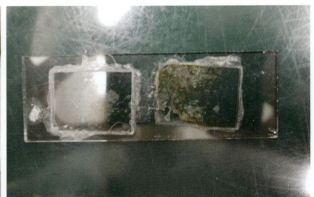
写真7　カバーガラスで圧平した様子

解釈

ヒゼンダニ（**写真8**）は丸く、ずんぐりとした外観に、4対の太く短い脚がついています。犬のヒゼンダニに起因する疾患（犬疥癬）は、おもにヒゼンダニに対するアレルギー反応が関与して発症します。つまり、ノミアレルギー性皮膚炎と同様に、少数のヒゼンダニが感染するだけでも強い症状が起こります。したがって、皮膚掻爬物直接鏡検においてヒゼンダニが検出されない場合でも、犬疥癬を否定することはできません。

ニキビダニ（**写真9**）は、ヒゼンダニよりも小型で細長い外観を呈します。ニキビダニが検出された場合は、成虫、若虫、幼虫、虫卵を探索し、ニキビダニの繁殖状況を確認します。

皮膚トラブルへの対応

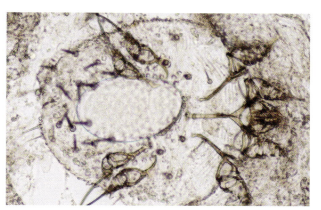

写真8　イヌセンコウヒゼンダニ

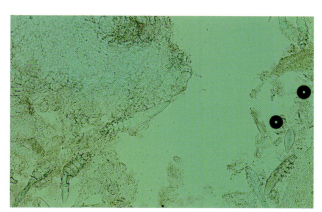

写真9　ニキビダニ

毛検査

適応

毛の構造と毛周期の評価、皮膚糸状菌とニキビダニの検出に用います。

手法

抜毛鉗子を用いて毛の走行に沿ってゆっくりと毛を引き抜きます（**写真10**）。毛の採取は、脱毛などの症状のある部位、正常な部位と症状のある部位の境界部、正常な部位、毛色が異なる部位からおこないます。採取した毛はスライドガラス上でミネラルオイルに浸漬し、カバーガラスで覆って鏡検します。毛の先端および内部の構造や色素の分布状況、成長期毛と休止期毛の割合、皮膚糸状菌とニキビダニの存在を確認します。顕微鏡のコンデンサーを下げてコントラストをつけると観察しやすくなります。

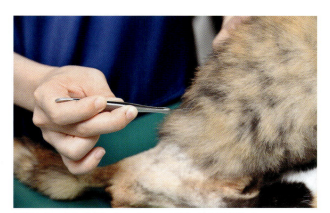

写真10　毛の走行に沿ってゆっくりと毛を引き抜く

解釈

毛の先端は先細りになっていますが、先端が途中でちぎれていると、搔破行動や物理的な刺激で毛が破綻した状態（裂毛）と考えられます（**写真11**）。

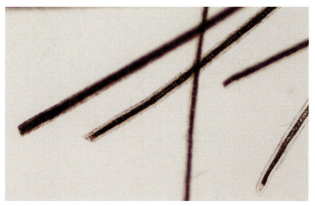

写真11　裂毛

毛の内部にはメラニン色素が存在しますが、メラニン色素の分布が不均一（**写真12**）で、大きなメラニン色素の塊ができる場合があります。このような現象は、ブルーやフォーンなどの淡色系の毛の犬で起こる、淡色被毛脱毛症（p182参照）で認められます。

　成長期毛には発達した毛球が存在するため、ゴルフクラブのような外観を呈します。一方、休止期毛は毛球が収縮し、ほうきのような外観を呈します。正常な場合は、成長期毛と休止期毛が混在して認められ（**写真13**）、一般には休止期毛のほうが成長期毛よりも抜けやすいため、多く検出されます。とくに短毛種ではほとんどが休止期毛である場合も少なくありません。一方、毛が伸び続けて定期的なトリミングが必要な長毛種では、抜毛される毛のほとんどが成長期毛です。

　皮膚糸状菌に感染した被毛は胞子や菌糸に覆われるため、正常な被毛よりも太く、粗く見えます（**写真14**）。ニキビダニは毛の近傍に付着するフケの中に認められることが多いです。

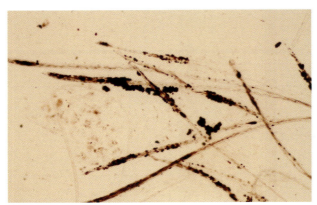
写真12　メラニン色素分布の不均一

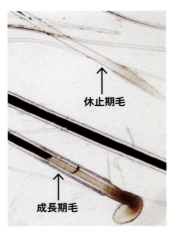
写真13　成長期毛と休止期毛

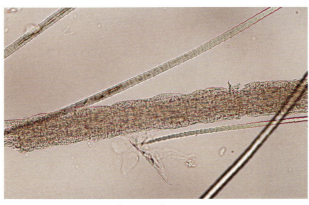
写真14　皮膚糸状菌に感染した毛

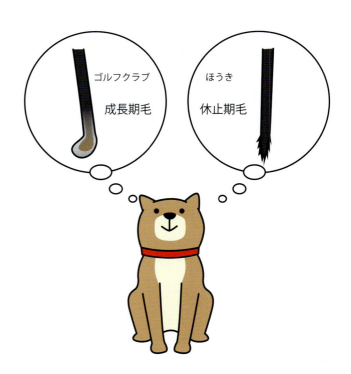

皮膚トラブルへの対応

細胞診

適応

ブドウ球菌などの細菌やマラセチアなどの微生物の増殖、表皮角化細胞の変化、炎症細胞や腫瘍細胞の浸潤を確認するために用います。病変の状況に応じて、検体の採取法を調整します。

手法

● **テープストリップ（写真15）**

スコッチテープやセロハンテープを用いて検体を採取します。乾燥した病変や直接スライドガラスを当てることがむずかしい部位に適応します。

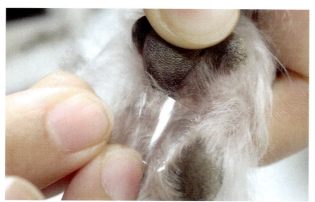

写真15　テープで採取

● **ガラス直接押捺（写真16）**

スライドガラスを直接病変部に押捺して検体を採取します。膿疱や水疱の内容物、びらん〜潰瘍など比較的湿潤した病変に適応します。

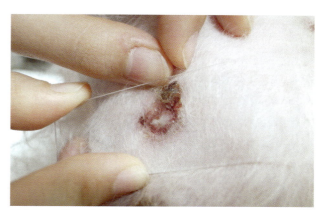

写真16　ガラス直接押捺

● **スワブ採取（写真17）**

綿棒を用いて検体を採取し、スライドガラス上に塗布します。凹凸の多い部位や耳道に適応します。

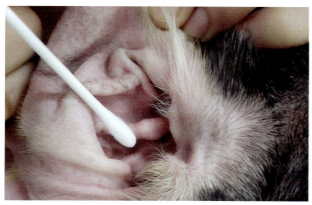

写真17　スワブ採取

● **針吸引（写真18）**

結節〜腫瘤など腫れた病変に適応します。針とシリンジを用いて病変部から検体を吸引し、スライドガラス上に圧出して、塗抹標本を作製します。

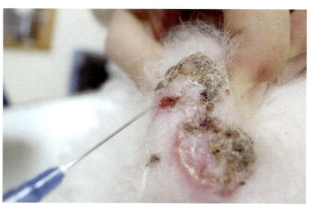

写真18　針吸引

● 染色（写真19）

前述の方法で採取した検体には、一般的にDiff-Quik染色やニューメチレンブルー染色で簡易染色を施します。対象とする細胞や微生物によってはライト・ギムザ染色やグラム染色などを併せて実施します。スライドガラスを風乾し、アルコール固定した後に染色をおこないます。テープ検体はテープごと染色することも可能です。皮膚掻爬物直接鏡検や毛検査とは異なり、顕微鏡はコンデンサーを上げた状態の明るい視野で観察します。

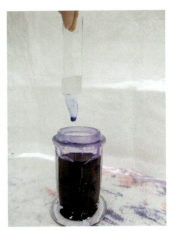

写真19　染色

> ### 解釈

細菌が認められた場合は、その周囲の炎症細胞の存在を確認します。細菌が皮膚に感染した場合は好中球とよばれる白血球が浸潤し、好中球によって細菌は貪食されています（**写真20**）。一方、細菌のみが認められる場合は、感染が成立していない（表面で増えているだけの）可能性が考慮されます。

細菌に感染していることが明らかな場合は、後述の細菌検査を実施します。マラセチアはピーナッツ状あるいは雪だるま状の構造として認められます（**写真21**）。

細胞診では角質細胞が多く検出されます。角質細胞は顆粒層の細胞が死んで、核がなくなった状態の細胞です。したがって、細胞診では多角形で無核の細胞として観察されます。同じような形態の細胞が見えるものの、核を持っている場合はうまく角化がおこなわれていない不全角化である可能性があります。

炎症細胞は前述の好中球のほか、マクロファージや好酸球、リンパ球、形質細胞、肥満細胞の存在を確認します。

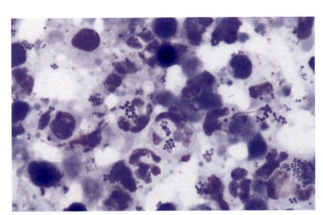

写真20　好中球と細菌

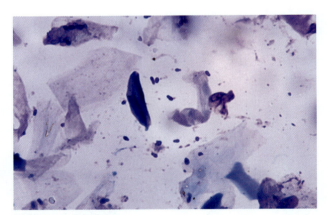

写真21　マラセチア

細菌検査

適応

　細菌培養同定検査によって細胞診で認められた細菌の種類を同定し、薬剤感受性試験によって効果的な抗菌療法を計画することが可能となります。犬で多く認められるブドウ球菌の皮膚感染（表在性膿皮症）や外耳炎などで汎用されます。

手法

　細菌検査はおもに専門の外注検査機関を用います。外注検査を用いる場合は、滅菌綿棒と菌を増やす培地がセットになった、シードスワブ（**写真22、23**）を用います。

　検体は、細胞診において細菌の感染像が確認された部位から採取しますが、紅斑、膿疱、丘疹、結節などの原発疹から採取することが推奨されます。原発疹が存在しない場合には、鱗屑や痂皮の下より採取します。

　検体を採取する前に、検査者は手指を洗浄し、アルコールで消毒し、グローブを着用します。膿疱の場合は、膿疱表面をアルコール綿で消毒し、その後注射針を用いて膿疱表面を切開し、膿を圧出させて採取します。丘疹の場合は、丘疹を指で絞って滲出液を採取します。鱗屑や痂皮から採取する際は、消毒したピンセットを用いて鱗屑や痂皮をはがし、その下部をシードスワブで拭きます。結節など皮膚の深い部分の感染から採取する場合は、針吸引したサンプルをシードスワブに吹きかけます。垂直耳道に近い浅い部位の感染は、シードスワブを直接挿入して採取します。水平耳道など深い部位の感染は、カテーテルなどで深部の膿や滲出物を採取します。

　皮膚の浅い部分の感染の多くは好気培養で対応できます。一方、結節などの深部皮膚感染、耳道の深部感染では嫌気培養も考慮します。

　採取したサンプルは冷蔵保存（4℃下）し、外注検査機関へ送付します。検査を依頼する外注検査機関としては、犬の皮膚および耳の菌を正確に同定できる検査機関を選択すべきです。ヒトの検査機関では、動物の菌を正確に同定できない可能性があるため、注意しましょう。

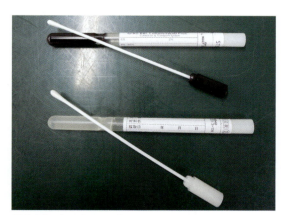

写真22　シードスワブ

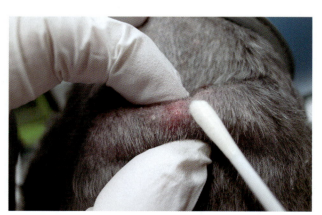

写真23　シードスワブを用いた採取法

解釈

　細胞診で認められた菌の形態と、細菌培養同定検査で同定された菌の種類が合致するかを確認します。たとえば、細胞診では球菌が検出されたのにも関わらず、細菌検査では桿菌が検出された時は、検体の採取ミスなどがあった可能性が考慮されます。薬剤感受性試験の結果は「耐性（R）」「感受性（S）」「中間（I）」の表記で示されることが一般的ですが、試験の詳しい結果（ディスク感受性試験の阻止円直径の実数値）を明記している検査機関を選択することで、どの程度の感受性や耐性があるかを推測することができます（表1）。

薬剤感受性検査結果　（ディスク拡散法による）

略語	正式名	阻止円直径 (mm)	判定基準 S	判定基準 I	判定基準 R	判定
AMPC/CVA	アモキシシリン/クラブラン酸	28	≧20	-	≦19	S
CEX	セファレキシン	13	≧18	15-17	≦14	R
CPDX	セフポドキシム	12	≧21	18-20	≦17	R
ERFX	エンロフロキサシン	-	≧23	17-22	≦16	R
GM	ゲンタマイシン	12	≧15	13-14	≦12	R
EM	エリスロマイシン	-	≧23	14-22	≦13	R
LCM	リンコマイシン	-	≧21	16-20	≦15	R

表1　薬剤感受性試験の結果の一例

真菌検査

適応

　皮膚糸状菌の感染が証明された場合に、菌種、感染源を同定するために用いられます。また、同居動物の感染状況や皮膚糸状菌症の治療終了の判定にも用いられます。

手法

　滅菌した抜毛鉗子、鋭匙などを用いて皮膚糸状菌に感染した毛やフケを採取します。
　治療が成功して皮膚症状がない個体、同居動物にはブラシ培養を用います。ブラシ培養は、滅菌した菌ブラシで体全体を拭きとり、ブラシの先端部を培地上に接種しておこないます。培地には、おもにサブローデキストロース寒天培地、Dermatophyte test medium（DTM）培地などが汎用されます（写真24）。

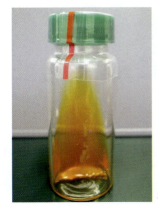

写真24　真菌培養用培地

院内で真菌培養同定をおこなう場合は、約27℃下でおこないます。培地に接種した後は、培地色の変化、コロニー形成のタイミング、コロニーの形状の観察を毎日実施（約2～3週間）します。また、コロニーが形成された後は、大分生子を観察します。コロニーの観察は、スライドガラス上にラクトフェノール・コットンブルー溶液を1滴おき、コロニーからピンセットやテープなどで採取した検体を接種して鏡検します。真菌培養は外注検査機関も利用可能で、感染した毛やフケを滅菌したプラスチック容器などに入れて提出します。

> **解釈**
>
> DTM培地を用いた場合、皮膚糸状菌はコロニーを形成する前に、一般的に培地色が黄色から赤色に変化します（写真25）。*Microsporum canis*は犬の皮膚糸状菌症においてもっとも高率に分離される菌種であり、白色、綿毛状のコロニーを形成します。*Microsporum canis*の大分生子は紡錘形で、壁が厚く、隔壁により分けられた細胞数は6個以上です（写真26）。犬の皮膚糸状菌症でまれに分離される*Microsporum gypseum*は、表面が扁平～顆粒状、黄褐色～淡黄色の粉末状のコロニーを形成します。*Microsporum gypseum*は棘を有する樽型の大分生子を形成し、壁が薄く、隔壁により分けられた細胞数は6個以下です（写真26）。真菌検査のみで皮膚糸状菌の感染を証明することはできません。感染の証明には必ず皮膚掻爬物直接鏡検、毛検査を併せておこないます。皮膚糸状菌症は、真菌検査が連続して2回とも陰性であり、ほかの検査でも菌が検出されない場合に治療終了と判定されます。

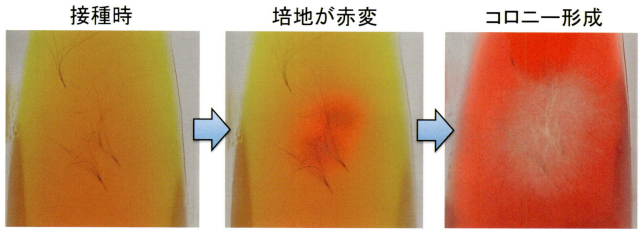

写真25　培地色の変化（*Microsporum canis*）

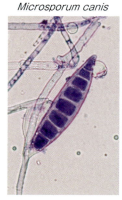 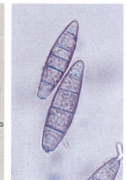

写真26　皮膚糸状菌の大分生子

皮膚生検(皮膚病理組織学的検査)

適応

免疫疾患、特殊な脱毛症、腫瘍など一般的な皮膚科学的検査で診断が困難な疾患に適応されます。

手法

採取法としてはパンチ生検、楔形生検、全層生検が用いられます。採取には新鮮な原発疹が適しており、表皮の残っていないびらんや潰瘍などからの採取は推奨されません。

診断精度を上げるためには、肉眼上、形態の異なる複数の発疹を採取します。疑われる疾患によっては生検前に休薬を実施します(ステロイドや免疫抑制剤など)。採取する前に採取部位の剪毛が必要な場合は、病変を傷つけないように慎重におこないます。

次に、採取する病変を写真撮影し、四方をマジックペンなどでマーキングします。かさぶたやフケが存在する場合は、それらを除去しない程度に病変を消毒し、マーキングした四方から局所麻酔薬(リドカインやブピバカイン)を皮下へ注入します。パンチ型の生検トレパン(**写真27**)を用いる場合は、一方向にゆっくりと回転させて切開し、皮下組織をメッツェンバウムなどで切除します。その際には、検体をピンセットで強くつかんではいけません。採取した検体はろ紙や厚紙の上に1分ほど静置して、固定液(10%中性緩衝ホルマリン液など)に浸漬します。

一般的に、皮膚病理組織学的検査は専門の外注検査機関に依頼しますが、検体は固定液の中で紙に付着した状態で問題ありません。また、常温にて外注検査機関へ送付します。検査を依頼する際には必ず生検時に撮影した写真、症例の情報・病歴、院内で実施した各種検査結果を添付しましょう。

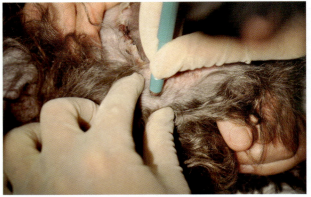

写真27 パンチ型生検トレパンを用いた皮膚生検

解釈

皮膚病理組織学的検査をおこなえば必ず確定診断に至る、ということはありません。とくに採取する時期が重要で、皮膚トラブルが起きてから間もない新鮮な病変で実施することが勧められます。採取する発疹や時期を誤ると診断に決定的な所見を得られない可能性があるため、生検の実施前に病理診断医に相談しても良いでしょう。

アレルギー検査

適応

アレルギー検査としてはアレルゲン特異的IgE検査、アレルゲン特異的皮内試験、リンパ球反応検査などが挙げられます。おもに犬のアトピー性皮膚炎や食物アレルギーを対象に汎用される検査です。

アレルギーにはさまざまなタイプが存在し、原因アレルゲンに曝露されると数時間で症状が生じる即時型アレルギーと、曝露から数日後に症状が生じる遅延型アレルギーがあります。アレルゲン特異的IgE検査は即時型アレルギーを、リンパ球反応検査は遅延型アレルギーを検査する方法です。

アレルギー検査は、アレルギー性皮膚疾患の診断というよりは、原因アレルゲン探索による環境対策や食事内容の調整、アレルゲン特異的減感作療法の計画を目的に実施されます。

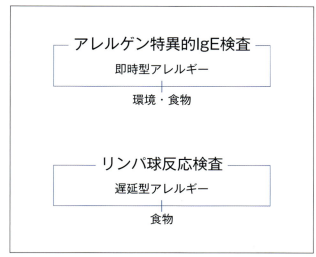

犬のアレルギー検査の概要

手法

アレルギー検査はおもに外注検査機関において、アレルゲン特異的IgE検査とリンパ球反応検査が利用可能です。いずれの検査も血液の採取のみで実施できます（採取した血液の処理・提出法は各検査機関の案内を参照）。

環境アレルゲンがおもな原因となる犬のアトピー性皮膚炎ではアレルゲン特異的IgE検査を、食物アレルギーではアレルゲン特異的IgE検査とリンパ球反応検査の実施を検討します。副腎皮質ホルモン製剤、免疫抑制剤、抗ヒスタミン剤などのアレルギーの治療薬を使用していた場合は、検査機関から指定のある休薬期間を設けます。

解釈

アレルギー検査はアトピー性皮膚炎や食物アレルギーの診断・管理の補助として有用ですが、本検査のみで診断をおこなうことはできません。アレルギー検査が陽性であっても、アトピー性皮膚炎や食物アレルギーの診断にはなりません。また、アレルギー検査が陰性であっても、アトピー性皮膚炎や食物アレルギーを否定することはできません。アレルギー検査の結果だけに捉われることなく、臨床症状、発症季節や環境・食事内容と検査結果との相関性を確認することが重要です。

経表皮水分蒸散量測定

適応

経表皮水分蒸散量（transepidermal water loss：TEWL）は、皮表から喪失する水分量を測定する検査で、皮膚バリア機能の指標の1つとなります。犬のアトピー性皮膚炎など、皮膚バリア機能の低下が病態に関与する疾患の評価や、洗浄剤や保湿剤の適正使用の評価に用います。

手法

一定の室温、湿度に保たれた部屋に、症例を30分以上静置し、安静にした状態で測定します。測定器には動物の動きの影響を受けにくい、閉鎖型チャンバーを採用したものが推奨されます（**写真28**）。測定部位の汚れ、濡れ、外用剤は測定値に影響します。測定者はマスクと手袋を着用します。安定した数値が出るまで、くり返し測定します。

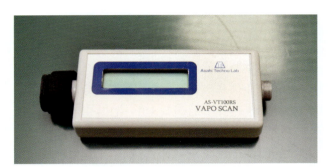

写真28　水分蒸散量測定器

解釈

TEWLが上昇する時は、皮膚から多くの水分が蒸散しており、皮膚バリア機能が低下していることを示唆します。測定値にばらつきがある場合は、測定環境、測定場所、動物の興奮状態などを確認します。

耳鏡検査

適応

おもに外耳の評価に用いる検査です。

皮膚トラブルへの対応

手法

耳鏡とチップを準備します（チップは片耳に1つ用意）。犬の外耳道は垂直および水平耳道から構成されるL字型の構造をとるため、耳孔から垂直に耳鏡を挿入すると痛みが生じやすく、視野が明瞭になりません。したがって、耳介を検査者側へ引き寄せながら、ゆっくりと耳鏡を挿入します（**写真29**）。耳垢や滲出液などが過剰で視野が狭い場合は、耳鏡を挿入する前に耳道の洗浄をおこないます。

耳鏡検査では、症状の左右対称性、外耳道の発赤、浮腫、びらん、ポリープなどの隆起、耳垢、膿、耳毛、鼓膜の状況を確認します。

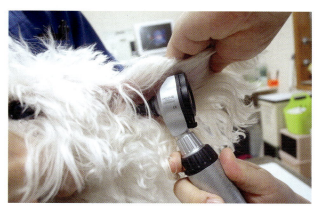

写真29　耳鏡検査

解釈

犬の外耳炎の原因として発生率が高いのは、アトピー性皮膚炎や食物アレルギーで、これらの疾患では左右対称性に発赤や浮腫を認めます。一方、耳の中の異物やポリープなどは一般的に片側性です。

耳鏡検査では、犬種によっては水平耳道〜鼓膜の観察がむずかしい場合があります。また、中耳の詳細な評価はできません。耳鏡検査には限界があることを理解し、評価が困難な場合は耳道内視鏡や画像検査（CT検査など）の実施を検討します。

column

皮膚科検査のイメージアップ

皮膚科診療では感染性疾患を扱うことが少なくありません。検査器具は症例ごとに用意し、使いまわすことなく、検査が終わったものは適切に洗浄・消毒をおこないます。

また、ほかの診療科の検査と比べると、特殊な機材を使用することが少ないため、地味なイメージがあります。スライドガラスとセロハンテープを持って行くだけでは、検査の印象は良くありません。症例ごとに複数の検査器具をトレーに入れて診察室へ運ぶなど、"皮膚科の検査を今からしっかりやる！"という印象を症例のご家族に与えると良いでしょう。

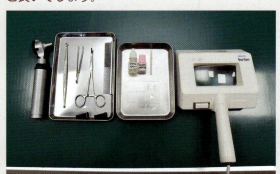

4 皮膚科治療

・皮膚科医が実施する薬物療法やその他の治療法の内容を理解する

臨床における薬物療法とその他の治療法

　ステロイド、免疫抑制剤、分子標的薬、抗真菌薬、抗菌薬、駆虫薬、抗ウイルス薬、減感作療法など、犬の皮膚疾患の治療に用いられる薬物は多岐にわたります。それぞれの薬物の適応になる疾患と薬物の特徴（作用や副作用）を理解することは重要です。本項ではおもに犬の皮膚科臨床で汎用される薬物療法、その他の治療を紹介します。

薬物療法（外用療法あるいは全身療法）

ステロイド

　ステロイドはおもに皮膚の炎症とかゆみを緩和する薬剤であり、即効性が期待できます。また、免疫疾患に対して免疫抑制効果を期待して使用することもあります。

　外用のステロイドには5段階の強さ（Strongest, Very strong, Strong, Medium, Weak）があり、症状の重症度に応じて使い分けます。外用のステロイドは塗布後に皮膚深部の血管から吸収されるため、使用する外用のステロイドの強さに応じて副作用が強くなる可能性があります。一方、アンテドラッグ型とよばれる外用のステロイドは、作用を発揮した後に活性の弱い物質へと変化してから吸収されるため、副作用面ではメリットがあります。全身療法のステロイドには内服や注射などが用いられます。

　ステロイドはさまざまな皮膚疾患に使用される効果の高い薬ですが、多飲多尿、過食、性格の変化、感染症の誘発、ホルモンバランスの破綻（糖尿病、甲状腺機能低下、副腎の抑制など）、胃腸の出血、肝障害、筋肉の萎縮、皮膚の萎縮、脱毛などの副作用に注意しなければなりません。したがって、長期的に使用する場合には、副作用が発現しないように投与量や投与間隔を調整するとともに、代替療法を検討します。

皮膚トラブルへの対応

● 代表的な外用のステロイド

トリアムシノロンアセトニド（Medium）（**写真1**）、ベタメタゾン吉草酸エステル（Strong）、モメタゾンフランカルボン酸エステル（Very strong）（**写真2**）、ヒドロコルチゾンアセポン酸エステル（Very strong，アンテドラッグ型）（**写真3**）

● 代表的な全身療法用のステロイド

プレドニゾン、プレドニゾロン、メチルプレドニゾロン、トリアムシノロン、デキサメタゾン

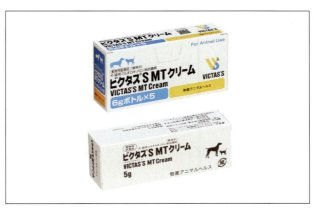

写真1　トリアムシノロンアセトニド（ビクタス®S MTクリーム）

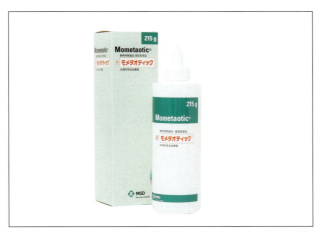

写真2　モメタゾンフランカルボン酸エステル（モメタオティック®）

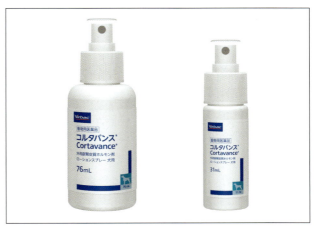

写真3　ヒドロコルチゾンアセポン酸エステル（コルタバンス®）

免疫抑制剤

　免疫抑制剤は、免疫機構に関与するリンパ球の活動や抗体の産生を抑制し、アトピー性皮膚炎や特殊な免疫疾患の治療に用いられます。

　ステロイドの代替療法あるいは併用療法として使用されることが多い薬剤ですが、効果が現れるまでには3〜4週間ほどかかることが一般的です。副作用は薬剤にもよりますが、感染症、骨髄の抑制、胃腸障害、肝障害、イボや歯肉の増生、多毛、腫瘍などが生じる可能性があるため、使用の際には定期的な健康状態のモニタリングが必要です。

● 代表的な外用の免疫抑制剤

タクロリムス

● 代表的な全身療法用の免疫抑制剤

シクロスポリン（**写真4**）、アザチオプリン

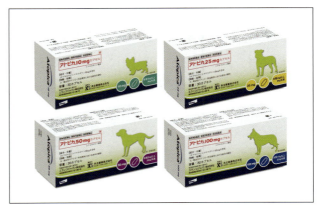

写真4　シクロスポリン（アトピカ®）

抗ヒスタミン剤

アレルギーをはじめ、皮膚の炎症反応に関与するヒスタミンをブロックする薬剤です。アレルギーの炎症やかゆみを緩和する作用は軽度で、効果を発揮するまでに1〜2ヵ月かかることもありますが、長期的な使用による副作用は軽微です。

● **代表的な外用の抗ヒスタミン剤**
ジフェンヒドラミン

● **代表的な全身療法用の抗ヒスタミン剤**
ジフェンヒドラミン、ヒドロキシジン、セチリジン、クレマスチン、ホモクロルシクリジン、フェキソフェナジン

分子標的薬

皮膚トラブルに関与する特定の分子を標的として、その機能を制御することで効果を発揮する薬物です。犬においては、皮膚でかゆみや炎症を引き起こす分子が同定され、その分子の機能を特異的に抑制する分子標的薬（オクラシチニブ）が利用可能です。オクラシチニブによる犬のアレルギー性皮膚疾患におけるかゆみや皮膚炎の緩和効果は、ステロイドや免疫抑制剤（シクロスポリン）と同等とされており、効果の発現が早いとされています。

副作用としては感染症の誘発などに注意が必要ですが、発生率はステロイドよりも少ないと考えられています。

● **代表的な全身療法用の分子標的薬**
オクラシチニブ（**写真5**）

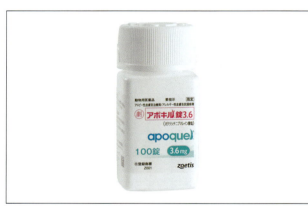

写真5　オクラシチニブ（アポキル®）

抗体医薬

抗体を利用した治療薬です。ターゲットに対してピンポイントで作用し、高い安全性と効果が期待できる、新しい領域の薬剤です。

人の医療分野で開発が続けられ、これまで治療困難とされた悪性腫瘍や膠原病などに対しての、新たな治療アプローチとして注目されています。

獣医学領域でも、犬アトピー性皮膚炎の痒みを誘発する物質への抗体医薬が発売されるなど、今後もっとも期待される治療薬のひとつです。

● **代表的な抗体医薬**
ロキベトマブ（**写真6**）

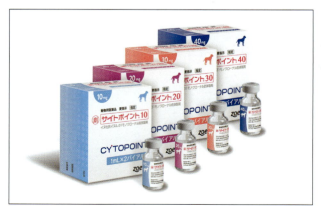

写真6　ロキベトマブ（サイトポイント®）

皮膚トラブルへの対応

抗真菌薬

　皮膚糸状菌やマラセチアなどの真菌に対して抗菌活性のある薬物です。クリームやローションなどの外用剤のほか、シャンプーにも配合されます。重度の真菌感染の場合は、内服の抗真菌薬が用いられますが、製剤によっては胃腸障害、肝障害が生じる可能性もあるため、慎重なモニタリングが必要です。

● **代表的な外用の抗真菌薬**
ミコナゾール（**写真7**）、ケトコナゾール、テルビナフィン

● **代表的な全身療法用の抗真菌薬**
イトラコナゾール、ケトコナゾール、テルビナフィン

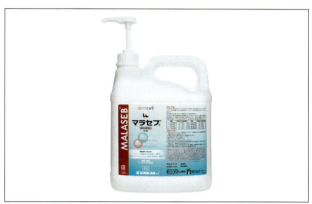

写真7　ミコナゾール（マラセブ®、ミコナゾール硝酸塩2％・クロルヘキシジン2％配合）

抗菌薬

　ブドウ球菌などの細菌に対して抗菌活性のある薬物です。抗菌薬にはβ-ラクタム系、アミノグリコシド系、ニューキノロン系、テトラサイクリン系などさまざまな系統が存在し、内服、注射、外用などが利用可能です。

　抗菌薬を無計画に使用すると、抗菌薬に対して耐性を持った菌（薬の効きにくい菌）が出現する可能性があります。したがって、検査の項（p83参照）でも触れたように、使用する薬物を決めるために細菌検査を実施することが推奨されます。

　内服の抗菌薬による副作用は胃腸障害が一般的ですが、製剤によっては腎障害、目や耳の障害、骨髄の抑制などが生じる場合もあります。

● **代表的な外用の抗菌薬**
ゲンタマイシン、ナジフロキサシン、フシジン酸ナトリウム

● **代表的な全身療法用の抗菌薬**
セファレキシン（**写真8**）、セフォベシン、リンコマイシン、エンロフロキサシン、オルビフロキサシン、ドキシサイクリン、クロラムフェニコール

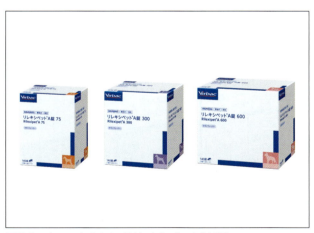

写真8　セファレキシン（リレキシペット®A錠）

駆虫薬

ノミ、ヒゼンダニ、ニキビダニなどの外部寄生虫に効果のある薬物です。内服や注射のほか、外用スポット剤などさまざまな形状の製剤が利用可能です。

ノミは昆虫であるため、成虫を駆虫する薬と、幼虫や蛹（さなぎ）の発育を抑制する薬物が用いられます。

● 代表的な外用（スポット剤）の駆虫薬

フィプロニル（**写真9**）、イミダクロプリド、モキシデクチン、セラメクチン

● 代表的な内服の駆虫薬

スピノサド、ミルベマイシン、アフォキソラネル（**写真10**）、フルララネル（**写真11**）、サロラネル（**写真12**）、ロチラネル（**写真13**）

● 代表的な注射の駆虫薬

イベルメクチン、ドラメクチン

● 代表的な昆虫発育阻害薬

ルフェヌロン、（S）-メトプレン（**写真10**）、ピリプロキシフェン

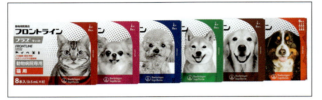

写真9　フィプロニル、(S)-メトプレン（フロントライン プラス®）

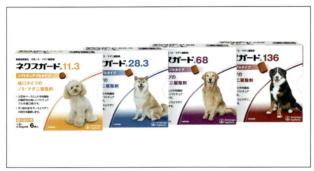

写真10　アフォキソラネル（ネクスガード®）

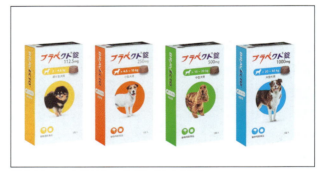

写真11　フルララネル（ブラベクト® 錠）

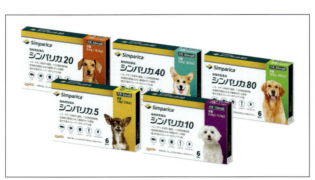

写真12　サロラネル（シンパリカ®）

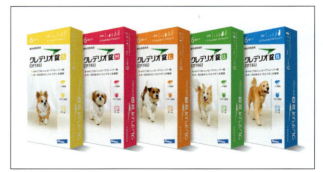

写真13　ロチラネル（クレデリオ® 錠）

抗ウイルス薬

ヘルペスウイルスやパピローマウイルスの感染に用いられます。外用薬では局所的な刺激性が生じることがあります。

● 代表的な外用の抗ウイルス薬
アシクロビル、イミキモド

● 代表的な全身療法用の抗ウイルス薬
アシクロビル、ファムシクロビル

消毒薬

細菌、真菌、ウイルスなど幅広い種類の微生物に対して活性のある薬物です。消毒は微生物の数を減らすことを指し、必ずしも微生物をすべて殺滅・除去するわけではありません。消毒薬は環境、器具、手術時の手指や術野の処理に汎用されますが、皮膚科製剤ではローションなどの外用剤、薬用シャンプーや耳の洗浄液で使用されることがあります。消毒薬による副作用には、粘膜や皮膚への刺激性が挙げられます。

● 代表的な消毒薬
次亜塩素酸ナトリウム、ポビドンヨード、エタノール、イソプロパノール、クロルヘキシジン、ベンザルコニウム塩化物

その他の治療法

● 減感作療法（写真14）

犬のアトピー性皮膚炎において用いられる治療の1つです。アレルギー検査により原因として疑われるハウスダストマイトなどのアレルゲンが同定された場合、アレルゲンの抽出液を低濃度から症例に投与していき、アレルギー体質の改善を図ります。国内ではおもに皮膚への注射が用いられます。

副作用は軽微ですが、アレルゲンを接種するため、かゆみや炎症が一時的に悪化する可能性があります。

● 外科療法

腫瘍、外傷、熱傷など内科的な治療のみでは対応が困難な場合に外科療法が実施されます。外科療法としては病変を切除して縫い合わせる切除縫縮術が一般的に用いられます。病巣が大型で縫縮が困難な場合は、植皮術や皮弁術が用いられます。

● 理学療法

理学療法には光線療法、凍結療法、温熱療法、放射線療法などが挙げられ、腫瘍性疾患に用いられることがあります。

● レーザー療法

炭酸ガスレーザーによる腫瘍の切除などがおこなわれます。

● マイクロニードル法

細い針が多数装着されたローラーで皮膚を刺激する方法です。犬の脱毛症や火傷の跡の改善に用いられます。

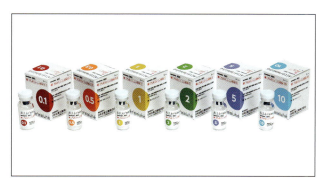

写真14　減感作療法（アレルミューン®HDM）

| Chapter. 1 | Chapter. 2 | **Chapter. 3** | Chapter. 4 |

column

薬に関して覚えておきたいこと

同じ成分の薬物が配合されていても、製品名が異なることがあります。投薬内容を把握するためには、製品の名前のみではなく、配合される薬物の成分まで調べなければなりません。

また、薬には先発品とジェネリック品（後発品）があり、製品の名前が大きく異なることも少なくありません。先発品は、その薬を最初に開発したメーカーの出す薬で、ジェネリック品は先発品の特許の有効期限が切れてからほかのメーカーが製造した薬です。一般的にはジェネリック品は先発品よりも安くなりますが、先発品との形や効果に差が出る可能性もあります。

トラブル別スキンケア

①症状から考えられる疾患
②アレルギー
③分泌物の異常と角化異常
④感染症
⑤脱毛症
⑥血流障害と環境性疾患
⑦獣医療やトリミング処置後の皮膚トラブル
⑧外耳炎

Chapter. 4

1 症状から考えられる疾患

- かゆみの有無は皮膚疾患を大きく分けるポイントとなる
- 主要な症状を把握することで疾患を大別できる

よく目にする皮膚疾患の分類

　獣医皮膚科学の成書で扱われる小動物の皮膚疾患は多岐にわたります。しかし、日常的に動物病院やトリミングサロンで遭遇しやすい疾患、またスキンケアを積極的に用いる（スキンケアの有用性が確認されている）疾患はかぎられています。すべての皮膚疾患を網羅的に覚えるのではなく、よく目にする皮膚疾患を深く学ぶことが重要です。まずは、日常的に遭遇しやすい疾患の分類を覚えましょう。疾患の分類には、原因（病態）、かゆみの有無と程度、犬のご家族が訴える主要な症状が有用な項目です。

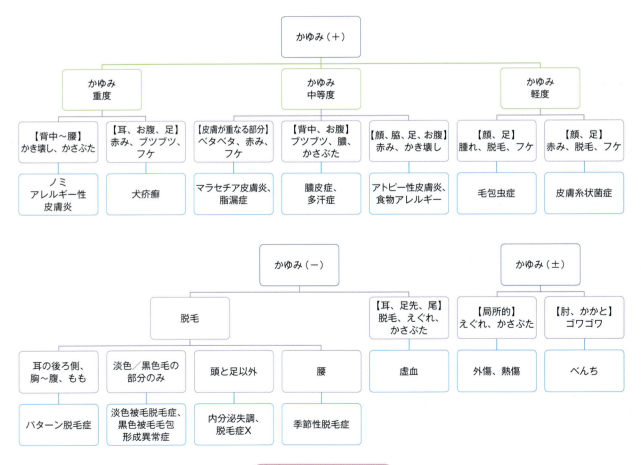

かゆみによる分類

トラブル別スキンケア

原因（病態）による分類

　積極的なスキンケアのおもな対象となる皮膚疾患の原因（病態）による分類としては、下記が挙げられます。

アレルギー性疾患

　アレルギーは過敏症とも表現されます。正常な個体であれば反応しないものにまで体が過敏に反応して、皮膚に炎症やかゆみを起こす疾患です。アレルギーを起こす因子をアレルゲンとよび、皮膚では環境アレルゲンと食物アレルゲンが原因となることが一般的で、環境アレルゲンに起因する疾患をアトピー性皮膚炎、食物アレルゲンに起因する疾患を食物アレルギーと言います。

　環境アレルゲンは通常であれば、強靭な角質のバリアによって皮膚に侵入することができませんが、アトピー性皮膚炎の個体では角質のバリア機能が低下して、アレルゲンが侵入しやすい状況にあると考えられています。それぞれのアレルゲンとなりうるおもな物質としては、下記が挙げられます。

環境アレルゲン：ハウスダストマイト、花粉、植物、菌、化学物質など生活環境中に一般的に存在して皮膚に触れる可能性があるもの
食物アレルゲン：おもに獣肉、魚肉、乳製品、卵、穀物、野菜、果物など
＊寄生虫のノミ、ヒゼンダニに感染すると、これらに対してアレルギー反応が起こる場合があります（ノミアレルギー性皮膚炎、犬疥癬）。

分泌物の異常と角化異常

　皮膚に存在する分泌腺である脂腺と汗線にトラブルをきたす疾患です。皮脂や汗の分泌量に異常が生じると、表皮のターンオーバーに異常が生じる角化異常となり、フケが過剰に認められます。

皮脂や汗の分泌不足・角質バリア機能障害：乾燥肌
皮脂バランスの異常：脂漏症
汗の分泌過剰：多汗症

感染症

　微生物によって皮膚に障害が起こります。微生物としては寄生虫、細菌、真菌が挙げられ、犬の主要な疾患を起こす微生物は下記のとおりです。

寄生虫：ノミ（ノミ症）、ヒゼンダニ（犬疥癬）、ニキビダニ（毛包虫症）
細菌：ブドウ球菌（膿皮症）
真菌：マラセチア（マラセチア皮膚炎）、皮膚糸状菌（皮膚糸状菌症）

　微生物による感染症は外環境や感染した動物から微生物が伝染する場合と、元来皮膚に存在する常在微生物によって皮膚トラブルが起こる場合に分けられます。

外環境から感染：ノミ、ヒゼンダニ、皮膚糸状菌
常在微生物：ニキビダニ、ブドウ球菌、マラセチア

99

Chapter. 1　Chapter. 2　Chapter. 3　**Chapter. 4**

脱毛症

　毛の構造や成長サイクル（毛周期）に異常が生じて、毛が脱落する疾患です。毛周期の異常は、脱毛症の中でも発生が多く、p17で触れた毛周期を調節するさまざまなファクターの異常を認めます。

毛の構造異常：パターン脱毛症、淡色被毛脱毛症／黒色被毛毛包形成異常症
毛周期の異常：内分泌失調（ホルモンバランスの不均衡）、季節性脱毛症、脱毛症X

環境性疾患

　生活環境からの物理的な刺激（摩擦など）、温熱刺激などで皮膚にトラブルが起こる疾患です。代表的な疾患としては下記が挙げられます。

外傷／熱傷／べんち

血流障害

　皮膚の血液循環が悪くなり、皮膚の構成要素に栄養が供されないことでトラブルが生じる疾患です。皮膚に虚血を起こす疾患を虚血性皮膚症とよびますが、そのおもな原因としては下記が挙げられます。

寒冷刺激／皮膚血管の構造異常／ワクチンや薬の悪影響など

獣医療やトリミング行為などが原因となる疾患

　獣医療行為あるいはトリミング行為が原因となり、発生する疾患です。日常的に認められることが多い原因としては、下記が挙げられます。

剃毛や剪毛：毛刈り後脱毛症、毛色の変化
装飾物の着用：牽引性脱毛症
シャンプー：シャンプー後毛包炎
投薬：皮膚薬物有害反応

かゆみによる分類

　p98で触れたように、かゆみの有無と程度は皮膚疾患の分類をするうえで重要となります。かゆみの有無による分類は下記のとおりです。

● **かゆみ（＋）**
　感染症やアレルギーは、もっとも一般的にかゆみを認める疾患です。その他、角化異常症の脂漏症では高率にかゆみをともないます。

● **かゆみ（－）**
　かゆみを認めにくい疾患の代表は脱毛症です。血流障害や獣医療行為などが原因となる疾患においてもかゆみを認めにくい傾向があります。

● **どちらとも言えない（±）**
　外傷や熱傷などの環境性疾患は、かゆみをともなう場合も、ともなわない場合もあります。これらの疾患では、時に痛みをともなうこともあります。

次にかゆみをともなう疾患を、かゆみの程度によって分類します。

● 重度

制止しても治まらないほど強く持続的なかゆみ⇒ノミアレルギー性皮膚炎、犬疥癬

ノミやヒゼンダニの感染は、かゆみの強さNo.1と言っても過言ではありません。これらの疾患では、いついかなる時もかゆみ動作が出現し、動物病院やトリミングサロン内においても、つねにかゆみ動作が認められます。また、ノミやヒゼンダニの感染では、突発的に強いかゆみが生じることも少なくありません。

● 中等度

かゆくて眠れなかったり、散歩や食事中にもかゆみが出る⇒マラセチア皮膚炎、膿皮症、アトピー性皮膚炎、食物アレルギー、脂漏症、多汗症

ノミやヒゼンダニの感染のようにどんな時も強いかゆみが生じていることは少ないですが、生活の質を落とす可能性のあるかゆみです。

● 軽度

皮膚疾患になってからかゆみは増えたものの、制止すればかゆみ動作が治まる⇒毛包虫症、皮膚糸状菌症

比較的軽度のかゆみで、睡眠・散歩・食事中に強いかゆみ動作は認められません（重症例では中等度のかゆみになることもあります）。

主要な症状による分類

最後に犬のご家族が訴える主要な症状によって皮膚疾患を分類します。犬のご家族は「顔が赤くて、かゆいんです」など、トラブルが起きた場所とおもな皮膚の症状を訴えます。前述のかゆみによる分類と症状の発生部位を合わせることで、p98の図のように皮膚疾患をざっくりと分類することが可能です。

column

皮膚疾患の病態は複雑

日常的に遭遇しやすい疾患は、複数の原因が複雑に関わり合って病態を形成することがあります。

たとえば、かゆみが強くて、ベタベタで、フケが出て、といった犬がいた時には、本項の分類からは"脂漏症？"と疑うと思います。しかし、脂漏症ではマラセチアという真菌の増殖をともないやすく、さらにはかゆみにアトピー性皮膚炎が併発している例も少なくありません。そうなると、角化異常症として脂漏症、感染症としてマラセチア皮膚炎、アレルギー性疾患としてアトピー性皮膚炎の3つの要素が疾患を形成することになります。

皮膚疾患を捉える際には、単一の要因のみでなく、ほかの要因が関与している場合をつねに考慮し、多面的な思考をすることが重要となります。

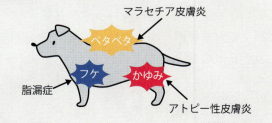

2 アレルギー

- 犬のアトピー性皮膚炎はさまざまな要因が病態に関わるため、多面的なスキンケアが必要となる
- 犬ではアトピー性皮膚炎と食物アレルギーが併発しやすい
- 肉類以外に、魚、穀類、野菜、果物なども食物アレルギーの原因となる

オーダーメイドで多面的なケアを組み立てる

臨床の現場でもっとも高率に遭遇する機会がある皮膚疾患は、犬のアトピー性皮膚炎（canine atopic dermatitis：CAD）と言っても過言ではありません。犬のスキンケアもCADを中心に研究が進んだことから、現在ではさまざまな"対CAD用"のスキンケアツールを利用することができます。しかし、CADはさまざまな因子が複雑に関与して発生し、ほかの皮膚トラブルを併発することが多いため、症例ごとに"オーダーメイド"で"多面的"なスキンケアを組み立てることが重要となります。

病態（図1）

● 遺伝的要因

CADは遺伝的な要因が背景にあるため、親から子、子から孫へとCADになりやすい体質（下記の免疫学的要因や皮膚バリアの要因など）が受け継がれていきます。遺伝的な要因があるため、CADでは好発犬種が存在します（後述）。

● 免疫学的要因

CADでは、おもにハウスダストや花粉などの環境アレルゲンに対して過敏に反応する免疫のシステムが存在します。環境アレルゲンに対するIgE抗体という物質（アレルギー反応に関わる重要な物質）が過剰に産生される傾向があるため、アレルギーの検査ではIgE抗体の測定をおこなう場合があります（p118参照）。

● 腸内環境の要因

体の免疫を調整する細胞の約70％は、腸に存在す

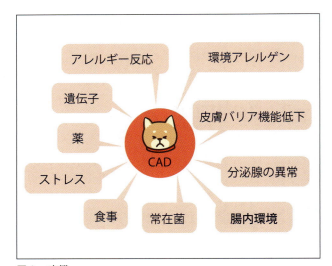

図1 病態

ると考えられています。近年の研究では、腸内環境が悪くなると免疫バランスの不均衡が生じ、その結果、アトピー性皮膚炎の発症が起こる可能性が指摘されています。腸内環境を調整する最大の要因となるのが腸内細菌叢であり、その中でも腸内細菌が発酵の過程で産生する酪酸をはじめとした短鎖脂肪酸が、免疫担当細胞を調整しています。アトピー性皮

皮炎を発症する犬の腸では、腸内細菌叢のバランスが崩れ、酪酸の酸性が低下している状態と考えられています。

● **環境要因**

CADの症状の発生には、原因となる環境アレルゲンが存在する生活環境が必要となります。おもな環境アレルゲンを下記に示します。

・ハウスダストマイト
・昆虫
・植物（雑草、牧草、樹木など）
・細菌やカビ
＊ハウスダストの正式名称は"ハウスダストマイト"で、日本語訳は室内ダニです。ハウスダストと聞くとホコリやチリを想像しがちですが、実は部屋の中にいる小さなダニであることを覚えておきましょう。主要な室内ダニとしては、ヤケヒョウヒダニやコナヒョウヒダニが挙げられます。

● **皮膚バリアの要因**

CADでは皮膚バリア機能の中心的な役割を果たす角質層の構造に異常があることが示されています。とくに角質細胞と角質細胞の間に存在し、水分の保持にも大きく貢献しているセラミドの量が正常な犬よりも少なく、水分が皮膚から蒸散しやすいと考えられています。角質のバリアが弱いことで、環境アレルゲンが侵入しやすくなります（**図2**）。

● **分泌腺の要因**

前述の皮膚バリア機能低下を考えると、CADでは水分が皮膚から蒸散し、カサカサした乾燥肌になることが予想されます。しかし、やっかいなことにCADでは分泌腺の異常を併発することが少なくありません。皮脂や汗の分泌が乏しく、皮表の皮脂膜が減少すると、乾燥肌が悪化します。一方、皮脂や汗が過剰に出すぎる、つまり脂漏と多汗を併発する場合もあります。したがって、CADではカサカサした乾燥肌のみならず、"CADであるが肌がベタベタ"ということもありえます。

● **常在菌の要因**

CADでは皮膚表面のブドウ球菌やマラセチアといった常在菌が増えやすい傾向にあります。その理

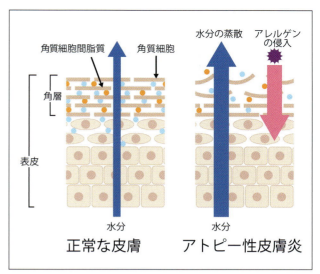

図2　皮膚バリアの要因

由としては、前述の皮膚バリア機能が低下していることと、分泌腺の異常があることが関与していると考えられています。また、最近ではCADにおいては常在菌のバリエーションが少なく、特定の菌、とくにブドウ球菌が増えやすい傾向にあると言われています。常在菌が増えることで、菌による直接的な皮膚の障害が起こるほか、常在菌に対してアレルギー反応を起こし、さらなるかゆみの悪化を招いてしまいます。

● **食事の要因**

犬において環境アレルゲンはCAD、食物アレルゲンは食物アレルギーと分けて考えますが、実際の症例では環境と食物のどちらに対してもアレルギーを持つ場合が少なくありません。欧米においてはCADの犬の最大75％が何らかの食物アレルギーを有していたことが、過去に示されています。したがって、CADと食物アレルギーを厳密に分けるのではなく、食物アレルギーはCADの病態の一部として捉えることが重要です。

● **ストレス要因**

精神的なストレス要因が加わることで、かゆみが悪化する可能性があります。また、持続的なかゆみは精神的な苦痛を生み、さらに強いかゆみを起こす可能性があります。とくに、性格や行動の異常が認められるCADの症例では、ストレスが悪化要因として症状に関与することが少なくありません。

● 薬の要因
　現在のところ、犬のCADを完治できる薬は存在せず、多くの治療は対症療法（症状を抑えるのみの治療）となります。したがって、長期間にわたって薬物療法が必要となることが多く、治療薬による悪影響が出てしまうこともあります。

> 情報

● 品種（写真1）
　柴犬、ウエスト・ハイランド・ホワイト・テリア、シー・ズー、パグ、ボストン・テリア、フレンチ・ブルドッグ、ミニチュア・シュナウザー、ラブラドール／ゴールデン・レトリーバー、ヨークシャー・テリア、ワイヤーヘアード・フォックス・テリアなどに多くみられます。

＊国内では人気犬種（トイ・プードル、チワワ、ミニチュア・ダックスフンド）もCADの症例数が多いと考えられます。

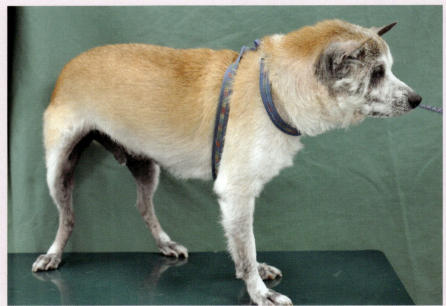

a：柴犬

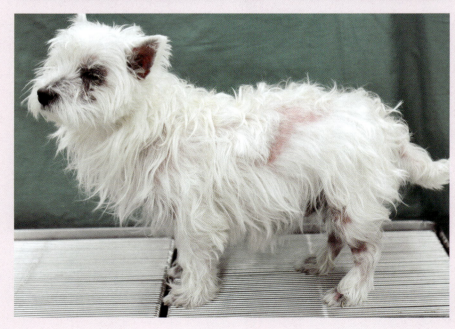

b：ウエスト・ハイランド・ホワイト・テリア

写真1　CAD症例

トラブル別スキンケア

- 年齢（初発）

CAD：3歳以下

食物アレルギー：6ヵ月未満、7歳以降

*アレルギーは若齢から起こるイメージがありますが、食物アレルギーは中高齢になってから発症する場合もあります。

*初発は皮膚からはじまることが一般的ですが、耳からはじまることもあります（外耳炎）。

- 性格と行動パターン

性格や行動に異常がある症例では、ストレス要因を受けやすい可能性があります。性格や行動の異常はp52を参考にしてください。

- 予防状況

CADや食物アレルギーでは、ノミに刺されるとノミアレルギー性皮膚炎を生じるリスクが高いとされます。肉や大豆などチュアブルタイプの予防薬を使用している場合は、それらも食物アレルギーの原因として注意しなければなりません。

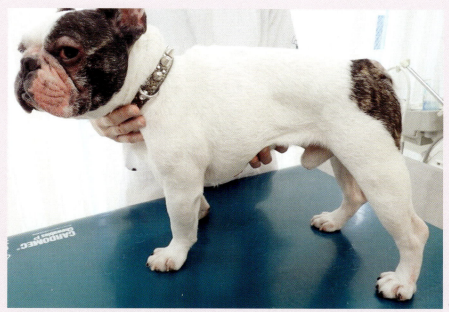

c：フレンチ・ブルドッグ

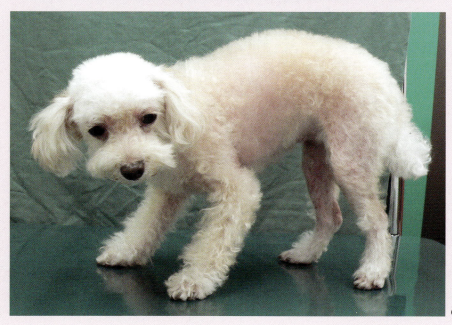

d：トイ・プードル

● 生活環境とライフスタイル

CADのもっとも一般的なアレルゲンはハウスダストマイトであるため、CADは室内飼育で好発します。散歩コースの中で植物に触れ、散歩後に皮膚の症状が悪化する症例では植物に対するアレルギーが疑われます。また、不規則な睡眠やご家族とのアクティビティ（触れ合いや散歩など）の減少はストレス要因につながる可能性があります。

● 食事の内容

犬の食物アレルギーの原因となりやすい食材としては、牛肉、乳製品、鶏肉、小麦などがありますが（図3）、いかなる食材でもアレルギーを起こすリスクはあります。

副食（オヤツ）をやみくもに給与されている犬では食物アレルギーのリスクが高くなります。一定の食事のみ（たとえば1種類のフードと1種類のオヤツ）を長期間与えているからといって、食物アレルギーを否定することはできません。また、アレルギー用の食事を与えていれば食物アレルギーにならない、ということもありません。

● スキンケアの状況

CADでは適切なスキンケアがおこなわれていないと、症状の悪化を認めます。よくあるスキンケアの落とし穴について下記に挙げます。

①皮膚や毛の清潔が保たれていない（表面に付着したアレルゲン、皮脂や汗、菌の管理ができていない）
②シャンプーをした後に保湿をしていない
③シャンプー回数の過剰（たとえば週に2〜3回洗っているのに全然症状が良くならないなど）
④皮膚のベタつきを落とすために洗浄力の強いシャンプーを使っている
⑤過度なドライイング
⑥毛を短く刈りすぎている（毛もアレルゲンが皮膚に付着するのを防止するバリアの役割を果たすため、短く刈るとアレルゲンの付着リスクがアップ）
↓
②〜④は皮膚バリア機能低下のあるCADを理解していない場合におこなわれてしまう間違いです。CADでは後述のようにできるかぎり負担のないよう洗浄し、保湿によってバリア機能を高めることが必要です。

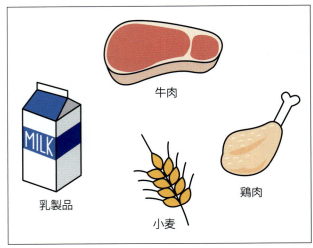

図3　犬の主要食物アレルゲン

● 経過

CADは遺伝的要因が関与している疾患であるため、治療による完治、自然に治ることは期待できません。したがって、皮膚の症状は慢性・再発性の経過をたどります。

CADでは原因のアレルゲンによっては症状に季節的な変動が見られることがあります。たとえばスギ花粉が原因なら春季に悪化、ブタクサ花粉が原因なら秋季に悪化します。ハウスダストマイトが原因の場合は、通年性で症状を認めることも少なくありません。

毎日食べている主食に対して食物アレルギーがある場合は、症状の季節的な変動は少ないとされます。一方、不定期に与えるオヤツ、季節の野菜や果物、チュアブルタイプの薬などに食物アレルギーがある場合は、主食の給与とは関係のない時期や時間帯に症状の悪化を認めます。

● 家族歴

CADは遺伝的要因が関与している疾患であるため、家族歴が確認されることがあります。

● 治療歴

CADではステロイドやオクラシチニブの短期間の投与によって顕著に症状が治まりますが、休薬すると多くは再発します。食物アレルギーの関与がある場合は、ステロイドなどの薬が著効しないこともあります。

トラブル別スキンケア

症状の分布（図4）

皮膚症状は左右対称に分布します。CADでも食物アレルギーでも、ある程度共通して皮膚症状が認められる場所は顔（目、鼻、口まわり含む）、耳、首の内側、胸からお腹（お腹側）、脇、股、足先になります。皮膚が薄い部分、皮膚と皮膚が重なる部分、体のお腹側と覚えるとよいでしょう。

CADでとくに症状が出やすい部分は顔と足先、食物アレルギーではお腹とされます。一方、食物アレルギーで症状が出る可能性はあるけれど、CADでは出にくい場所として背中があります。そのほか、食物アレルギーではお尻まわりにかゆみが生じ、お尻を床にこする動作が認められやすいとされます。犬種によって症状が出やすいところに差がある可能性も示されています。ウエスト・ハイランド・ホワイト・テリアでは、CADでも背中に症状が出る場合があります（p104_**写真1b**）。

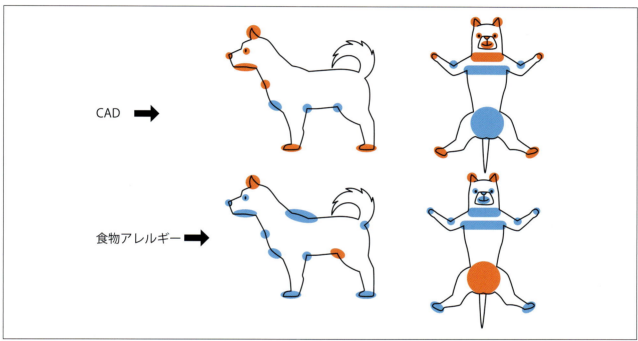

図4　症状の分布（症状の出やすい部位から順に、オレンジ色→青色→それ以外の白色部とする）

皮膚症状

● **かゆみ**

中等度のかゆみをともなうことが一般的です。CADや食物アレルギーのかゆみの大きな特徴は、かゆみが発疹の形成に先行することです。つまり「アレルギーの反応が起こる→引っかく→赤くなる→えぐれる」といった順番で皮膚症状が形成されます（**図5**）。言い換えれば、かかなければ発疹は形成されにくいということです。かゆみ止めの作用のある薬で症状が良くなることや、カラーや服を装着して物理的にかゆみ動作を抑えると症状が良くなるのは、このような順番が関与しているからです。

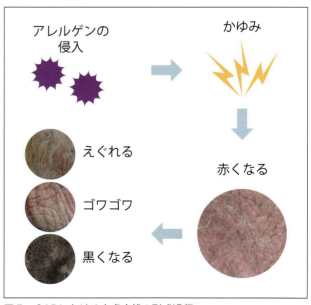

図5　CADにおける皮膚症状の形成過程

● 発疹

　かゆみ動作が起こった後には、おもに赤みやブツブツが生じます。かゆみ動作が持続・慢性化すると、脱毛、えぐれ（びらん）、かさぶた、ゴワゴワ、黒くなるといった症状へと発展します（**写真2**）。また、皮膚バリア機能が低く乾燥傾向にある場合は、カサカサしたフケが出てきます（**写真2j**）。一方、脂漏症を併発した場合はベタつきとフケが出てきます。

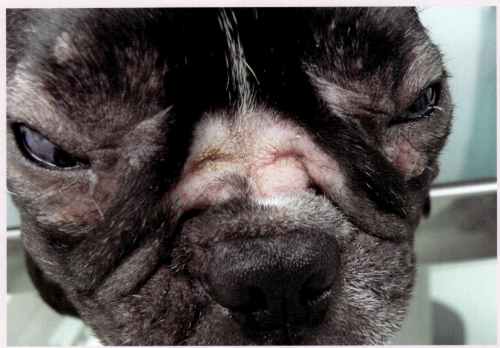

a：顔面、初期（赤み）

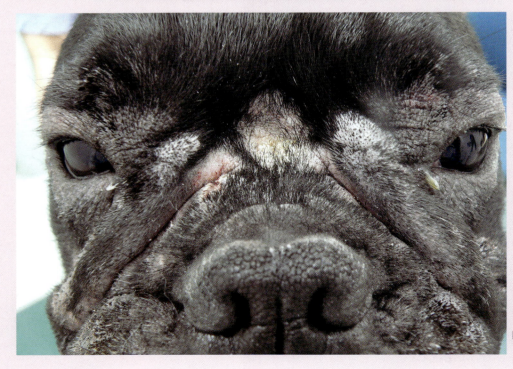

b：顔面、慢性期（ゴワゴワ）

写真2　発疹（1）

トラブル別スキンケア

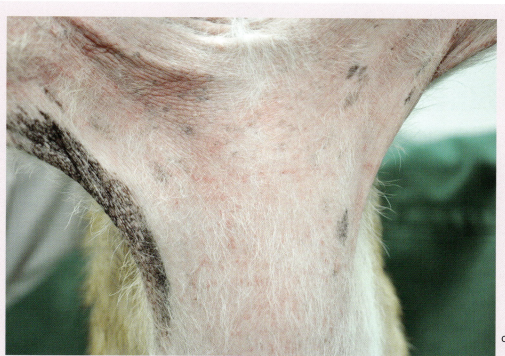

c：胸、初期
（赤み、ブツブツ）

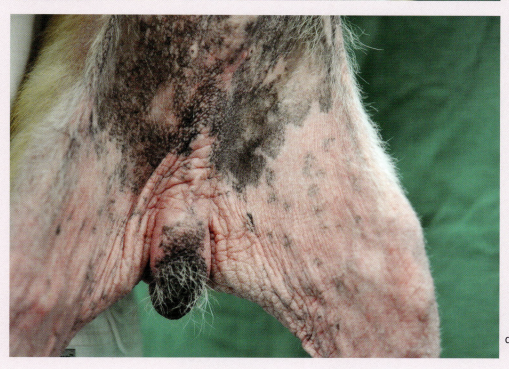

d：腹、慢性期
（ゴワゴワ、黒くなる）

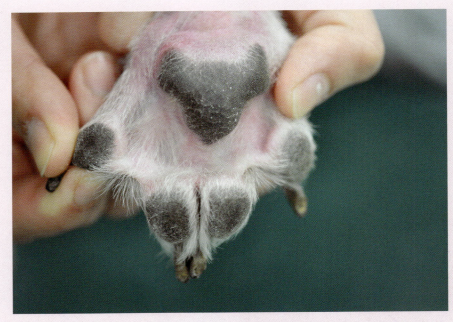

e：肢端、初期（赤み）

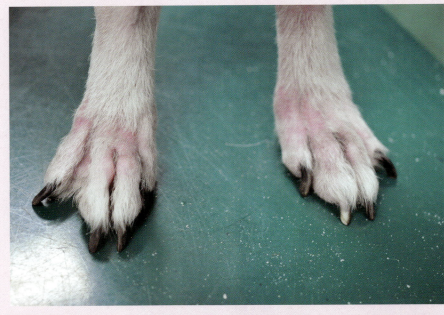

f：肢端、初期
　（赤み、左右対称）

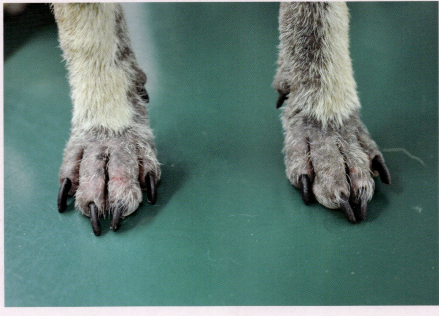

g：肢端、慢性期

写真2　発疹（2）

トラブル別スキンケア

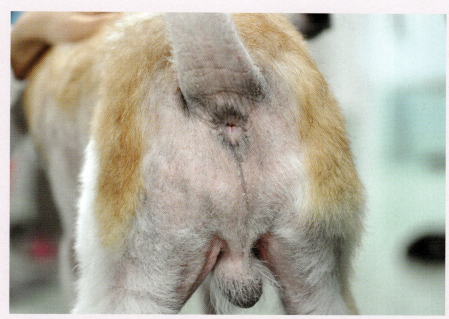

h：食物アレルギーの併発、臀部、
　　初期（赤み、脱毛）

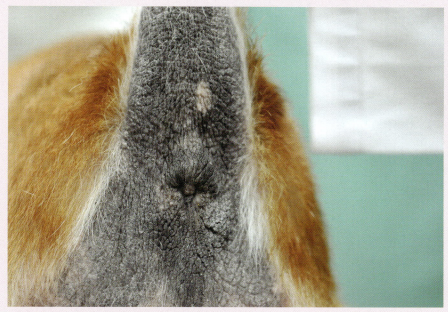

i：食物アレルギーの併発、臀部、
　　慢性期（ゴワゴワ、黒くなる）

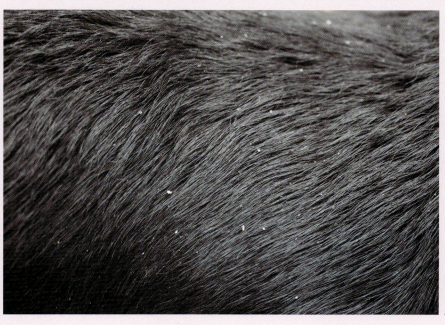

j：フケが多くなった状態

111

皮膚以外の症状

●耳の症状

CADや食物アレルギーでは外耳炎を高率に併発します。外耳炎は基本的には皮膚症状と同様に左右対称性に生じます。耳が赤い、耳垢が多い、耳の中が臭いなどの症状が一般的です。外耳炎はかゆみをともなうので、耳のまわりの皮膚にも症状が出やすくなります（**写真3a、b**）。

慢性・再発性の外耳炎で来院する症例の多くは、アレルギーに起因すると言っても過言ではありません。適切に管理をしないと、耳の穴が塞がるぐらい狭くなってしまうこともあります（**写真3c、d**）。

環境アレルゲンによって外耳炎が生じる場合には、環境アレルゲンが付着・侵入しやすい耳介の内側〜耳孔〜垂直耳道までに赤みや腫れが生じます。食物アレルゲンによる外耳炎は、環境アレルゲンとは異なり、外耳が全般的に（垂直耳道〜水平耳道）赤く、腫れる傾向にあります。

外耳炎を発症した場合には耳垢が過剰になりますが、とくに脂漏症を併発した場合には、ワックス状・脂性の耳垢が大量に出現します。

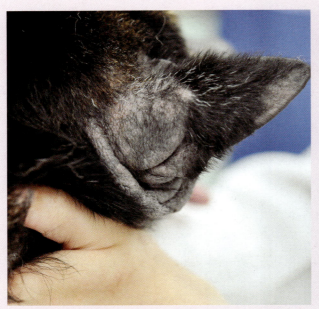
a：耳の後ろのかき壊し（CAD）

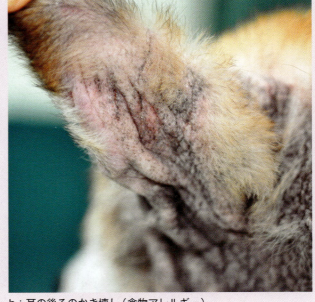
b：耳の後ろのかき壊し（食物アレルギー）

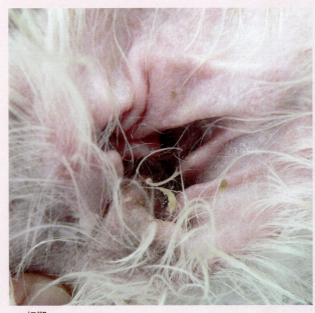
c：初期

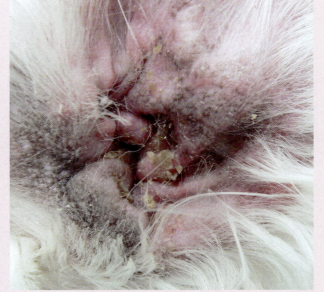
d：慢性期

写真3　外耳炎

トラブル別スキンケア

● 目の症状

結膜炎が生じ、涙や目ヤニ〔…〕ます（**写真4**）。また、目の周〔…〕は、物理的な刺激によって目〔…〕ることもあります。

● 消化器症状

食物アレルギーの症例では、〔…〕初は硬い便が出るが、最後は〔…〕数が多い（1日4回以上）とい〔…〕ことがあります。

一方で、腸内細菌のバラン〔…〕ピー性皮膚炎の症例は、必ずし〔…〕ない場合があります。つまり、〔…〕も、肉眼的な便の形には問題がない症例が存在〔…〕す。

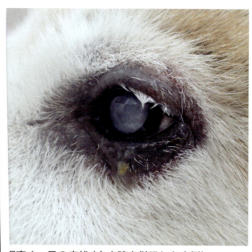

写真4　目の症状（白内障を併発した症例）

一般的な診断法

CADや食物アレルギーの診断をおこなうことができる特定の検査はありません。国内でもアレルギー検査が発展し、有用ではありますが、そのアレルギー検査のみでCADや食物アレルギーを診断することはできません。CADや食物アレルギーに類似した皮膚疾患を否定することで診断がなされます。これを系統的除外診断とよびます（**図6**）。

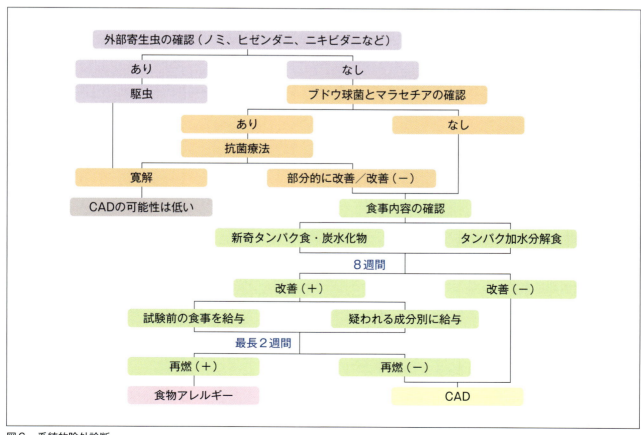

図6　系統的除外診断

対応

● 外部寄生虫症の除外

ノミ、ヒゼンダニ、ニキビダニなどかゆみを起こす可能性のある外部寄生虫症を除外します。これらの感染体は基本的な皮膚科学的検査で検出可能ですが、試験的に治療をおこなって反応をみる場合もあります。

● ブドウ球菌とマラセチアの確認

これらの常在菌は、CADや食物アレルギーの病態で高率に増殖する傾向があります。増殖が確認された場合には、それぞれの菌に対する加療をおこないますが、これらの菌を除去してもかゆみが残る場合は、CADや食物アレルギーの可能性が高くなります。

● 食物アレルギーの探索

除去食試験

今まで給与したことのないタンパク質および炭水化物を主成分とした主食に8週間変更します（後述の交差反応にも注意）。過去にさまざまな食事が給与されて、選べるタンパク質や炭水化物が不明の場合は、タンパク加水分解食の使用を検討します。試験期間中は、指定された食事以外の給与は禁止となりますが、指定食材のみを用いたオヤツであれば、与えることができます。試験後に症状の明らかな改善が認められた場合は、下記の食物負荷試験を検討します。

食物負荷試験

除去食試験で皮膚症状の良化が認められた場合は、過去に給与していた食事を最長2週間負荷します（多くは2～3日で再燃）。以前の食事を負荷することで、症状が再燃する場合に食物アレルギーの診断が下されます。食物負荷試験は、以前給与していた食事をそのまま用いることが一般的ですが、疑われる成分を個別に負荷することも可能です（たとえば、症状が出ていた時に牛肉主体の食事を給与していた場合は、牛肉そのものを負荷する、など）。

＊除去食試験で完全に症状が消失し食物負荷試験で症状が再燃する場合は、純粋な食物アレルギーが疑われます。一方、CADと食物アレルギーは併発することが多いため、除去食試験によって症状は軽減するものの、完全には消失しないという症例のほうが一般的です。

● CADの診断

外部寄生虫、ブドウ球菌、マラセチア、食物アレルギーの影響がまったくない状態でも皮膚症状が残る場合にCADと診断します。また、CADの症状を抑える薬（ステロイドなど）を短期的に使用して、治療反応をみる場合もあります。

＊CADには診断指標があります（図7）。この指標に示された8項目のうち5項目に該当した場合は、CADとほかのかゆみをともなう皮膚病とを区別する感度と特異度は約80%とされています。もちろん、この指標のみで診断をおこなうことはできませんが、症例がCADの可能性があるかを推し量るのに有用なツールです。

● スキンケア法（図8、9）

洗浄

皮膚の表面に付着した環境アレルゲンの除去に洗浄は有用です。CADにおける洗浄の頻度は、1週間に1回を目安とすることが国際的な治療ガイドラインに示されています。しかし、皮膚バリア機能が低下しているため、洗浄成分には十分な配慮が必要です。

CADの症例の洗浄に用いるシャンプーとしては、刺激性の低いアミノ酸系界面活性剤をベースにし、保湿成分が含まれている製剤が推奨されます。シャンプーに保湿成分が含まれていても、シャンプー後

トラブル別スキンケア

にはたっぷりと保湿処置をおこなってください。また、単糖類、オートミール、アロエベラ、オーツ関連物質などは、皮膚炎やかゆみの緩和が期待できる成分であるため、これらを配合した洗浄剤を検討しても良いでしょう。

低刺激のシャンプーを使用しても皮膚トラブルが出てしまう症例では、シャンプーの代わりに入浴を用いて環境アレルゲンを除去することを検討します。入浴には、炭酸泉、食塩泉、保湿浴のほか、マイクロバブル浴などが推奨されます。入浴は界面活性剤を用いないため、皮膚バリアを障害するリスクは少ないものの、皮膚の温度が上がり、かゆみが悪化するリスクがあるので注意しましょう。入浴後も保湿処置をおこなうことが推奨されます。

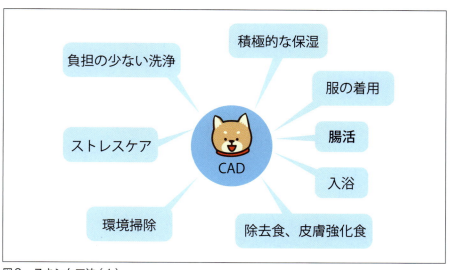

図8　スキンケア法（1）

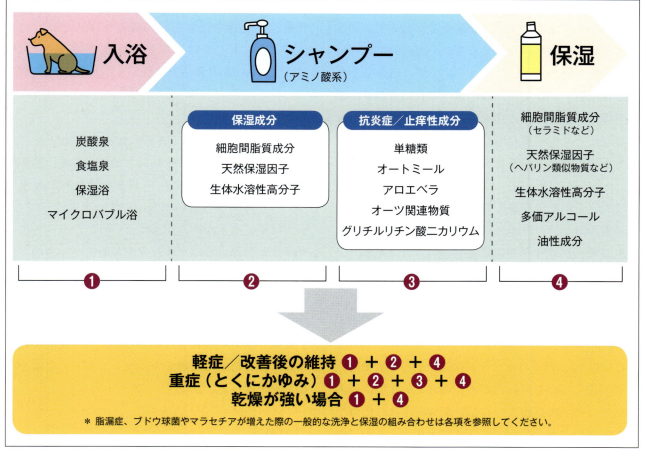

図9　スキンケア法（2）

115

一方、脂漏症をともなったCAD症例の洗浄にはむずかしい側面があります。強い皮脂汚れは、洗浄力の強い高級アルコール系界面活性剤や角質溶解成分（サリチル酸、硫黄など）配合シャンプー、クレンジング剤などが有効ですが、過剰な皮脂落としは皮膚バリアにダメージを与えるリスクを高めます。CADと脂漏症が疑われる場合においても、まずはアミノ酸系界面活性剤・保湿剤配合シャンプーをベースにし、皮脂汚れが落ちにくい場合には、下記の順番で変更を検討してみることが推奨されます。

①シャンプー前に入浴を併用（重曹泉、マイクロバブル浴）
②皮脂汚れの強い部分のみクレンジング剤を併用
③比較的マイルドな角質溶解成分（1％サリチル酸など）配合シャンプーあるいは洗浄力の強い高級アルコール系界面活性剤配合シャンプーへの変更

ブドウ球菌やマラセチアが増えた際には抗菌成分（クロルヘキシジンやミコナゾール）の配合されたシャンプーが有用ですが、配合されている製剤は洗浄力が強いものが多く、皮膚バリアに負担がかかる可能性があります。ブドウ球菌やマラセチアは基本的には皮膚の表層に存在するため、物理的に洗い流すことも可能です。したがって、CADにおいて常在菌が増殖している場合には、第一に低刺激の界面活性剤配合シャンプーで菌を落とすことができるかを確認し、それが困難な場合に局所的・一時的に抗菌成分配合シャンプーを加えていくことが推奨されます。

また、近年では皮膚の角化細胞で合成され、常在菌の数のコントロールに貢献する抗菌ペプチドとよばれる物質の産生量を高める可能性のある物質（セイヨウナツユキソウ、ボルド葉）の応用も検討されています。

保湿

CADでは、角質のセラミド量減少がバリア機能低下に影響している可能性が考えられています。過去にはセラミド関連物質の有効性が検討され、皮膚バリア機能の改善効果が証明されています。そのほかの保湿成分である、油性成分、多価アルコール、生体水溶性高分子、天然保湿因子なども保湿効果が期待できるので、複数の成分を組み合わせると良いでしょう。ヒトでは、ヘパリン類似物質を配合した保湿剤がアトピー性皮膚炎で汎用されています。

シャンプーや入浴後の保湿剤は、比較的さっぱりとした仕上がりが求められることが多いため、かけ流しタイプのローションやスプレーなどが有用です。一方、洗浄以外で日常的に使用する場合は、クリームや油剤なども適応可能です。

注意が必要な成分としては、尿素が挙げられます。尿素は角質細胞をやわらかくして水を含ませる性質があります。CADでは角質のバリアが弱いことから、角質細胞を尿素でやわらかくすることで、バリアが弱くなる可能性や、刺激性が出る可能性があるため注意が必要です。尿素は慢性化して皮膚が分厚くゴワゴワになっている場合や、脂漏症を併発してベタベタのフケが多く出ている場合には有用です。

シャンプーなどによる洗浄後には必ず保湿剤を適応しますが、それ以外の日でも積極的に保湿をしましょう。過去には、CADの症例にセラミド、コレステロールエステル、遊離脂肪酸を含んだ保湿剤を3日ごとあるいは週に3回適応したところ、壊れた角質構造の改善や皮膚症状の緩和が確認されています。CADに対しては、"頻回に保湿"といった意識を持って、しっかり保湿を実施しましょう（p44参照）。

保護

環境アレルゲンの皮膚への付着を防止するために、服を着用することを検討します。とくに植物の花粉などに対してのアレルギーが疑われる症例では、外出時の服の着用は有用です。またCADでは、かけばかくほどかゆみが増すという、かゆみの負のサイクルに陥っています。皮膚の激しいかき壊しを防ぐためにも、皮膚を保護する服は有用です。

賦活

乾燥が著しい症例では、シャンプーや入浴時のみならず、日常的に皮膚をマッサージして、皮脂や汗の分泌を促しましょう。

栄養管理

食物アレルギーが存在する場合は、原因食物を避

トラブル別スキンケア

けた食事を与えることが第一になります。しかし、制限が厳しい食事は犬とご家族の生活の質を落としかねません。したがって、食べることのできる食材を探してあげることも重要です。一方で、タンパク質の形が似ている食物アレルゲンは交差反応を示すことを覚えておきましょう（**表1**）。

食物アレルギーが否定された場合は何を食べても良い！ ということではありません。発症年齢（p105参照）で触れましたが、食物アレルギーは7歳以降で発症するリスクがあります。したがって、若齢の時に除去食試験に反応せずにCADと診断されても、中高齢から食物アレルギーを併発するリスクがあります。その対策を立てるためには、何でもかんでも無制限に与えるのではなく、主食は鹿肉とじゃがいもをベースにしたフード、副食は乾燥鶏肉と茹でたブロッコリー、サプリメントとして大豆発酵乳酸菌製剤といったように、与えている食事内容が把握できる状態にしておくことが重要です。

必須脂肪酸やビタミンE高含有の食事は、角質層バリア機能の回復や皮膚炎の緩和に有用である可能性が示唆されています。パントテン酸、コリン、ニコチン酸アミド、ヒスチジン、イノシトールを配合した食事は皮膚のセラミド産生を増加させ、皮膚バリア機能の回復に貢献する可能性が示されています。これらの機能的な食事を皮膚強化食ともよび、CADの治療補助として活用することができます。

そのほか、腸内環境改善のためにプロバイオティクス、プレバイオティクス、バイオジェニックスなどを積極的に取ることも重要です。プロバイオティクスは生きた乳酸菌やビフィズス菌、プレバイオティクスは食物繊維やオリゴ糖、バイオジェニックスは加熱処理した乳酸菌や菌体成分などが含まれます。近年の研究では、オリゴ糖の一種であるケストースを犬に給与することで、便中の酪酸濃度が上昇し腸内の善玉菌が増えることが示されています。腸へのアプローチは、単一よりも複数の製剤を活用する方が、より高い効果を得られる可能性があります。

原因食材	交差反応を示す可能性のある食材
牛肉	牛乳、鶏肉、羊肉、豚肉、馬肉、兎肉
鶏肉	鶏卵、ウズラ、七面鳥
マグロ	サケ
タラ	サバ、ウナギ
牛乳	チーズ
じゃがいも	ピーマン、ナス
大豆	ピーナッツ、インゲン豆
とうもろこし	サトウキビ
オートミール	そば
ソルガム	とうもろこし、サトウキビ
ニンジン	セロリ、パセリ、キュウリ、スイカ、リンゴ、キウイ

表1　交差反応

環境管理

CADではハウスダストマイトへ反応する例が多いため、室内環境を定期的に清掃することが重要です。また、アレルゲンに曝露されやすい環境から症例を回避することも検討しましょう。たとえば、ハウスダストマイトにアレルギーがあるにも関わらず、ヒトと同じ布団の中で就寝している場合には、別途寝床を用意するといった対策が必要です。

生活指導やストレスケア

症状に季節性がある場合には、症状が悪化する時期の前から生活指導をおこないます。とくに植物に対して反応する症例では、散歩コースの調整などを検討します。また、気温と湿度が低下する冬季では、洗浄法の緩和と保湿の強化などの指導をおこないます。

ストレスケアとしては、症例にどのようなタイミングでかゆみの悪化が認められるかを詳しく観察します。ストレス事象が存在する場合は、できるかぎり除去します。

一般的な薬物療法

ステロイド、免疫抑制剤、分子標的薬、抗ヒスタミン剤、減感作療法。

予後

基本的に完治することはむずかしく、生涯にわたる管理が必要となります。

アレルギー検査

CADや食物アレルギーの原因となる環境アレルゲン、食物アレルゲンにはさまざまな種類がありますが、アレルギー検査はどのようなアレルゲンに症例が反応しているのかを推測するために有用な検査になります。

現在、国内で利用可能なアレルギー検査の種類と意義を理解しましょう。

・アレルゲン特異的IgE検査

アレルゲンに曝露されてから、短時間で起こるアレルギー反応（即時型アレルギー）を調べる検査です。犬では環境アレルゲン、食物アレルゲンのどちらにおいても適用されます。

・リンパ球反応検査

アレルゲンに曝露されてから、少し遅れて（数日後に）発生するアレルギー反応（遅延型アレルギー）を調べる検査です。犬では食物アレルゲンにおいて適用されます。

つまり、CADで環境アレルゲンだけ調べたい場合は、アレルゲン特異的IgE検査をおこない、食物アレルギーを併発している場合はアレルゲン特異的IgE検査とリンパ球反応検査を両方ともおこなうことを検討します。

次に、アレルギー検査の注意点を理解しましょう。

①血液を用いた検査の実績がある検査会社を選択しましょう
⇒毛を用いたアレルギー検査は科学的な信頼性が証明されておらず、推奨されません。

②"検査で陽性＝CADや食物アレルギーの診断"とはならない
⇒必ずしも検査は100％のものではありません。陽性反応が出れば、そのアレルゲンに対して体が反応していることを指しますが、皮膚の症状として出るかどうかは別の問題になります。皮膚にまったく症状のない犬においても、検査で陽性反応が出る場合があります。

③"検査で陰性＝CADや食物アレルギーは否定"とはならない
⇒上記と同様の理由です。CADの皮膚症状が出ているものの、検査ではすべて陰性という場合もあります。

④すべてのアレルゲンを調べているわけではない
⇒検査では生活環境や食事に含まれる主要なアレルゲンを調べているだけで、その症例に触れる／食べる可能性のあるすべての物質を調べているわけではありません。

⑤症例の状態によって検査値にブレが生じることがある
⇒とくにアレルギー用の薬を使用している時に検査をおこなうと、検査値にブレが出る可能性があります。検査の前には検査会社より推奨されている休薬期間を設けましょう。

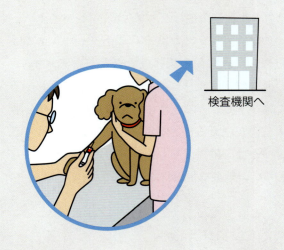

検査機関へ

トラブル別スキンケア

3 分泌物の異常と角化異常

POINT
- 脂漏症にはベタベタせずにフケが過剰に出る乾性脂漏症がある
- ベタベタ＝脂漏ではなく、多汗症でもベタベタになる

皮脂や汗のトラブルは原因を同定するのが先決

　皮膚の表面は、皮脂と汗が混合した皮脂膜で覆われ、皮膚の恒常性が維持されています。皮脂や汗のトラブルは日常的にも多く遭遇する皮膚疾患ですが、ベタベタ肌とかフケ症といった形で捉えられがちで、何が問題でベタベタやフケが起こっているのかを同定せずに、誤ったスキンケアがおこなわれる場合が少なくありません。トラブルは皮脂なのか、汗なのか、分泌が過剰なのか、乏しいのか、といったポイントを押さえることが重要です。また、皮脂や汗のトラブルが存在する場合は、前項の犬のアトピー性皮膚炎（CAD）、ブドウ球菌やマラセチアといった常在菌の増殖をともなう例も少なくないため、多面的なスキンケアを意識しましょう。

乾燥肌

病態（図1）

● CADの要因
　乾燥肌はおもにCADにともなって認められることが多く、とくに皮膚バリア機能の低下、皮脂や汗の分泌低下が乾燥肌の形成に関与しています。

● 環境要因
　気温が低くなると、皮膚の血流が不足し、皮脂の分泌が乏しくなります。また、湿度の低下によって皮膚から水分が蒸散しやすくなり、乾燥肌を招きます。

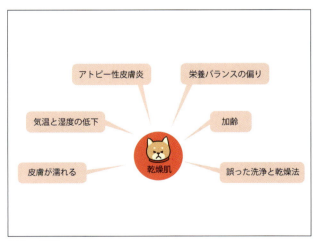

図1　病態

119

- **食事の要因**

 年齢のステージに合った、栄養素のバランスがとれた食事を給与しない場合に乾燥肌が生じることがあります。

- **皮膚が濡れる要因**

 水は水同士で仲が良い性質を持ちます。皮膚や毛が濡れたままだと、皮膚の表面についた水分が皮膚の水分を引きつけてしまいます。

- **不適切なスキンケアの要因**

 肌質に合っていない洗浄剤の選択や過剰なドライイングは、乾燥肌を引き起こします。

- **年齢の要因**

 加齢にともなって皮脂の量が少なくなる傾向があります。

情報

- **品種**

 CADの好発犬種に準じますが、皮膚が濡れる要因や年齢の要因はすべての犬種において関与します。

- **年齢（初発）**

 ３歳以下の年齢で乾燥肌が生じた場合は、CADを考慮します。中高齢になってから乾燥肌が生じた場合は、加齢性の変化を考慮します。

- **生活環境とライフスタイル**

 生活環境の温度が管理されていても、湿度が50％を切る状況では乾燥肌のリスクが上昇します。

- **食事の内容**

 若い成犬に対してシニア用フードが与えられるなど、年齢に合った食事を与えていない場合が挙げられます。また、乾燥肌はCADで認められやすいため、併発する食物アレルギーを意識しすぎて、過度な食事制限をおこなった結果、乾燥肌が悪化することもあります。とくにアレルギー検査の解釈を間違えている症例のご家族は、過度な食事制限をおこなう傾向にあるため注意が必要です。

- **スキンケアの状況**

 乾燥肌を引き起こすスキンケアの落とし穴としてはCADの場合と同様に、洗浄後の保湿不足、過度な洗浄や強い洗浄剤、過度なドライイング、濡れたまま長時間放置されるといったことが挙げられます。

- **経過**

季節性：乾燥肌は冬季に悪化する傾向があります。
治療歴：保湿剤を使用すると症状が良化する、洗浄を控えると症状が良化する場合は乾燥肌が疑われます。

症状の分布（図２、写真１）

 皮膚症状は左右対称に分布します。乾燥肌は全身的に生じますが、とくに毛の薄い部分（目の周囲、脇、お腹、股）などで目立ちます。

トラブル別スキンケア

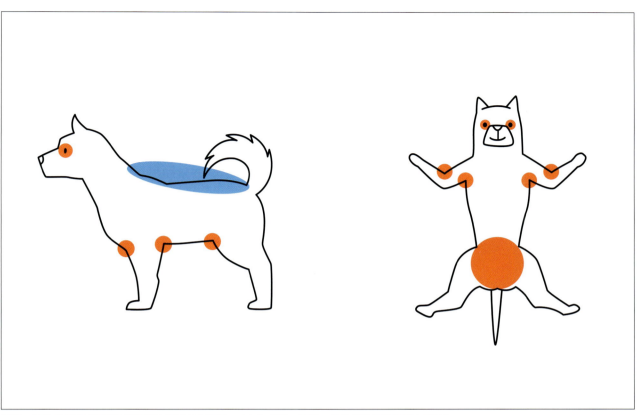

図2　症状の分布（症状の出やすい部位から順に、オレンジ色→青色→それ以外の白色部とする）

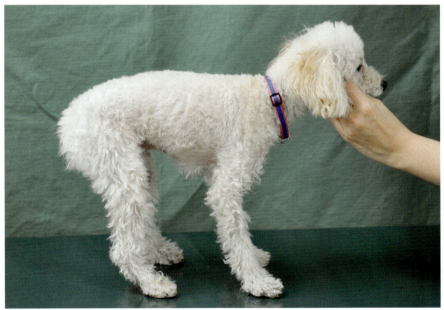

写真1　全体像

121

皮膚症状

● かゆみ
乾燥肌そのものではかゆみは軽度ですが、CADをともなう場合には強いかゆみが出ます。

● 発疹
細かい白いフケが出現し、皮膚自体も乾燥した質感を呈します（**写真2**）。毛質も悪くなり、パサパサと粗剛な質感を呈します（**写真3**）。CADを併発した場合は、赤みやブツブツをともなってきます。かゆみ動作が起こった後には、おもに赤みやブツブツが生じます（**写真4**）。

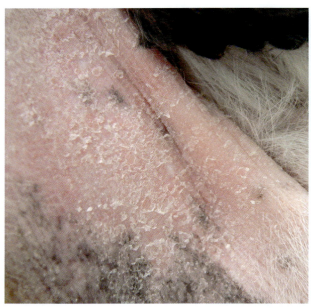

写真2　フケ

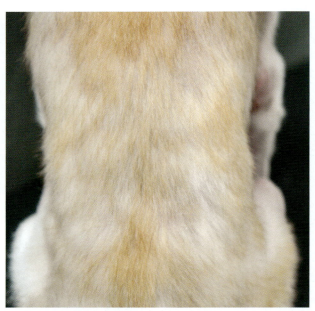

写真3　CAD併発、毛質低下

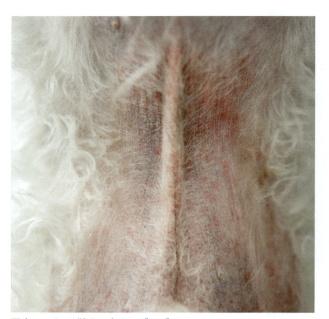

写真4　CAD併発、赤み、ブツブツ

皮膚以外の症状

乾燥肌のみでは、皮膚以外の症状を見ることはまれです。CADを併発した場合には、しばしば耳や目の症状をともないます。

一般的な診断法

おもに肉眼的な所見と経過（細かい白いフケが冬季に生じるなど）で判断します。かゆみをともなっている症例では、必ずCADの存在を系統的除外診断によって探索します。

対応

● スキンケア法（図3、4）

基本的にはCADのスキンケア法に準じますが（p114参照）、重度の乾燥肌では下記に注意しましょう。

洗浄

シャンプーなどの界面活性剤を用いた洗浄自体を避け、入浴のみで皮膚の汚れの管理が可能かを検討します。入浴には、炭酸泉、食塩泉、保湿浴が推奨されます。10〜15分の入浴で皮膚の血流が上昇し、皮脂や汗の分泌が促されることが期待できます。入浴後には保湿処置をおこないます。入浴頻度は週に1〜2回程度から導入し、皮膚の状態によって増減します。

保湿

乾燥が強い場合は、保湿剤と閉塞剤を組み合わせると良いでしょう。たとえば、ヒアルロン酸とコラーゲンを使用した後に、植物油で覆うなどといった形です。重度の乾燥肌に対する保湿剤の基剤としてはローションやスプレーよりも、クリームや軟膏（油剤）のほうが高い保湿効果が期待できます。CADの場合と同様に、使用する保湿成分の中で尿素には注意が必要ですが、そのほかの保湿成分であればとくに大きな制限はありません。ヘパリン類似物質は保湿効果のみならず、血流改善効果が期待できる保湿成分のため、乾燥肌に有用です。保湿は頻回におこないましょう。

保護

冷気や乾燥した空気に皮膚がさらされないように、皮膚を服で保護しましょう。

賦活（ふかつ）

日常的に皮膚をマッサージして、皮脂や汗の分泌を促しましょう。保湿剤を塗る時も、マッサージをするように意識しましょう。

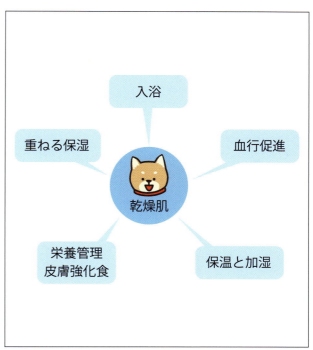

図3　スキンケア法（1）

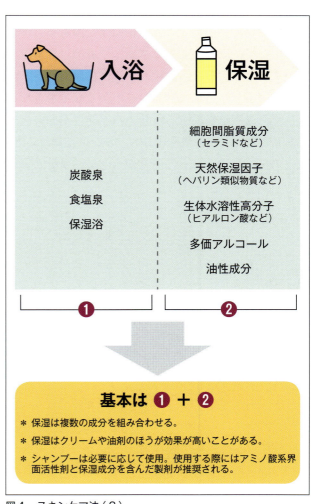

図4　スキンケア法（2）

栄養管理

前述のような栄養のトラブルが確認された場合は、年齢ステージに合った食事へと変更します。CADの項でも紹介した脂肪酸などを含んだ皮膚強化食も乾燥肌に有効な場合があります。

一般的な薬物療法

乾燥肌のみに対しては、とくに薬物療法はおこなわれません。

環境管理と生活指導

生活環境の加湿を積極的におこないます。冬季では、室温は18〜22℃程度に維持し、湿度は60%を目標としましょう。また、エアコンやファンヒーターなどの温風が直接犬の肌に当たらないように工夫しましょう。

予後

CADが原因となって生じる乾燥肌は基本的に完治することはむずかしく、生涯にわたる管理が必要となります。一方、季節や食事の影響による乾燥肌は、適切な対策をとれば完治が期待できます。

脂漏症

病態（図5）

脂漏症はその名前のとおり、皮脂が漏れる、と書きますので、皮脂が過剰な状態と一般的に理解されています。しかし、脂漏症の本質は皮脂のバランスの異常であり、単純に皮脂の量が多くなる場合のみならず、皮脂を構成する成分のバランスが悪い場合があります。皮脂の量や成分のバランスが崩れると、表皮のターンオーバーに異常が生じて、フケが過剰に出ます。皮脂量が多くなる、いわゆるベタベタの肌になってフケをともなう脂漏症を油性脂漏症とよびます。一方、ベタベタは認められないが、フケが過剰になるものを乾性脂漏症とよびます。

● 遺伝的要因

脂漏症は特定の犬種において若齢から発症するこ

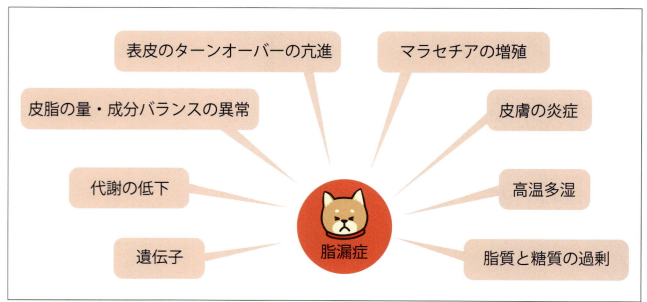

図5　病態

トラブル別スキンケア

とから、遺伝的な要因の関与が考えられます。脂漏症を起こしやすい犬種では、正常な犬に比べると脂腺の数が多い可能性が示唆されています。

● 代謝の要因

代謝を管理するホルモン（とくに甲状腺）のバランスが悪くなると、脂漏症になるリスクが高まります。中高齢から脂漏症を発症する場合のおもな要因です。

● 常在菌の要因

脂漏症になると、常在菌のバランスが崩れます。とくにマラセチアが増殖しやすく、それにともなってかゆみや皮膚炎を起こします。

● 表皮のターンオーバーの要因

皮脂バランスが悪化した結果、表皮のターンオー

バーに変動が起こります。通常、犬のターンオーバーは3週間とされますが、脂漏症になると1週間に短縮され、フケが過剰に生じます。

● 皮膚炎の要因

何らかの原因で皮膚に炎症が生じると、二次的に皮脂の分泌が亢進することがあります。

● 環境要因

気温が高くなり湿度が上昇すると、脂腺からの分泌が亢進します。日本では5～9月に脂漏症の症例数が増える傾向にあります。

● 食事の要因

年齢ステージに合っていない食事の給与、糖質や脂質の過剰な摂取は、脂漏を招く可能性があります。

情報

● 品種

若齢から脂漏症をもっとも認めやすい犬種は、アメリカン・コッカー・スパニエル、ウエスト・ハイランド・ホワイト・テリア、シー・ズーです。その他、ビーグル、ダックスフンド、プードル、バセット・ハウンドなどでも脂漏症を認めます。代謝、皮膚炎、食事などの要因が強く関与する場合は、上記の犬種以外でも脂漏症を認めます。

● 年齢（初発）

遺伝的要因が関与する場合は、3～6ヵ月齢と早い段階から症状が認められます。代謝の異常が関与する場合は、中高齢から脂漏症を生じます。

● 生活環境とライフスタイル

温度・湿度が管理されていない生活環境（気温30℃、湿度80％以上など）、気温が高い時間帯に屋外へ出るなどの要因が確認される場合があります。

● 食事の内容

年齢に適した食事をとっていない場合や、副食（オヤツ）によって糖質や脂質（ビスケット、ボーロ、パ

ン、米、果物など）を過剰に摂取している場合があります。

● スキンケアの状況

脂漏症では表皮のターンオーバーの周期が短くなっているため、1週間に1回洗ってもフケやベタベタがコントロールできない、という場合も少なくありません。また、皮脂を落とすために洗浄力の高いシャンプーを用いているものの、洗浄後に適切な保湿処置がなされていない場合は、皮膚バリア機能が破綻して症状が悪化することもあります。とくに、脂漏症とCADを併発している症例において、このような現象が確認されます。

● 経過

季節性：脂漏症は高温多湿な夏季に悪化する傾向があります。

治療歴：シャンプーなどの洗浄剤、ステロイドやマラセチアに対する薬（抗真菌薬）を使うことでベタベタ、かゆみ、皮膚炎が緩和する場合には、脂漏症が疑われます。

125

症状の分布（写真5、図6）

　皮膚症状は左右対称に分布します。脂漏症は全身的に症状を認めますが、皮膚と皮膚が重なる間擦部（顔のシワ、首の内側、脇や股、指の間、尾の付け根）で症状が強調され、これらの部位はマラセチアが増えやすい部分でもあります。また背中は脂腺の数が多いため、ベタつきを認めることがあります。

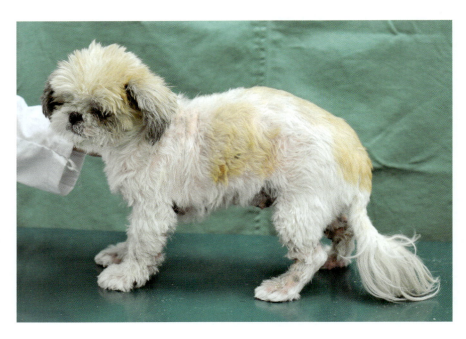

写真5　全体像

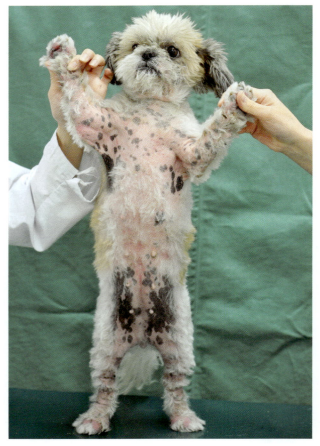

トラブル別スキンケア

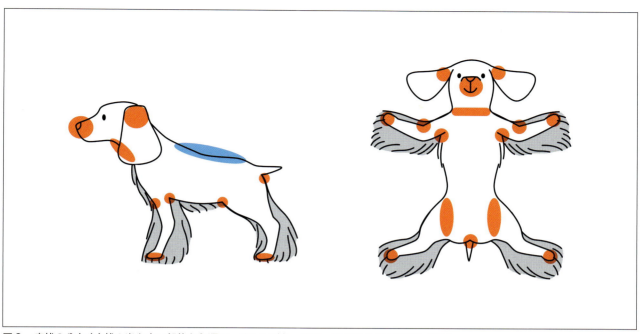

図6　症状の分布（症状の出やすい部位から順に、オレンジ色→青色→それ以外の白色部とする）

皮膚症状

● かゆみ

マラセチアの増殖をともなった場合は、中等度のかゆみを認めます。CADをともなった場合も同様にかゆみをともないます。

● 発疹

油性脂漏症では皮膚および被毛にベタつきが生じます（**写真6**）。白～黄色の大きなフケが出現し、フケは複数の毛を束ねるように付着しています。油性脂漏症ではフケ自体もベタベタしています。乾性脂漏症では、乾いたフケを認めます（**写真7**）。マラセ

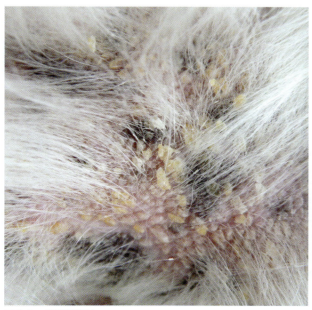

写真6　油性脂漏症

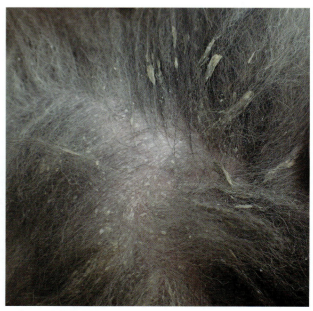

写真7　乾性脂漏症

チアの増殖やかゆみをともなった場合は、赤みが生じます。かゆみが慢性化すると、ゴワゴワ、脱毛、色が黒くなるといった皮膚症状へと発展します（**写真8**）。

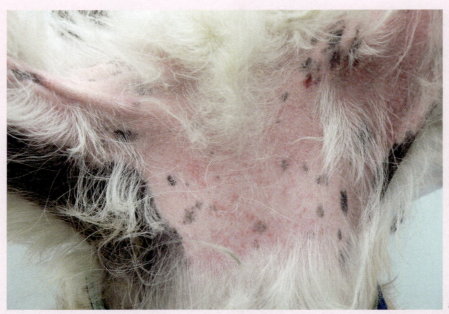

a：胸脇（初期、赤み）

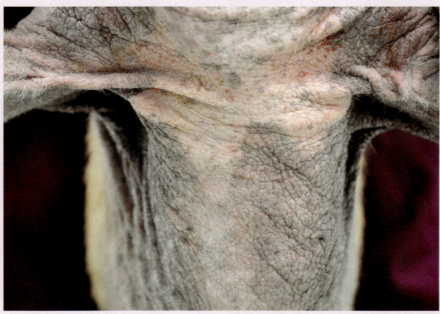

b：胸脇（慢性、ゴワゴワ、黒くなる）

写真8　脂漏症の皮膚症状（1）

トラブル別スキンケア

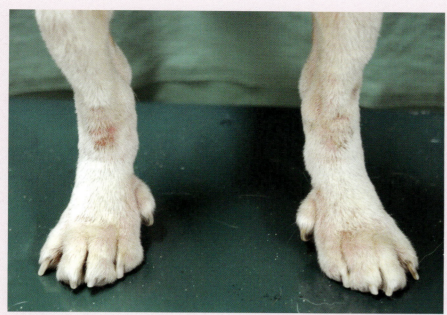

c：肢端（初期、赤み）

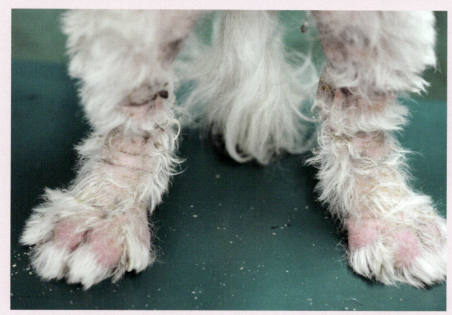

d：肢端（慢性、脱毛と皮膚のゴワゴワ）

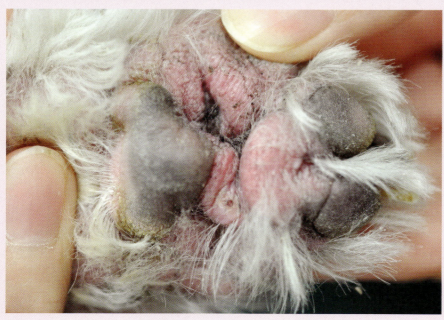

e：肢端の拡大

129

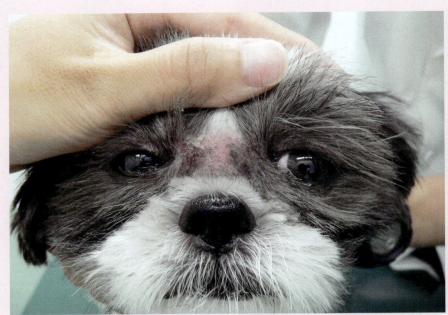

f：顔面のシワ

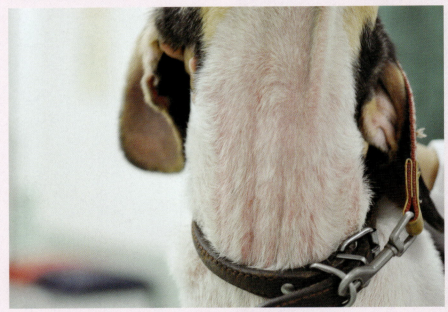

g：首の内側（初期）

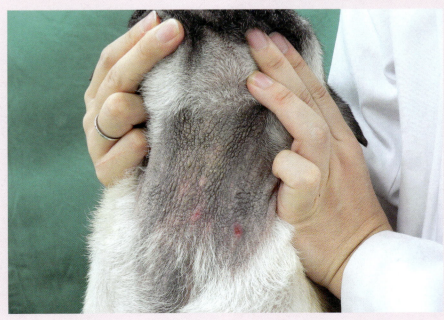

h：首の内側（慢性）

写真8　脂漏症の皮膚症状（2）

皮膚以外の症状

● 耳の症状
　脂漏症では外耳炎を高率に併発します。左右対称性の外耳炎を認め、過剰な耳垢をともないます。とくに油性脂漏症ではベタベタでワックス状の耳垢が大量に発生する場合があります（**写真9**）。

● 一般状態の変化
　中高齢で脂漏症を発症し、その背景に代謝異常が存在する場合は、一般状態の変化を認めます。とくに発生の多い甲状腺機能低下症では、活動性の低下、食欲の低下、体重の増加、体温の低下、脈拍の低下などが認められます。

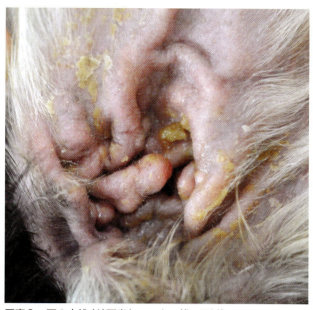

写真9　耳の症状（外耳炎とワックス状の耳垢）

一般的な診断法

　脂漏症はおもに犬種や発症年齢、発疹の分布と形態から診断され、マラセチアの増殖は、皮膚押捺塗抹検査（細胞診）にて確認されます（**写真10**）。中高齢で発症した場合には、代謝異常の探索などを目的として、血液や尿、ホルモン検査などが実施されることもあります。

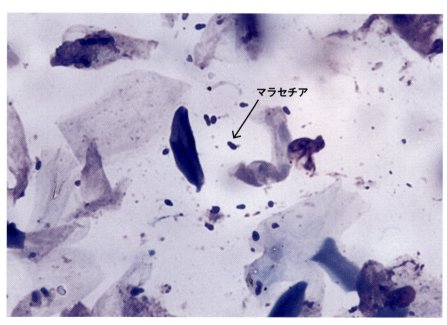

写真10　細胞診におけるマラセチア

> 対応

● スキンケア法（図7、8）

洗浄

皮膚や毛に付着した皮脂汚れ、フケ、マラセチアを除去するスキンケアが必要となるため、シャンプーが有用です。皮脂汚れやフケを効率的に除去するためには、高級アルコール系界面活性剤配合シャンプーが推奨されます。また、シャンプーに配合される皮脂やフケに効果的な成分としては硫黄、乳酸、サリチル酸、トリクロロ酢酸が挙げられます。強力な脱脂作用を期待したい場合は、過酸化ベンゾイル、二硫化セレンが有用ですが、皮膚への刺激性が生じるリスクが高くなるため、部分的な使用に留めましょう。マラセチアが増殖している場合は、クロルヘキシジン、ミコナゾール、ピロクトンオラミンなどの抗菌成分が入った製剤を併用しますが、皮脂を落とす段階とは分けて使用しても良いでしょう。たとえば、皮脂とフケを落とすためにサリチル酸含有製剤で洗い、その後マラセチアの増殖が確認された部分にミコナゾール配合製剤を適応するといった形になります。また、脂漏症であってもシャンプー後はできるかぎり保湿処置をしましょう。

脂漏症とCADが併発する例も少なくなく、そのような症例では高級アルコール系界面活性剤、脱脂や角質溶解作用が強い成分を配合したシャンプーの適応によって、CADに起因する皮膚バリア機能障害が悪化する可能性があります。CADの併発が疑われる症例に対しては、脂漏症があっても、アミノ酸系界面活性剤および保湿剤配合シャンプー剤から導入してみても良いでしょう。

皮脂の除去にはシャンプー以外に入浴が有用です。シャンプー前には重曹泉や硫黄泉、マイクロバブル浴を検討します。また、部分的な皮脂汚れにはクレンジング剤も有用です。入浴やクレンジング剤は強い皮脂汚れがある場合にシャンプーと併用するほか、皮膚バリア機能低下により強い洗浄力のあるシャンプー剤の適応がむずかしい場合に使用しま

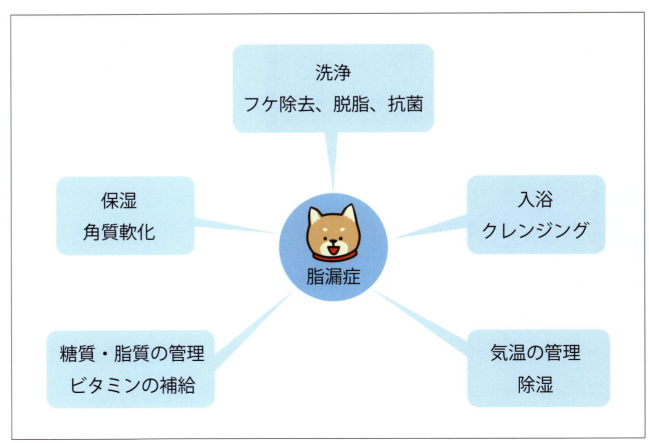

図7　スキンケア法（1）

す。

シャンプーや入浴による洗浄の頻度は、まず週に2回で導入し、ベタベタやフケが良好に管理された場合は、5～7日に1回程度に頻度を下げていきます。また、症状の改善にともない、界面活性剤や脱脂成分の緩和、抗菌成分配合剤の休止を検討します。

保湿

保湿はシャンプーなどによる洗浄後に実施するほか、日常的に適応します。しかし、ベタつきが強い場合は、ホットタオルやワイプなどで汚れを軽く拭いてから保湿剤を適応すると良いでしょう。

保湿成分の大きな制限はありませんが、油性脂漏症に対しては保湿剤の基剤に注意しましょう。とくに油剤を積極的に用いると、ベタベタとした質感が生じるため、印象が悪くなります。油性脂漏症で用いる基剤は、ローションやスプレーなど、さっぱりとした仕上がりになるものが良いでしょう。

フケが過剰に生じている場合、脂漏症が慢性化して皮膚がゴワゴワになっている時には、保湿剤として尿素が有用です。尿素は角質軟化作用を有するため、洗浄後あるいは日常的な脂漏症のフケを緩和することができます。尿素はクリームがもっとも皮膚をやわらかくする効果が期待できます。ゴワゴワになった皮膚も、10～20%程度の尿素クリームを毎日適応することで、徐々にやわらかくなっていきます。

乾性脂漏症では、油性脂漏症とは異なり、油剤を使用することでフケが緩和する場合があります。成分としては、スクワランなどの動植物油のほか、脂肪酸なども効果的です。

保護

CADの併発が疑われる場合には、服の着用などを検討します。ただし、皮脂汚れで服が汚れやすいため、こまめに取り替えましょう。

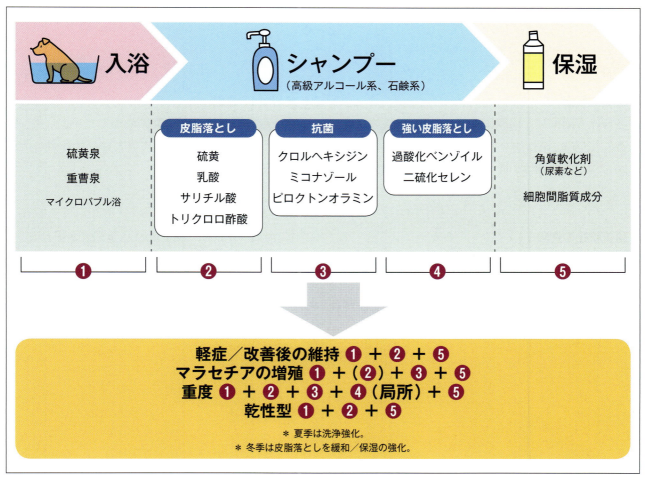

図8　スキンケア法（2）

栄養管理

　年齢に合っていない食事が確認された場合は、適切な栄養バランスの食事に変更します。また、糖質や脂質が副食を通して過剰に給与されている場合には、一度中止してみます。乾性脂漏症の場合には、必須脂肪酸を含有した食事への変更、ビタミンA・Eや亜鉛の補給を検討します。食事内容を変更してからすぐに肌質は変化しにくいため、3ヵ月ほどの観察期間を設けましょう。

一般的な薬物療法

　ステロイド、免疫抑制剤、抗真菌薬、ホルモン調整剤。

環境管理と生活指導

　高温多湿な環境は脂漏症を悪化させます。夏季においては、室温25〜28℃、湿度60〜70%を維持するように意識しましょう。また、冬季になると脂漏が緩和する症例では、それに合わせて洗浄成分や回数を緩和します。CADの併発例では、環境アレルゲンの回避のため、環境清掃を積極的におこないます。

予後

　若齢から脂漏症が発生した場合は、遺伝的な背景が関与しているため、根治を期待することは困難で、生涯にわたるスキンケアが必要となります。中高齢から脂漏症になった場合には、原因を是正することが可能であれば、根治を期待できます。

多汗症

病態（図9）

● 遺伝的要因

　多汗症も脂漏症と同様に特定の犬種において発症することから、遺伝的な要因の関与が考えられます。しかし、その詳細はいまだ明らかにはなっていません。

● 角質軟化の要因

　汗が過剰に分泌されると、皮膚表層の水分が多くなることから、角質が水を吸って軟化します。角質の軟化が起こると、外部からの刺激に対する皮膚の抵抗力が低下します。

● 皮膚pHの要因

　多汗症の場合は、皮膚表層のpHがアルカリ側に傾きます。アルカリ側にある皮膚では、常在菌が増殖しやすくなります。

● 常在菌の要因

　多汗症になると、常在菌のバランスが崩れます。とくにブドウ球菌が皮膚の表層や毛穴で増殖しやすく、皮膚炎やかゆみを起こします。

トラブル別スキンケア

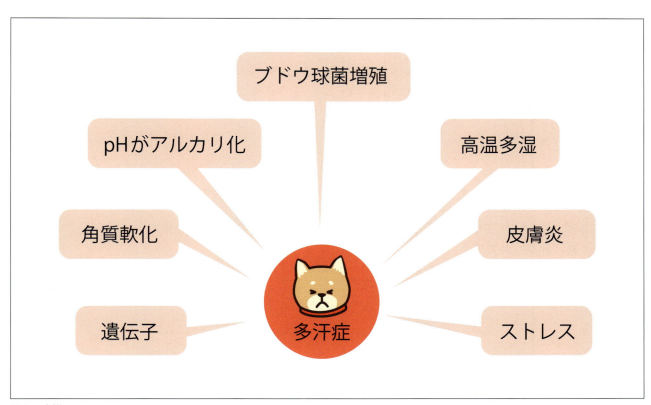

図9　病態

● **精神的な要因**
精神的なストレスを感じると汗の分泌が亢進される場合があります。

● **皮膚炎の要因**
何らかの原因で皮膚に炎症が生じると、汗の分泌が亢進します。

● **環境要因**
気温が高くなり湿度が上昇すると、汗の分泌が亢進します。

情報

● **品種**
若齢から多汗症が生じやすい犬種としては、ヨークシャー・テリアやミニチュア・シュナウザーが挙げられます。

● **年齢（初発）**
比較的若齢から症状が認められます。

● **生活環境とライフスタイル**
脂漏症と同様に、生活環境の温度・湿度が管理されていない場合、多汗症のリスクは上がります。

● **スキンケアの状況**
多汗症では皮膚のベタつきを生じるため、脂漏症と混同されることが多くあります。脂漏症と多汗症ではスキンケアのアプローチ、とくに洗浄方法は大きく異なります。脂漏症と間違えて判断されると、脱脂力やフケを落とす力の強い洗浄剤が頻回に適応されます。したがって、脂漏症に対するスキンケアを徹底的におこなっているにも関わらず、皮膚の状態が管理できていない場合は、多汗症も疑いましょう。

● 経過
季節性：多汗症は夏季に悪化する傾向にあります。
治療歴：若齢から夏季を中心に膿皮症をくり返し、抗菌薬の治療のみでは完治しない場合や、前述のように脂漏症と診断されて一生懸命シャンプーをおこなっているけれども良化しない場合などが確認されます。また、ステロイドや免疫抑制剤の投与で症状の軽減が認められることがあります。
ストレス要因：ライフスタイルや周辺環境の変化など、多汗症が生じる前にストレス負荷のかかる要因が存在する場合があります。動物病院を受診すると多汗症が悪化する症例も存在します。

症状の分布（図10、写真11）

皮膚症状は左右対称に分布します。多汗症はとくに首、脇、股に強調されるほか、体幹背部にもベタつきを生じることがあります。

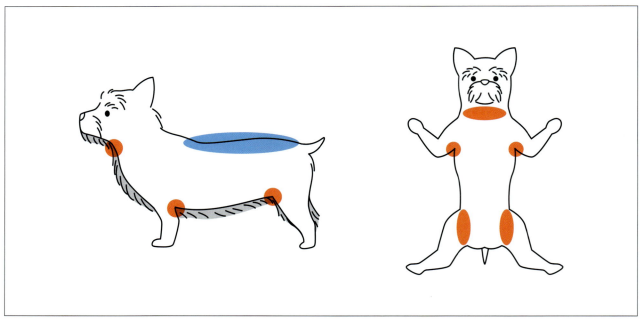

図10　症状の分布（症状の出やすい部位から順に、オレンジ色→青色→それ以外の白色部とする）

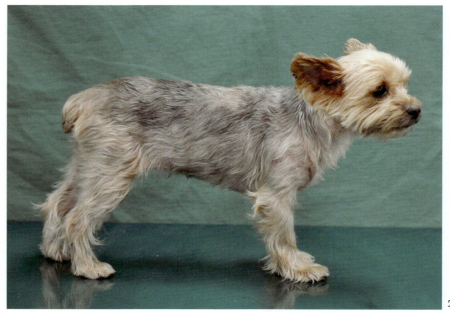

写真11　全体像

トラブル別スキンケア

皮膚症状

● **かゆみ**

ブドウ球菌の増殖をともなった場合は、中等度のかゆみを認めます。CADをともなった場合も、同様にかゆみをともないます。

● **発疹**

皮膚と毛にベタつきが生じます（**写真12**）。脂漏と同じようなベタつきですが、症例をさわった後の手のベタつきは水で比較的簡単に落ちます。脂漏の場合は石鹸などを用いないときれいに落ちません。

汗によって複数の毛が束になり、サラサラあるいはフワフワした質感は消失します。ブドウ球菌の増殖をともなった場合は、ブツブツ（**写真13**）、膿、かさぶた（**写真14**）などが生じます。CADをともなった場合には、赤みが強く出ることがあります（**写真15**）。

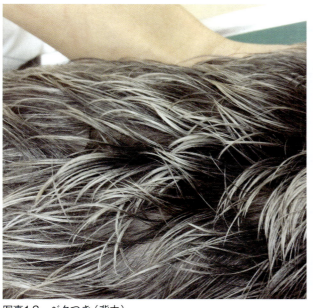

写真12　ベタつき（背中）

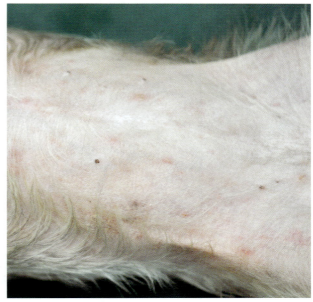

写真13　ブドウ球菌によるブツブツ

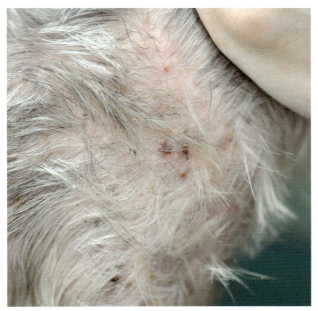

写真14　ブドウ球菌によるブツブツ、かさぶた

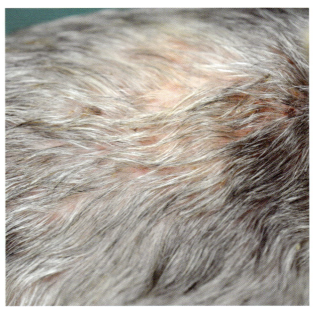

写真15　CAD併発、赤み

皮膚以外の症状

多汗症では皮膚以外の症状を認めることはまれです。しかし、CADをともなった症例では前項で触れたように耳の症状などをともないます（p112参照）。

一般的な診断法

多汗症はおもに犬種や発症年齢、発疹の分布と形態から診断されます。ブドウ球菌の増殖は、皮膚押捺塗抹検査（細胞診／**写真16**）や細菌培養同定検査によって確認されます。

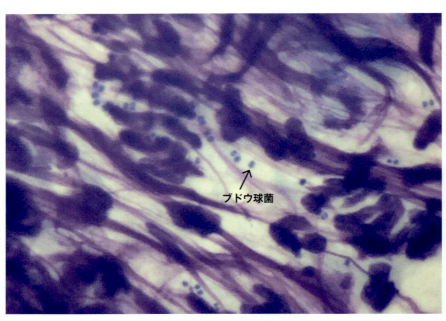

写真16　細胞診におけるブドウ球菌

対応

● **スキンケア法（図11、12）**

洗浄

汗は基本的には水分のため、皮脂とは異なり界面活性剤を用いた積極的な洗浄は必要ありません。むしろ、皮脂が過剰な脂漏症と誤って強い洗浄成分を含んだシャンプーを適応すると、皮膚バリア機能が

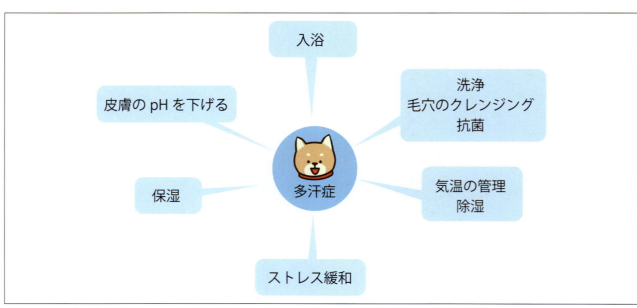

図11　スキンケア法（1）

障害される可能性があります。

多汗症に対する洗浄法としては入浴が有用です。入浴としては食塩泉や保湿浴を用います。炭酸泉は弱酸性のため、多汗症の結果上昇したpHを下げるためには有用ですが、血流改善効果によって発汗が促される場合があることに注意が必要です。入浴温度が高温になると皮膚のpHはアルカリ性に傾くため、35～38℃程度の温浴を5～10分程度おこないます。

犬の汗腺は、大部分がアポクリン腺であり、アポクリン腺は毛包内に汗を分泌しています。したがって、多汗症においては毛穴の汚れが顕著となる場合があり、その場合にはシャンプーの使用を検討します。界面活性剤としては、アミノ酸系界面活性剤から導入を検討し、汚れの落ち具合によって高級アルコール系界面活性剤の使用を検討します。有効成分としては、サリチル酸や硫黄で毛穴のクレンジング効果が期待できます。

多汗症にともなってブドウ球菌の増殖が確認された場合には、抗菌成分配合シャンプーの併用を検討します。犬用の製剤としては、0.5～2％クロルヘキシジン配合製剤が汎用されますが、多汗症の場合は乳酸エチル配合製剤も有効です。乳酸エチルは皮膚に付着すると乳酸とエタノールに分かれます。乳酸は皮膚のpHを下げ、エタノールは抗菌作用が期待されます。抗菌成分配合シャンプーはブドウ球菌増殖にともなうブツブツなどの発疹が出ている部分を中心に使用し、管理ができた場合は休止を検討します。

入浴から導入する場合は、初期には週に2回程度入浴処置をおこない、症状の改善にともなって7～10日に1回程度に調整をします。シャンプーを用いる場合は、"洗いすぎ"に注意を払わなければならないため、シャンプーをした後、どの程度で多汗症の症状（ベタベタ）が戻ってくるかを観察して、洗浄頻度を決定しましょう。

保湿

多汗症では汗による角質軟化が生じている可能性があるため、保湿処置をおこないます。セラミドをはじめとした角質細胞間脂質やヘパリン類似物質などが多汗症の保湿に適しています。ワセリンなどの油剤を過剰に塗布すると、毛孔が塞がる可能性があります。また、尿素などの角質軟化剤は、さらなる角質軟化を生じる可能性があるため、使用を避けると良いでしょう。

保護

軟化した角質を保護するため、服の着用などを検討します。とくにCADを併発した症例では積極的に皮膚を保護します。

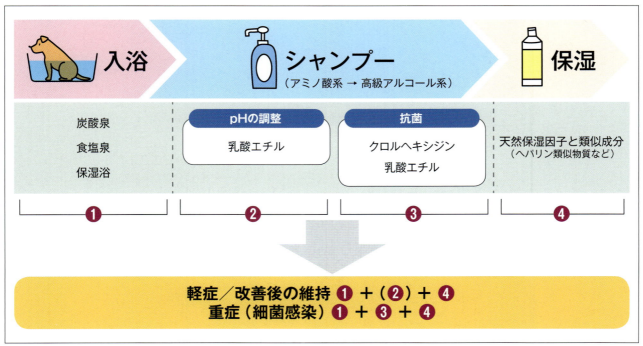

図12　スキンケア法（2）

環境管理と生活指導

脂漏症と同様に、高温多湿な環境を回避します（夏季は室温25～28℃、湿度60～70％を目標）。また、冬季に多汗症が改善する場合には、洗浄成分や回数を緩和します。ストレス負荷で多汗症が助長する可能性があるため、症例の性格や行動を把握し、できるかぎりストレス要因を取り除く必要があります。

一般的な薬物療法

ステロイド、免疫抑制剤、抗菌薬。

CADの併発例では、環境アレルゲンの回避のため、環境清掃を積極的におこないます。

ストレスケア

多汗症の悪化と関連が疑われるストレス要因が存在する場合は、できるかぎり除去します。

予後

多汗症は特定の治療によって根治を期待することは困難で、生涯にわたるスキンケアが必要となります。

トラブル別スキンケア

4 感染症

- ブドウ球菌やマラセチアの増殖はアトピー性皮膚炎、脂漏症、多汗症などにともなって認められるため、菌に対応するスキンケアのみでは管理不足である
- ノミ、ヒゼンダニ、皮膚糸状菌はほかの犬やヒトにも伝染する可能性があるため、迅速な動物病院の受診と加療を優先する

感染する微生物の特性を理解したアプローチ

　皮膚の感染症の原因となる微生物は、外環境から皮膚に感染する微生物と、皮膚に常在する微生物（常在微生物）に分けられます。

　外環境から感染する微生物による皮膚疾患は、微生物に対する薬物治療によって完治することは可能ですが、感染ルートを探索・排除しなければ再発する可能性があります。常在微生物は皮膚疾患の犬にのみ存在するわけではなく、正常な犬の皮膚にも存在します。常在微生物が増殖し、皮膚に悪影響を与えるということは、常在微生物が増えてしまう要因が犬側にあります。常在微生物に対して抗菌薬や薬用シャンプーなどを適応することで症状の良化は認めますが、常在微生物自体は皮膚から完全にいなくなることはありません。したがって、常在微生物が増えてしまう犬側の要因に対してアプローチをおこなわなければ、完治は期待できません。

マラセチア（脂漏症、脂漏性皮膚炎、マラセチア皮膚炎）〈常在微生物〉

病態（図1）

● 原因微生物
　マラセチアは皮膚の表層に常在する酵母様の真菌です。おもに皮脂を利用して生活をしています。

● 脂漏症の要因
　マラセチアは脂漏症にともなって高率に増殖します。したがって、p124で扱った脂漏症の要因（遺伝的な要因、代謝異常、表皮のターンオーバー亢進、皮膚炎、高温多湿、糖質や脂質のバランスの崩れ）はいずれもマラセチアの増殖に貢献する可能性を考慮しなければなりません。

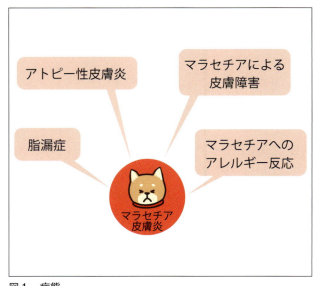

図1　病態

Chapter. 1　Chapter. 2　Chapter. 3　**Chapter. 4**

● CADの要因

　CADの病変部においても、マラセチアの増殖を高率にともないます。p114で紹介したCADの診断指標においても、「マラセチアが検出されやすい」という項目があります。CADでは皮膚バリア機能の低下、慢性的な皮膚炎の発生のほか、CADの好発犬種の一部は脂漏症の好発犬種であることが、マラセチアの増殖を認めやすい要因と考えられています。

● マラセチアによる直接的な皮膚障害

　マラセチアが増殖すると、皮膚を障害する種々の物質を産生します。

● 免疫学的要因

　マラセチアに対してアレルギー反応が起こり、皮膚炎やかゆみを生じる可能性があります。アレルギー反応が起こる症例では、マラセチアの数が少数でもかゆみが強くなる傾向があります。とくにCADを併発している犬では、マラセチアに対するアレルギー反応を起こしやすいと考えられています。

情報

　マラセチアの増殖が検出された、または疑われた場合に確認したい項目はCADと脂漏症に準じます。とくに重要な情報を下記に示しますが、詳細な情報はそれぞれの項を参照してください（p104、125参照）。

● 品種

　脂漏症あるいはCADの好発品種はマラセチアの増殖を認めやすい傾向にあります。とくに両疾患の好発品種であるウエスト・ハイランド・ホワイト・テリア、シー・ズーには注意が必要です。

● 年齢（初発）

　マラセチアの増殖が認められるようになった年齢から、増殖要因を推測します。

遺伝的な要因（生まれつき）で脂漏症がある症例：
　3〜6ヵ月齢
CADが背景にある症例：3歳未満
代謝異常などで脂漏症になった症例：中高齢

● 生活環境とライフスタイル

　高温多湿な環境で生活すると脂漏症が悪化します。CADの症例では不規則な生活やストレス要因で症状が悪化することがあります。

● 食事の内容

　年齢に合った栄養バランスがとれていない場合や、糖質や脂質が過剰に給与されている場合に脂漏症が悪化します。また、CADの症例では食物アレルギーを併発することが少なくありません。

● スキンケアの状況

　週に1回以上洗わないと皮膚のフケやベタつきが管理できない場合は、脂漏症が疑われます。また、マラセチアを管理するためにシャンプーなどの洗浄を週に2回以上おこなっているものの、皮膚症状が管理できない場合はCADの関与が疑われます（頻回のシャンプーで皮膚バリア機能が障害されているため）。とくに洗浄後に保湿がおこなわれていない、過度なドライングがおこなわれている症例では注意が必要です。

● 経過

季節性：脂漏症は高温多湿な夏季に悪化する傾向があります。アトピー性皮膚炎においても、症状の変動に季節が関与することがあります。

治療歴：皮膚と毛の洗浄、ステロイドや抗真菌薬を使うことで症状が緩和する場合には、脂漏症やCADの関与が疑われます。

トラブル別スキンケア

症状の分布（図2、写真1）

皮膚症状は左右対称に分布します。マラセチアは脂漏症（**写真2〜4**）とCAD（**写真5、6**）の好発部位に認められますが、とくに皮膚と皮膚が重なる間擦部（顔のシワ、首の内側、脇や股、指の間、尾のつけ根）で活発に増殖する傾向があります。

皮膚症状

● かゆみ

中等度のかゆみをともないます。CADを併発し、マラセチアに対してアレルギー反応を起こす症例では、重度のかゆみになることもあります。

● 発疹

初期には赤み、ベタつきのある大型のフケが生じます。かゆみ動作が慢性化すると、ゴワゴワ、脱毛、色が黒くなるといった皮膚症状へと発展します。

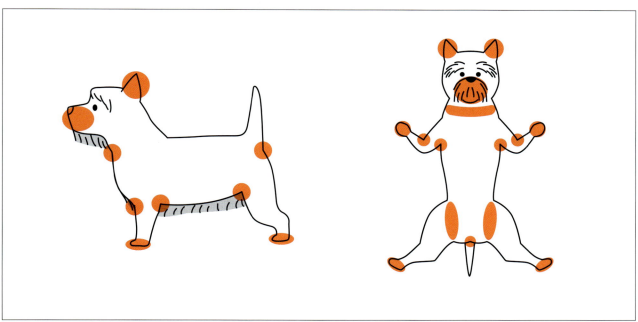

図2　症状の分布（症状の出やすい部位から順に、オレンジ色→青色→それ以外の白色部とする）

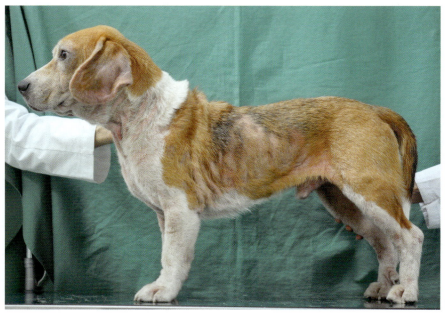

写真1　全体像

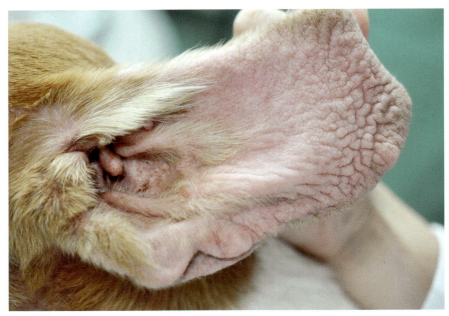

写真2　耳（赤みとゴワゴワ）

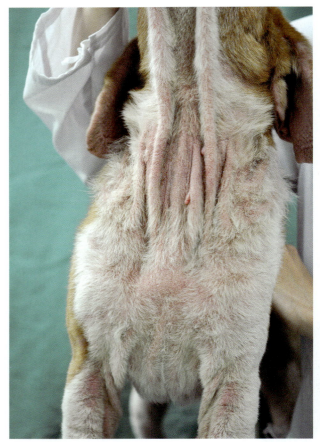

写真3　首の内側

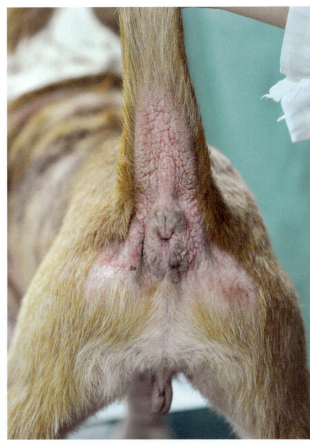

写真4　尾のつけ根

トラブル別スキンケア

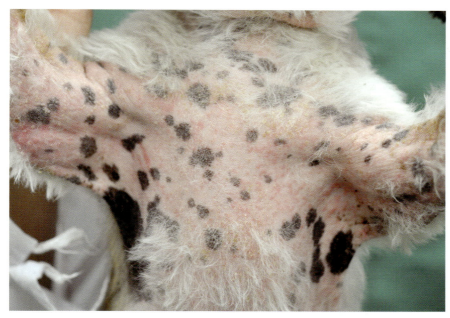

写真5　胸脇（ブツブツ、フケ）

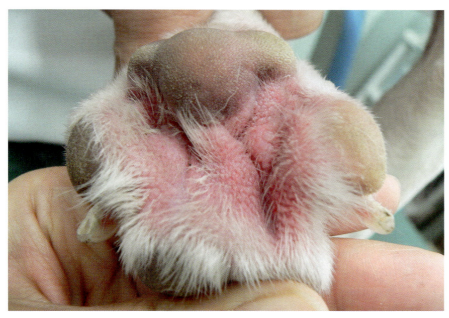

写真6　趾間（CAD併発、強い赤み）

皮膚以外の症状

● 耳の症状

脂漏症やCADが背景にある場合は、左右対称性の外耳炎を高率に併発します。耳垢はベタベタしたワックス状となり、耳垢の中にもマラセチアが増殖します（**写真2**）。

● 消化器症状

食物アレルギーを併発した症例では、消化器症状をともなうことがあります。

● 一般状態の変化

　脂漏症の背景に代謝異常が存在する場合（**写真7**）は、活動性や食欲の低下、体重の増加などが認められます。

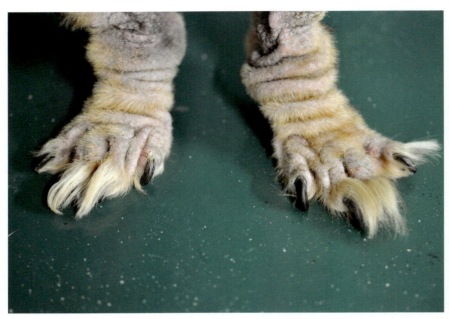

写真7　代謝異常の症例

一般的な診断法

　マラセチアの検出は容易で、テープやスライドグラスを皮膚に押捺する皮膚押捺塗抹検査（細胞診）を用います（**写真8**）。しかし、マラセチアを検出することが診断において一番重要なポイントとなるわけではありません。それよりも、なぜ常在微生物のマラセチアが増えたのか？　という要因を探索することが重要です。したがって、マラセチアの増殖要因となりやすいCADと脂漏症の探索（外部寄生虫症の除外、除去食試験、代謝異常の検出のための健康診断など）を並行しておこなわなければなりません。

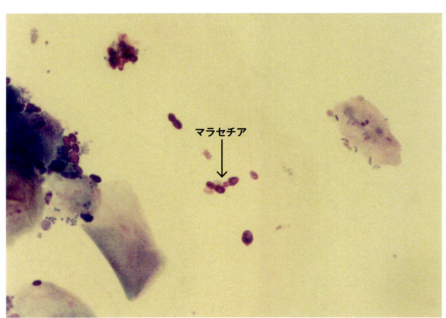

写真8　細胞診におけるマラセチア

対応

● 動物病院の受診

マラセチアの増殖とその増殖要因を確認するために、動物病院の受診を促します。

● スキンケア法（図3、4）

基本的には脂漏症とCADに準じたスキンケアを実施します（p115、133参照）。

洗浄と保湿

マラセチアを除去しつつ、皮脂やフケを管理するためにはクレンジング剤、入浴（重曹泉、硫黄泉など）、シャンプーが有用です。皮脂汚れをしっかり除去するためには高級アルコール系界面活性剤、角質溶解剤、脱脂剤などを含んだシャンプーを用いますが、CADの併発が疑われる症例では皮膚バリア機能障害の可能性を考慮して、アミノ酸系界面活性剤および保湿剤配合シャンプーから導入します。

マラセチアへの抗菌作用が期待できる物質にはクロルヘキシジン、ミコナゾール、ピロクトンオラミンなどが挙げられます。2％クロルヘキシジン・ミコナゾールを含有した洗浄剤は、マラセチア皮膚炎に対して高い効果が得られることが報告されています。しかし、抗菌作用を有する洗浄剤はあくまでもマラセチアを除去することに特化したものです。マラセチアの除去が達成された後に漫然と抗菌作用を有する洗浄剤を継続することは、適切なスキンケアとは言えません。ベースのスキンケアとして、マラセチアの増殖要因となるCADや脂漏症に準じた洗浄をおこない、マラセチアが増えた際に抗菌作用を有する洗浄剤を併用することが長期的なスキンケア管理を成功させるポイントと考えられます。

シャンプーや入浴による洗浄の頻度は、週に2回で導入し、マラセチアが良好に管理された場合は、5〜7日に1回程度と頻度を下げていきます。

洗浄後には保湿をおこないます。脂漏症を併発し、フケや皮膚のゴワゴワがある場合は角質軟化作用のある尿素が有用です。CADの症例では、セラミド関連物質の補充を洗浄後のみならず日常的な適応として検討します。

その他

年齢に合っていない食事、糖質や脂質の過剰摂取が確認された場合は、適切な栄養バランスの食事に変更します。CADの症例ではつねに食物アレルギーの併発に留意しましょう。

高温多湿な夏季においては、室温25〜28℃、湿度60〜70％を維持します。

CADの併発例では、環境アレルゲンの回避のための環境清掃や服の着用などを検討します。

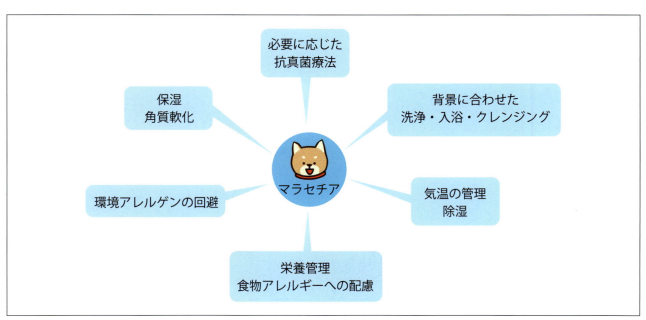

図3　スキンケア法（1）

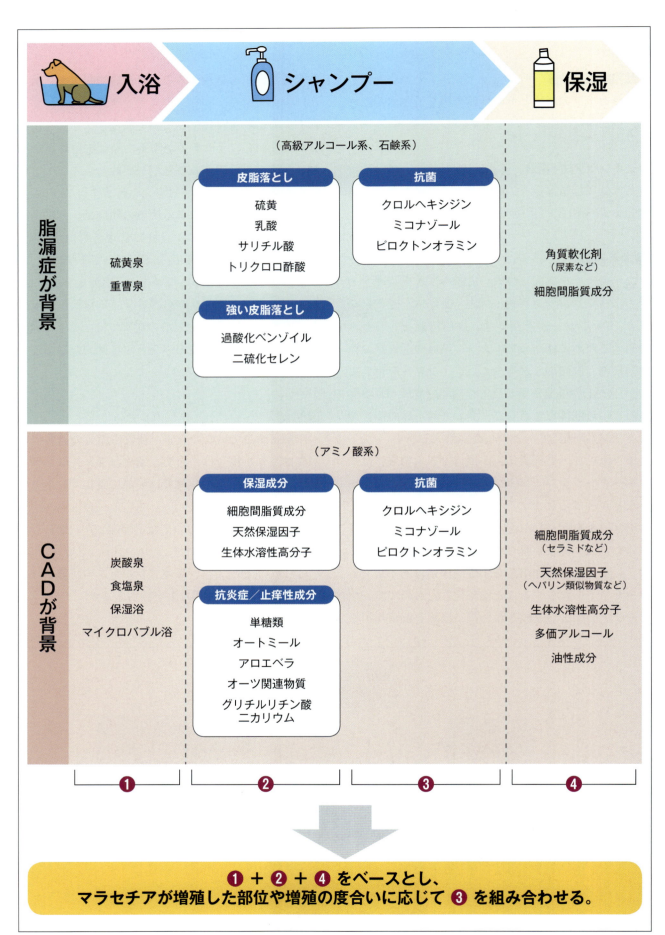

図4　スキンケア法（2）

一般的な薬物療法

マラセチアに対しては抗真菌薬が汎用されますが、前述のスキンケアでも十分な管理が可能です。その他、CADなど増殖した背景に応じてステロイドや抗アレルギー剤などが使用される場合があります。

予後

若齢から発症するCADや脂漏症を背景とする場合には完治することはむずかしく、生涯にわたる管理が必要となります。

ブドウ球菌（膿皮症）〈常在微生物〉

病態（図5）

- **原因微生物**
  ブドウ球菌は皮膚の表層および毛包内に常在する細菌です。

- **多汗症の要因**
  多汗症では角質層の軟化のほか、皮膚表面のpHがアルカリ性に傾き、細菌が増えやすい状況になります。

- **CADの要因**
  CADでは皮膚バリア機能が低下するほか、常在微生物のバリエーションが少なくブドウ球菌が増えやすい傾向があります。

- **代謝や免疫力の低下**
  ホルモンバランスの不均衡など、皮膚以外の臓器にトラブルがあり代謝や免疫力が低下すると、細菌感染が助長されます。

- **ブドウ球菌による直接的な皮膚障害**
  ブドウ球菌は種々の病原因子を産生し、表皮や毛包内へ侵入します。

- **免疫学的要因**
  CADが背景にある症例では、ブドウ球菌に対するアレルギー反応が起こる可能性が示唆されています。

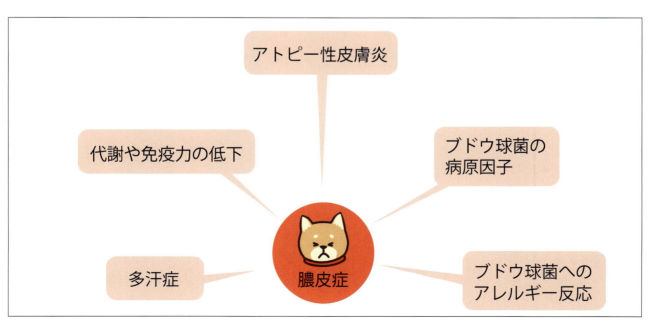

図5　病態

情報

ブドウ球菌が検出された、または疑われた場合に確認したい項目はCADと多汗症に準じます。とくに重要な情報を下記に示しますが、詳細な情報はそれぞれの項を参照してください（p104、135参照）。

● 品種

多汗症あるいはCADの好発品種はブドウ球菌の増殖を認めやすい傾向にあります。ヨークシャー・テリアやミニチュア・シュナウザーは両疾患を併発することが多いため、注意が必要な犬種です。

● 年齢（初発）

発症年齢から、ブドウ球菌の増殖要因を推測します。

多汗症やCADが背景にある症例：1～3歳
代謝や免疫力の低下がある症例：中高齢（あるいは幼若齢）

● 生活環境とライフスタイル

高温多湿な環境ではブドウ球菌の活動が旺盛になります。CADが背景にある場合は、不規則な生活やストレス要因で症状が悪化することがあります。

● 食事の内容

CADの症例では食物アレルギーを併発することがあるため、食事内容への配慮が必要です。

● スキンケアの状況

クロルヘキシジンなどの抗菌成分を配合した洗浄剤で皮膚症状が良化する場合は、ブドウ球菌の関与が疑われます。一方、膿皮症と診断され、抗菌成分配合シャンプーでこまめに洗っているにも関わらず皮膚症状の管理ができていない場合は、頻回の洗浄により皮膚へのダメージが出る多汗症やCADが背景にある可能性が疑われます。とくに多汗症で生じる皮膚のベタつきは脂漏症と混同され、積極的な皮脂落としがおこなわれる場合も多いため、注意が必要です。

● 経過

季節性：多汗症は高温多湿な夏季に悪化する傾向にあります。CADにおいても、症状の変動に季節が関与することが少なくありません。

治療歴：一過性の膿皮症は皮膚と毛の洗浄、抗菌薬を使うことで症状が緩和します。再発の多い症例や抗菌薬の効果が出にくい症例では、多汗症やCADの関与が疑われます。

症状の分布（図6、写真9、10）

皮膚症状は左右対称に分布することが多いですが、非対称の場合もあります。膿皮症はおもに体幹部（背部／**写真11**・腹部／**写真12**）に症状を認めることが多いです。

皮膚症状

● かゆみ

中等度のかゆみをともないます。CADが背景にある症例では膿皮症の症状が出ている場所以外に、顔（目、鼻、口まわり含む）、耳、首の内側、胸～お腹（お腹側）、脇、股、足先などにかゆみを認めやすい傾向があります。

● 発疹

初期にはブツブツ、膿のたまり（膿疱）が認められます。毛包の中でブドウ球菌が増えた場合は、毛孔に一致したブツブツ（**写真13**）や膿（**写真14**）が認められ、虫食い状の脱毛をともなうことが多くなります（**写真10**）。また、輪状に黄色のフケがつくことも膿皮症の症状の特徴です（**写真15**）。ブドウ球菌の感染が重度になると、大きなニキビのような腫れへと発展することがあります（**写真16**）。

トラブル別スキンケア

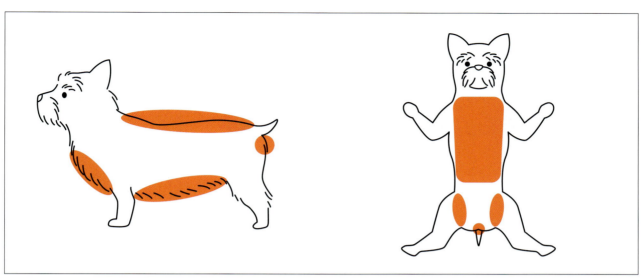

図6　症状の分布（症状の出やすい部位から順に、オレンジ色→青色→それ以外の白色部とする）

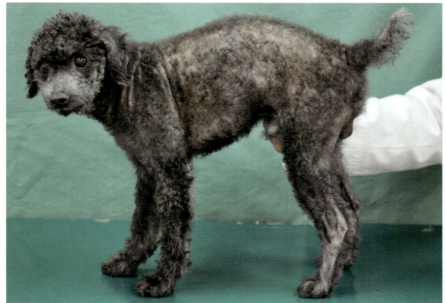

写真9　全体像

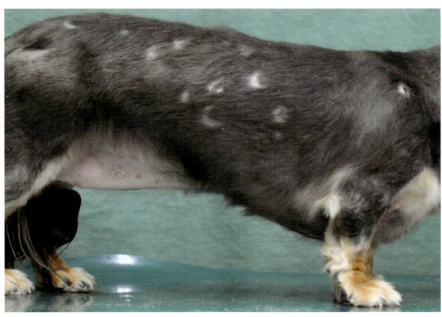

写真10　虫食い状脱毛の全体像

151

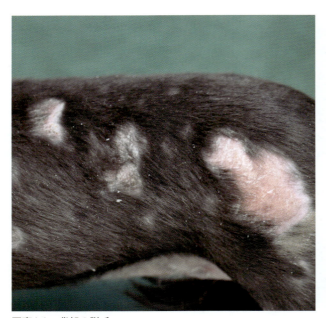
写真11　背部の脱毛

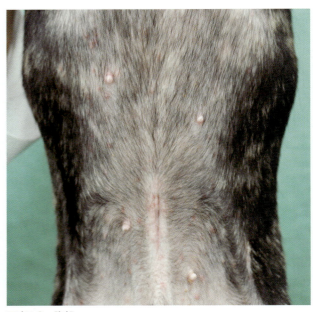
写真12　腹部

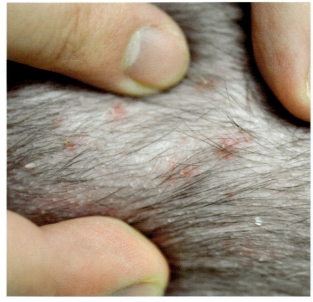
写真13　毛孔に一致したブツブツ

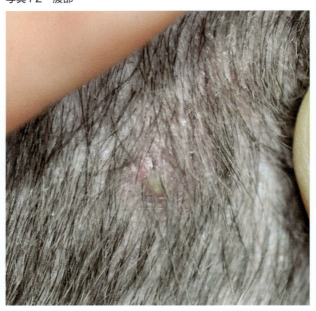
写真14　膿

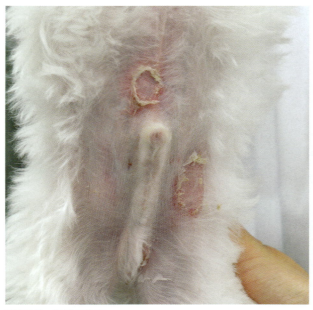
写真15　輪状の発疹

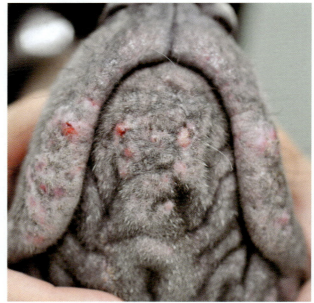
写真16　腫れ（深部感染）

皮膚以外の症状

● 耳の症状

CADが背景にある場合は、左右対称性の外耳炎を高率に併発します。

● 消化器症状

食物アレルギーを併発した症例では、消化器症状をともなうことがあります。

● 一般状態の変化

代謝や免疫力の異常が存在する場合は、活動性や食欲、排便排尿などに変動が認められることがあります。

一般的な診断法

ブドウ球菌は膿やブツブツを潰して、細胞診をおこなうことで検出できます（**写真17**）。細胞診でブドウ球菌を疑う構造が確認された場合は、ブドウ球菌の種類と効果のある薬物を調べる検査を併せておこないます（細菌培養同定検査、薬剤感受性試験、p83参照）。

マラセチアと同様に、ブドウ球菌が増殖した要因（CADや多汗症、免疫力の低下など）を探索することが重要となります。とくに中高齢でブドウ球菌感染が検出され、何らかの体調変動をともなう場合は、血液や尿、X線検査などの健康診断がおこなわれます。

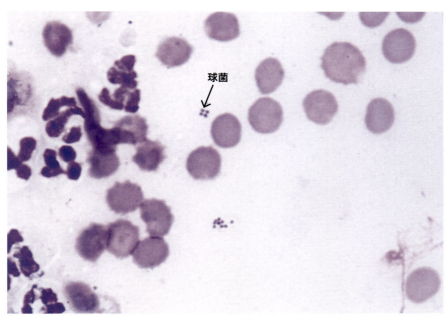

写真17　細胞診における球菌

対応

● 動物病院の受診

ブドウ球菌の検出、感染した要因を確認するために動物病院の受診を促します。

● スキンケア法（図7、8）

洗浄と保湿

症例に応じて入浴、シャンプー、保湿を組み合わせることで高いスキンケア効果が期待できます。入浴は硫黄泉や炭酸泉が有効です。硫黄泉は毛包のクレンジング効果が期待できるため、毛孔に一致したブツブツが認められる症例で検討します。炭酸泉は皮膚のpHを酸性に傾けます。

シャンプーの界面活性剤はアミノ酸系～高級アルコール系まで幅広く用いることができますが、CADが背景にある症例では低刺激の界面活性剤と保湿剤が含まれた製剤を選択します。さまざまな抗菌成分がありますが、複数の研究によってブドウ球菌に対して高い効果が証明されている成分は、消毒薬としても用いられる成分のクロルヘキシジン（2～4％）です。過酸化ベンゾイルやポピドンヨードは抗菌作用がありますが、皮膚への刺激が問題となります。近年の研究では、クロルヘキシジンは過酸化ベンゾイルやポピドンヨードと同等あるいはそれ以上の効果を示す可能性が示されています。乳酸エチルは皮膚のpHを下げ、さらに抗菌作用が期待できるため、多汗症の症例に有効です。ティーツリーオイルやヒノキチオールはマイルドな抗菌作用が期待されます。セイヨウナツユキソウやボルド葉の抽出物は、皮膚が産生する抗菌活性のある物質（抗菌ペプチド）の産生を促す可能性のある物質です。ブドウ球菌の感染が旺盛な初期にはクロルヘキシジンなどの抗菌成分が含まれたシャンプーで導入し、感染がコントロールされた際にはマイルドな抗菌成分が配合されたものへ変更を検討します。

マラセチアと同様に、感染がコントロールされた

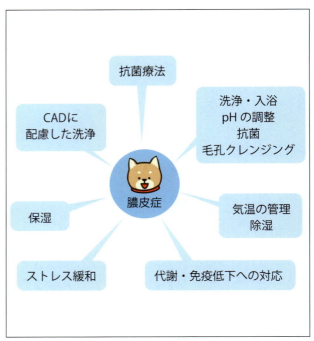

図7　スキンケア法（1）

場合は感染の背景にあるCADや多汗症に準じた管理への移行を検討します。また、入浴の項でも触れましたが、毛孔に一致した発疹がある場合は、毛包のクレンジング作用のある硫黄やサリチル酸が配合された製剤を、抗菌成分が配合された製剤と併用すると良いでしょう。

保湿剤の制限はとくにありませんが、CADが背景にある症例では細胞間脂質成分の補充を考慮します。洗浄後は、しっかりと保湿をおこないましょう。

その他

CADの症例ではつねに食物アレルギーの併発に留意し、環境アレルゲンの回避のための環境清掃や服の着用などを検討します。高温多湿な夏季においては、室温25～28℃、湿度60～70％を維持します。発汗はストレス要因で悪化するため、多汗症の症例ではストレスケアをおこないます。免疫を賦活するために乳酸菌製剤などのサプリメントを併用することも検討します。

トラブル別スキンケア

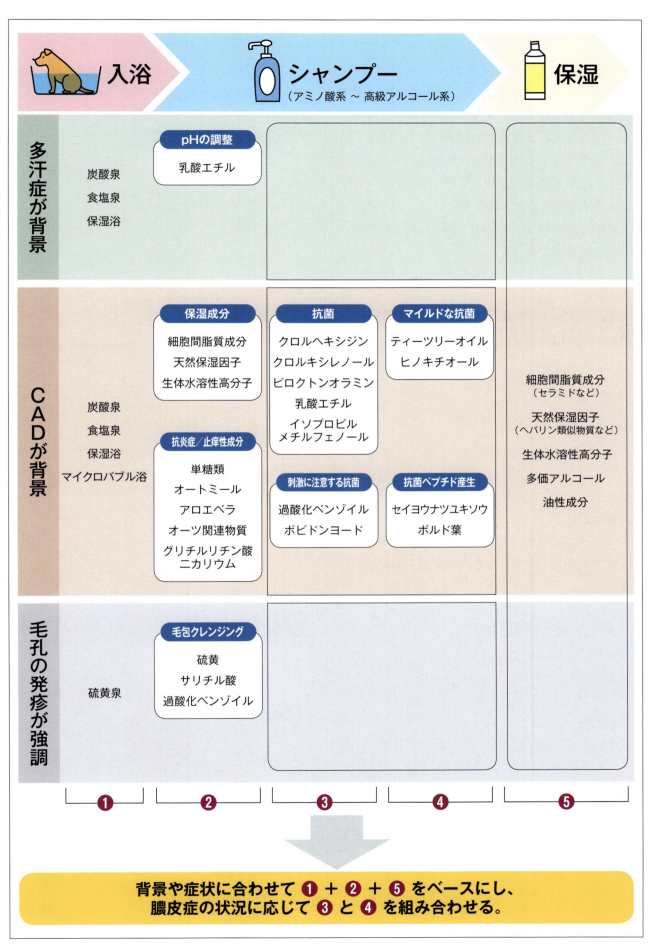

図8　スキンケア法（2）

一般的な薬物療法

ブドウ球菌に対しては抗菌薬が汎用されますが、前述のスキンケアでも十分な管理が可能です。ブドウ球菌は常在菌のため、完全に皮膚から消失することはありません。抗菌薬を無計画に投与すると、抗菌薬に対してブドウ球菌が抵抗性を獲得することが多いため、長期的に膿皮症を管理するためにスキンケアに重点を置くことも重要です。

その他、CADや多汗症などの背景に応じた薬物が使用される場合があります。

予後

抗菌療法を行うことで3～4週間ほどで膿皮症の症状を軽減することが可能です。しかし、CADや多汗症が存在する症例では再発しやすい傾向があります。

ニキビダニ（ニキビダニ症、毛包虫症）〈常在微生物〉

病態（図9）

● 原因微生物

ニキビダニはおもに毛包内に常在する寄生虫です。

● 免疫力の低下

ニキビダニの増殖はおもに免疫力の低下が原因で生じます。免疫力に異常をきたす要因を下記に示します。

・生まれつき免疫機構に異常
・幼若齢、老齢
・栄養不良
・ホルモンバランスの不均衡
・悪性腫瘍
・ステロイドなど免疫力低下を引き起こす薬物の使用

● ニキビダニの増殖による毛包や皮膚の障害

ニキビダニが毛包内で増殖すると毛包が破綻することがあります。重症例では皮膚バリア機能の低下が起こります。

● 細菌感染

ニキビダニが増えて毛包や皮膚バリアのコンディションが悪くなると、ブドウ球菌の感染を併発することが少なくありません。

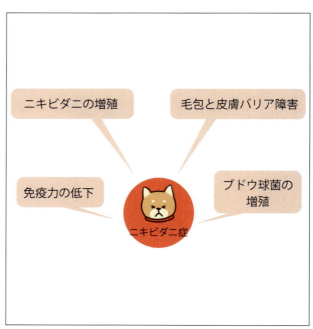

図9　病態

トラブル別スキンケア

情報

● **品種**

免疫力の低下が起これば、いかなる品種でもニキビダニ症は起こり得ます。国内ではブルドッグ、ボストン・テリア、ウエスト・ハイランド・ホワイト・テリア、シー・ズーにおける発症を比較的多く認めます。

● **年齢（初発）**

発症年齢から免疫低下を起こす要因を推測します。

3～18ヵ月齢：若齢、栄養不良など
4歳以上：老齢、ホルモンバランスの不均衡、悪性腫瘍、ステロイドの使用など

● **食事の内容**

成長期の犬に適切な栄養が与えられていないなど、栄養バランスの偏った食事を与えていないか確認します。

● **スキンケアの状況**

ニキビダニ症ではブドウ球菌の感染をともなうことが多いため、膿皮症として対応されていることがあります。膿皮症に対する洗浄や入浴処置がおこなわれているにも関わらず、皮膚症状の管理が困難な場合にニキビダニ症の関与を疑います。

● **経過**

CADなどのアレルギー性疾患に対して、ステロイドや免疫抑制剤を長期的に使用していた症例では、ニキビダニ症の発症リスクが高くなります。

症状の分布（図10、写真18、19）

皮膚症状は左右対称に分布します。ニキビダニ症は顔面、頭部、四肢端（**写真20**）に好発します。重症例では体幹部にも広範囲に症状を認めます（**写真21**）。

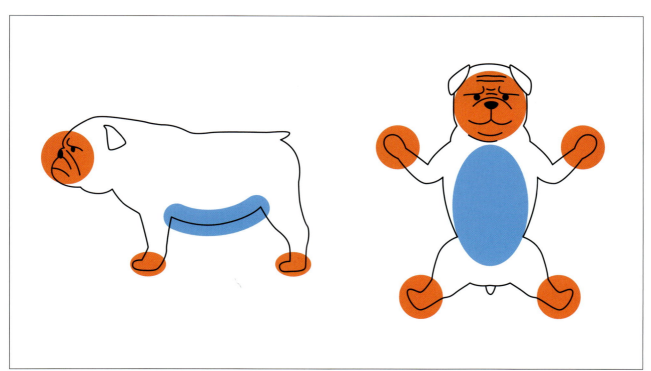

図10　症状の分布（症状の出やすい部位から順に、オレンジ色→青色→それ以外の白色部とする）

157

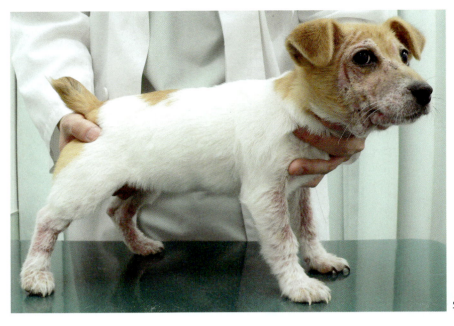

写真18　全体像（若齢）

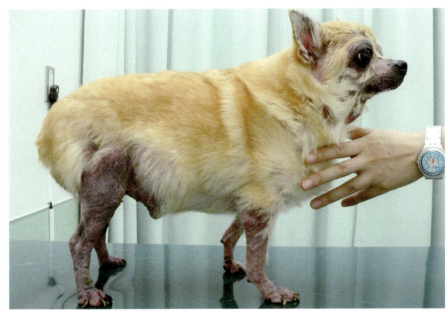

写真19　全体像（老齢）

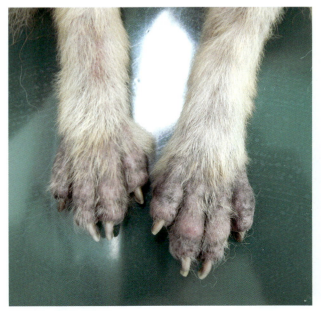

写真20　肢端（脱毛）

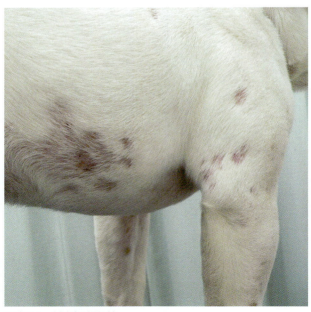

写真21　側胸部（脱毛）

皮膚症状

● **かゆみ**

ニキビダニの増殖のみではかゆみは軽度です。ブドウ球菌の感染をともなった場合は、かゆみが強くなります。

● **発疹**

ニキビダニは毛包を障害するため、初期に毛孔に一致したブツブツ（**写真22、23**）や脱毛（**写真21**）、赤みが認められます。また、毛孔にフケが詰まって広がった発疹（コメド／**写真24**）も認められます。ブドウ球菌の感染があると、膿のたまりが認められます（**写真23**）。感染が重度の場合には、皮膚の腫れやえぐれ、出血が生じることがあります（**写真25**）。

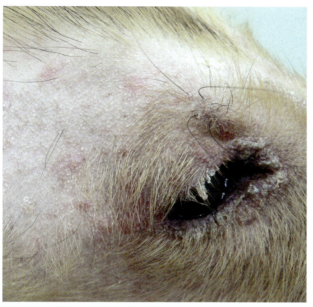

写真22　毛孔に一致したブツブツ

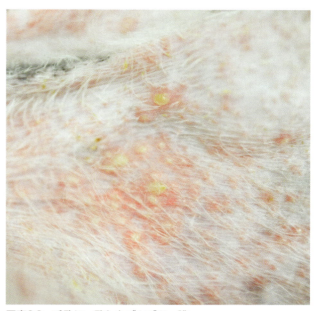

写真23　毛孔に一致したブツブツ、膿

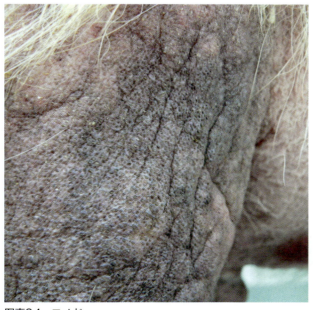

写真24　コメド

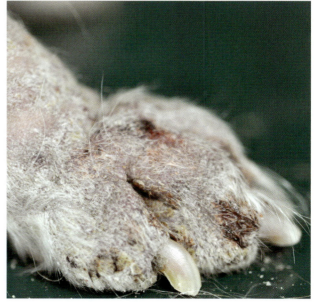

写真25　腫れ、出血（重症例）

皮膚以外の症状

● 一般状態の変化

免疫力が低下している症例では、活動性や食欲、排便排尿などに変動が認められることがあります。一般状態がかなり悪いこともあるため注意しましょう。

一般的な診断法

ニキビダニは皮膚掻爬物直接鏡検（スクレーピング検査）で検出可能です（**写真26**）。毛包の中にいるニキビダニを削り出すため、検査時に少量の出血をともなうことがあります。

また、毛検査でもニキビダニを検出することができます。ノミやヒゼンダニと異なり、ニキビダニの検出率は高いです。膿をともなう症例では、ブドウ球菌の検出を併せておこないます（細胞診、細菌培養同定検査、薬剤感受性検査）。高齢でニキビダニが検出された場合は、重篤な病気が隠れていることも少なくないため、一般状態に応じて総合的な健康診断が必要となります（**写真27**）。

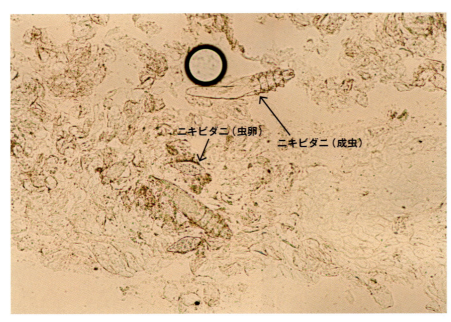

写真26　皮膚掻爬物直接鏡検

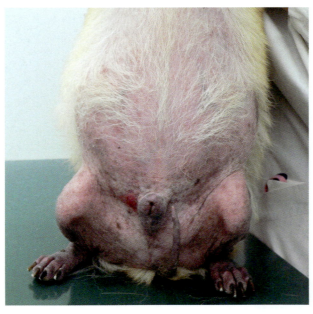

写真27　ホルモン疾患併発（高齢）

対応

● **動物病院の受診**

ニキビダニの増殖が疑われた場合は、迅速に動物病院の受診を促します。とくに一般状態が低下している症例は注意が必要です。

● **スキンケア法（図11、12）**

ニキビダニ症はスキンケアのみで対応するのがむずかしいことも少なくありません。適切な駆虫療法、発症要因の管理と並行して、補助的にスキンケアを実施しましょう。

洗浄と保湿

ニキビダニ症に対する洗浄のポイントは、毛包のクレンジングで毛包の中にいるニキビダニをかき出すこと、ブドウ球菌増殖をともなった場合は適切な抗菌製剤の検討をすることです。入浴では毛包のクレンジング効果と軽い殺ダニ効果を期待できる硫黄泉が推奨されます。シャンプーは硫黄、サリチル酸が配合された製剤が毛包のクレンジングとして期待できます。過酸化ベンゾイルは毛包のクレンジングと抗菌作用が期待できますが、脱脂・漂白作用などの刺激性に注意する必要があります。ブドウ球菌の増殖をともなう場合は、クロルヘキシジンなどの抗菌成分、マイルドな抗菌成分を配合した洗浄剤の部分的な併用を検討します。症状が重度で皮膚の腫れやえぐれ、出血が強い場合、発症背景によって皮膚のコンディションが悪い場合（たとえばホルモンの異常があって皮膚が薄い、脱毛が重度など）はシャンプー自体が刺激となることもあるため、入浴処置のみにとどめることも考慮します。

保湿剤の制限はとくにありませんが、洗浄後には保湿処置をおこない、洗浄による肌リスクを低減しましょう。また、皮膚のえぐれや出血がある場合には油剤で表面をカバーすることも検討します。

その他

年齢ステージに合った適切な栄養バランスの食事に調整します。また、状況に応じて乳酸菌製剤などの免疫を賦活するサプリメントを併用します。

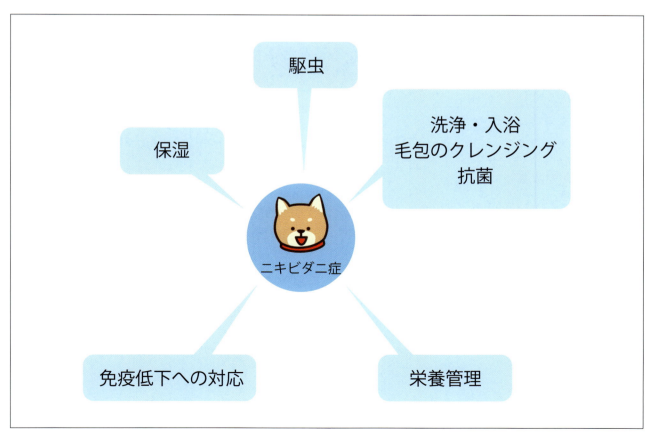

図11　スキンケア法（1）

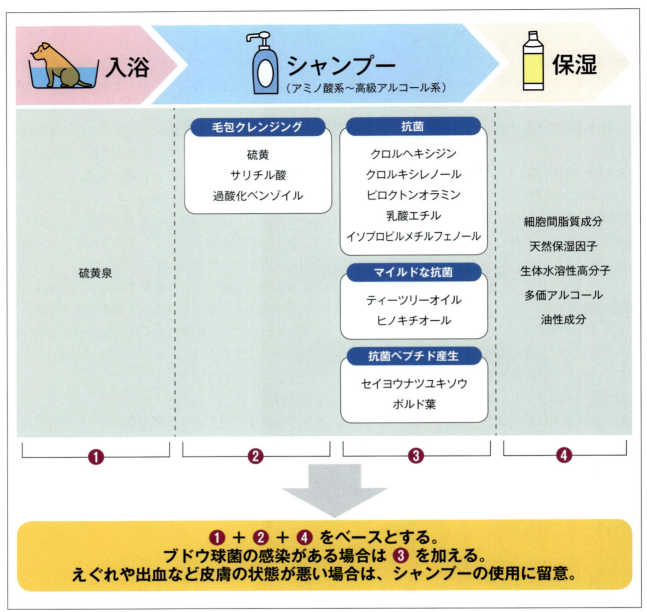

図12 スキンケア法（2）

一般的な薬物療法

ニキビダニには駆虫薬が用いられます。ブドウ球菌の増殖を併発している例では抗菌薬が使用されますが、スキンケアである程度は管理できます。ニキビダニ症の発症背景によっては、ホルモン調整剤や抗がん剤、外科手術などが必要になることもあります。

予後

発症要因が同定・管理され、駆虫療法が奏効した場合には3〜6ヵ月ほどで寛解します。悪性腫瘍やホルモン疾患など、重篤な発症背景がある症例では、完治が期待できないことがあります。

ノミ（ノミ刺症、ノミアレルギー性皮膚炎）〈外環境から感染する微生物〉

病態（図13）

- **原因微生物**

犬に感染するおもなノミはネコノミです。

- **環境要因**

ノミは草むら、縁の下や庭など、暗くて湿度の高い場所に潜んでいます。そのような場所からノミが感染するほか、感染したほかの犬や猫との接触によっても感染します。温度18〜27℃、湿度75〜80%がノミにとって好ましい環境で、驚異的な繁殖力をみせます。したがって、国内では梅雨前後から活発に活動しますが、部屋の中にノミが入ってしまった場合には、たとえ低温で乾燥した冬季でも、暖かい部屋の中で活動する可能性があります。

- **ノミによる直接的な皮膚障害**

ノミは吸血昆虫のため、真皮の血管から吸血する際に皮膚が障害され、皮膚に炎症が生じます。ノミによる直接的な皮膚障害をノミ刺症とよびます。

- **免疫学的要因**

ノミが吸血する際に、ノミの唾液が皮膚の中に侵入します。そのノミの唾液の成分にアレルギー反応が起こった病態が、ノミアレルギー性皮膚炎です。したがって、1匹に吸血されただけでも、ノミの唾液が皮膚内に侵入すれば広範囲に皮膚症状が出る可能性があります。また、ノミアレルギー性皮膚炎を起こしやすい体質の犬は、CADや食物アレルギーを起こしやすい可能性も指摘されています。

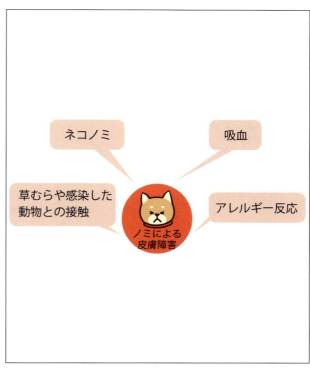

図13　病態

情報

- **品種**

いかなる品種でもノミに曝露されれば発症する可能性はありますが、とくにCADや食物アレルギーの発症例では注意が必要です。

- **年齢（初発）**

多くは5歳未満で初発します。中老齢になってから突発的に発症することもありますが、ノミとの接触歴によって左右されます。

Chapter. 1　Chapter. 2　Chapter. 3　**Chapter. 4**

薬剤名	製品名	駆虫速度	投与間隔	経路
アフォキソラネル	ネクスガード®（ベーリンガーインゲルハイム アニマルヘルス ジャパン）	30分～8時間	1ヵ月	経口
フルララネル	ブラベクト®錠（インターベット）	1～12時間	3ヵ月	経口
スピノサド	コンフォティス®錠（エランコジャパン）	30分～4時間	1ヵ月	経口
イミダクロプリド	アドバンテージ プラス、アドボケート®（バイエル薬品）	12時間以内	1ヵ月	外用
フィプロニル	フロントライン プラス®（ベーリンガーインゲルハイム アニマルヘルス ジャパン）	24時間以内	1ヵ月	外用
セラメクチン	レボリューション®（ゾエティス・ジャパン）	24～42時間	1ヵ月	外用
ピリプロール	プラク-ティック®（ノバルティスアニマルヘルス）	Not Detected、速効性	6週	外用

表1　成虫駆虫薬（犬）

```
・昆虫幼若ホルモン類似薬
    －変態、孵化を阻害
        メトプレン
            フロントライン プラス®（ベーリンガーインゲ
            ルハイム アニマルヘルス ジャパン）
        ピリプロキシフェン
            アドバンテージ プラス（バイエル薬品）

・キチン合成阻害薬
    －幼虫のクチクラ合成を阻害
        ルフェヌロン
            システック®（エランコジャパン）
```

表2　昆虫発育阻害剤

● 予防状況

駆虫薬を用いた適切なノミの予防をしていない場合は、ノミに感染するリスクが存在します。ノミとり首輪やノミとりシャンプーでは、予防は完全ではありません。使用しているノミ予防薬の種類と使用頻度（最終適応日）を確認することが大事です。汎用される代表的な駆虫薬の投与間隔についても把握しておきましょう（**表1、2**）。

● 生活環境とライフスタイル

散歩コースをはじめ、庭で遊ぶなど屋外でのアク

ティビティを確認します。また、動物病院、トリミングサロン、ドッグランなど不特定多数の動物が存在する施設の利用状況を確認します。

● 経過

「○○に行った後から、急にかゆくなった！」などイベント後に急性の発症・経過を示します。

● 季節性

ノミの活動が活発になる梅雨～秋季にかけて症例数が増加します。

● 治療歴

ノミアレルギー性皮膚炎では、2～3日のステロイドの投与によって症状が一時的に治ることがありますが、ノミを駆虫せずに投与を続けると悪化します。

● ご家族の症状

ヒトにも感染してかゆみや皮膚炎が生じることがあります。

症状の分布（図14、写真28）

皮膚症状は左右対称に分布します。ノミが感染した場合、背中～腰に症状が好発します（**写真29**）。

そのほか、首、尾、お腹、顔などにも症状が出る場合があります。

トラブル別スキンケア

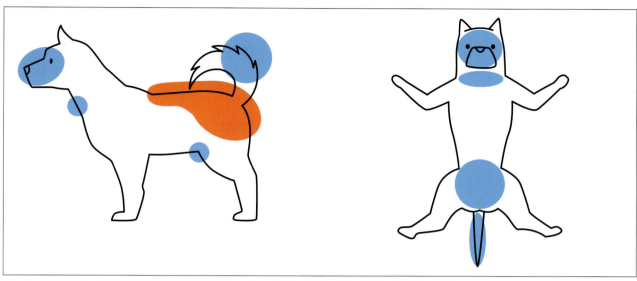

図14　症状の分布（症状の出やすい部位から順に、オレンジ色→青色→それ以外の白色部とする）

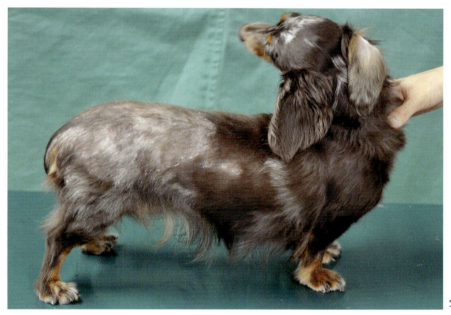

写真28　全体像

皮膚症状

● かゆみ

重度かつ突発的なかゆみをともなうことが一般的です。

● 発疹

初期には赤みやブツブツが生じますが、症例が強くかき壊してしまうため、すぐに脱毛やえぐれ、かさぶたへと発展します（**写真30**）。

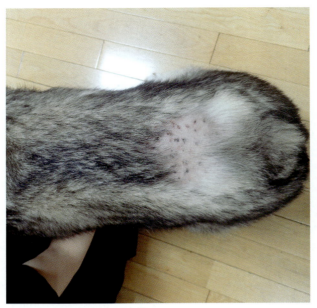
写真29　腰に強調される症状

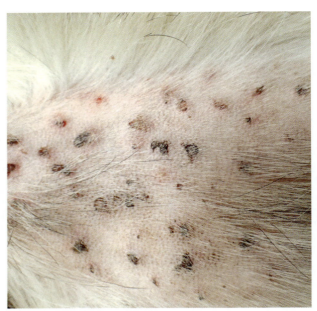
写真30　ブツブツ、かき壊し

皮膚以外の症状

　ノミの感染が重度の場合には貧血を認めることがあります。また、ノミは瓜実条虫などほかの寄生虫の感染を媒介します。

一般的な診断法

　ノミとり櫛（**写真31**）によってノミそのものと糞を検出します（**写真32～34**）。吸血したノミの糞は、黒い砂状の構造として採取され、水に濡らすと赤黒く滲みます（**写真34**）。ノミの感染が少数の場合は、櫛によってノミが検出されないことも少なくありません。ノミが検出されなくても生活環境や予防状況からノミに接触する可能性が疑われた場合は、試験的に駆虫薬を投与して判定することもあります。

対応（図15）

● 動物病院の受診

　ノミの感染が疑われた場合は、迅速に動物病院の受診を促します。受診の際には、症例の生活環境と予防状況を病院側に申し送りすると、スムーズな診察をおこなうことができます。同居の動物がいる場合には、同時に加療する場合もあります。

● 清掃

　ノミの繁殖力・感染力は驚異的です。ノミの感染が疑われた症例がいた環境は徹底的に清掃しなければなりません。ノミは掃除機で除去することが可能です。とくに暗い場所を好むため、棚の下などはしっかりと掃除機をかけましょう。掃除機が届かない場所には、ピレスロイド系の殺虫スプレーを使用することも検討します。

● 隔離

　ノミ感染を拡大しないために、治療が完了するまではほかの動物との接触を避け、移動制限をします。

● 生活指導

　疑われるノミの感染ルートを回避するとともに、定期的な予防を促しましょう。

トラブル別スキンケア

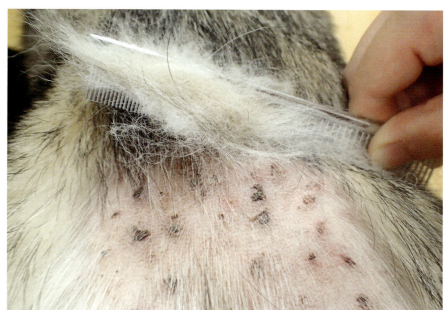

写真31 ノミとり櫛検査

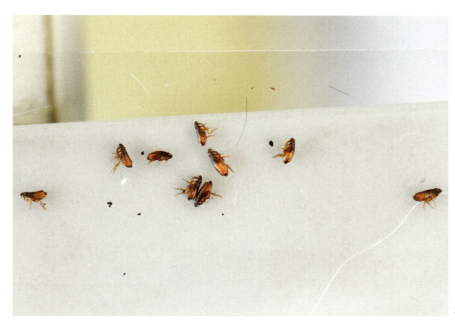

写真32 ノミの肉眼写真

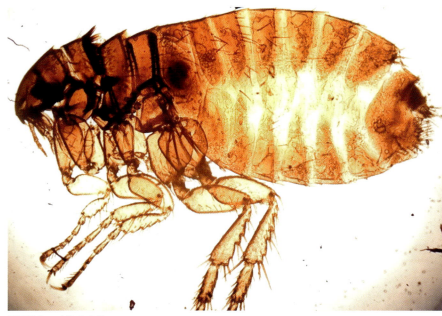

写真33 ノミの虫体

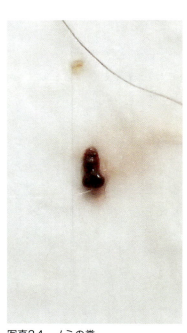

写真34 ノミの糞

●洗浄などのケア

ノミや糞を除去するために、コーミング以外に入浴やシャンプーを用いる場合があります。とくに入浴やシャンプー成分に制限はありませんが、かき壊しのある場合は強い界面活性剤を配合したシャンプー剤の使用は避けましょう。また、かき壊した部分には油剤などで保湿・保護することを検討しても良いでしょう。

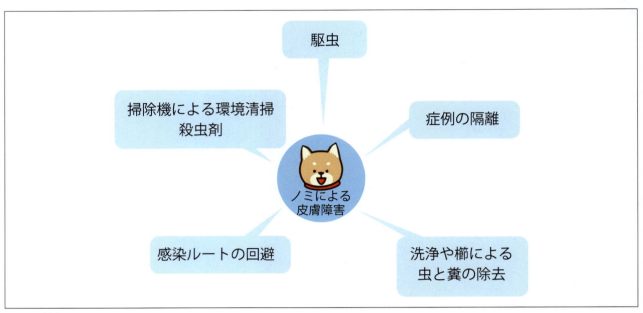

図15　対応

一般的な薬物療法

駆虫薬、ステロイド。

予後

適切な対応により1〜2ヵ月で完治します。

ヒゼンダニ（犬疥癬）〈外環境から感染する微生物〉

病態（図16）

●原因微生物

犬に感染するおもなヒゼンダニはイヌセンコウヒゼンダニです。

●環境要因

ヒゼンダニは感染した犬との接触によって伝染することが一般的です。犬以外に野生動物から感染することもあり、国内ではタヌキからの感染に注意が必要です。

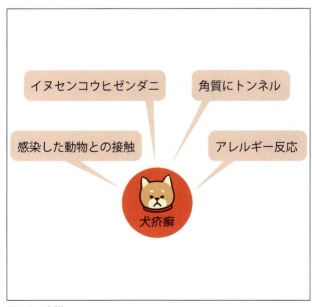

図16　病態

● ヒゼンダニによる直接的な皮膚障害

ヒゼンダニは角質層にトンネルを掘るように感染します。多数のヒゼンダニに皮膚が障害されることによって、皮膚のターンオーバーが亢進して過剰なフケが生じます。

● 免疫学的要因

多くの場合、ヒゼンダニに対してアレルギー反応が生じます。ノミの場合と同様に、ヒゼンダニの感染が少数であっても全身的な皮膚症状を認めることがあります。

情報

● 品種

いかなる品種でも、ヒゼンダニに曝露されれば発症する可能性はあります。

● 年齢（初発）

いかなる年齢でも発症しますが、幼若齢や老齢の犬では感染リスクが高くなります。

● 予防状況

一部の駆虫薬はヒゼンダニの治療に用いられますが、どの程度の予防効果があるのかは現在明らかになっていません。ノミやマダニ、フィラリアの予防薬を定期的に使用していてもヒゼンダニに感染する可能性があることを認識しましょう。

● 生活環境とライフスタイル

ドッグラン、動物病院、ペットホテル、トリミングサロンなど、ほかの動物と接触する可能性のある施設の利用状況を確認します。また、周辺環境にタヌキの出現がないかも確認します。

● 経過

ノミと同様に「○○の施設を利用した後から、急にかゆくなった！」など、急性の発症・経過を示すことがあります。

● 治療歴

犬疥癬では、2～3日のステロイドの投与によって症状が一時的に治ることがありますが、ヒゼンダニを駆虫せずに投与を続けると悪化します。

● ご家族の症状

ヒトにも一時的に感染してかゆみや皮膚炎が生じることがあります（**写真35**）。

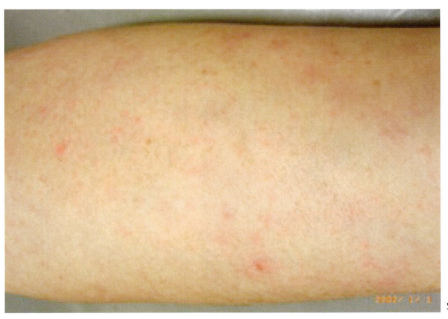

写真35　ヒトへのヒゼンダニの感染

症状の分布（図17、写真36）

皮膚症状は左右対称に分布します。ヒゼンダニに感染した場合には、耳の縁、肘、かかと、お腹に皮膚症状が強く生じます（**写真37、38、39**）。

皮膚症状

● **かゆみ**

重度のかゆみをともなうことが一般的です。動物病院の中でもかゆみが生じ、制止することが困難なこともあります。

● **発疹**

初期には赤みやブツブツ、フケが生じます（**写真40**）。ヒゼンダニは角質層にもぐるため、ブツブツは毛孔に一致しないで認められます。強いかゆみによって、脱毛や皮膚のえぐれ、かさぶたも認められます。ヒゼンダニの感染が重度になった場合は、厚いフケが付着します。

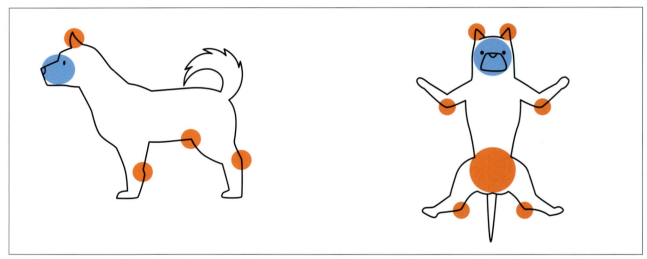

図17　症状の分布（症状の出やすい部位から順に、オレンジ色→青色→それ以外の白色部とする）

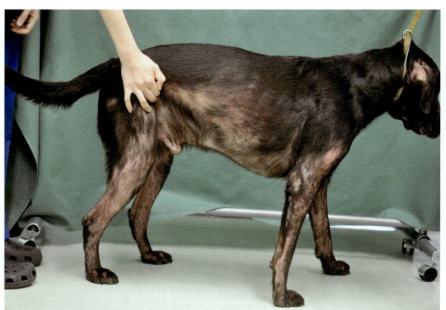

写真36　全体像

トラブル別スキンケア

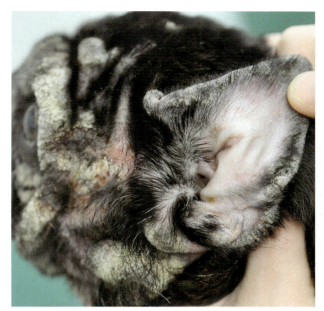
写真37　耳の縁（厚いフケ）

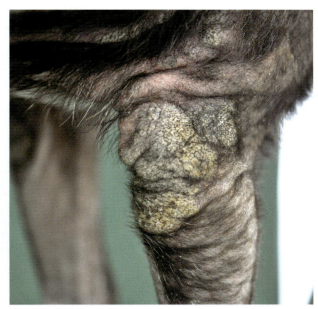
写真38　肘（厚いフケ）

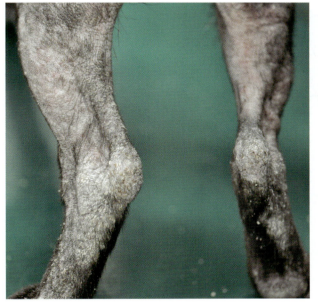
写真39　かかと

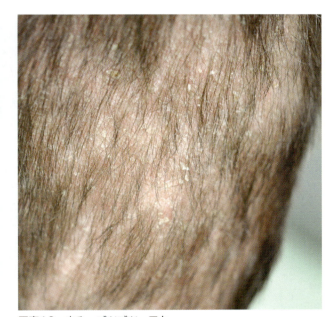
写真40　赤み、ブツブツ、フケ

皮膚以外の症状

　ヒゼンダニの感染では多くの場合、皮膚以外の症状は乏しいです。かゆみが重度のため、沈うつや食欲の低下が認められることもあります。

一般的な診断法

皮膚掻爬物直接鏡検（スクレーピング検査）でヒゼンダニを検出します（**写真41**）。検査によるヒゼンダニの検出率は決して高くなく、30％程度とも言われます。したがって、ヒゼンダニが検出されなくても症状から犬疥癬が疑われた場合は、試験的に駆虫療法をおこないます。左右の耳介をマッサージすると、後ろ足によるかゆみ動作が認められることがあります。

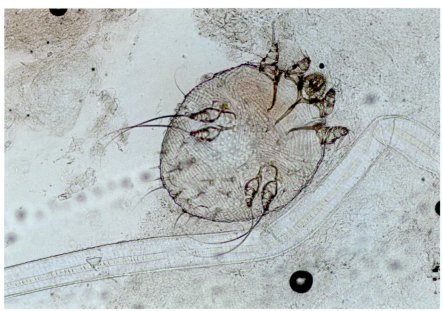

写真41　イヌセンコウヒゼンダニ

対応（図18）

● **動物病院の受診**

ヒゼンダニの感染が疑われた場合は、迅速に動物病院の受診を促します。受診の際には、症例の生活環境（とくにほかの動物との接触状況）を病院側に申し送りします。同居の動物がいる場合には、同時に加療する場合もあります。

● **清掃**

皮膚からフケが過剰に生じると、フケとともにヒゼンダニが環境中に落ちることがあります。犬から落ちたヒゼンダニは長く生きられませんが、環境中に落ちたフケは掃除機を用いてしっかりと除去することが重要です。

● **隔離**

ノミと同様に、感染を拡大しないために、治療が完了するまではほかの動物との接触回避・移動制限をします。

● **生活指導**

疑われる感染ルートを回避します。

● **洗浄などのケア**

ヒゼンダニや厚いフケを除去するためには、シャンプーや入浴が補助的に有用です。かき壊しが強くなければ、高い洗浄力の期待できる界面活性剤、サリチル酸や硫黄などの角質軟化剤を使用します。硫黄は軽度ですが、殺ダニ効果があります。洗浄や入浴後には尿素などの保湿剤の適応を検討します。

トラブル別スキンケア

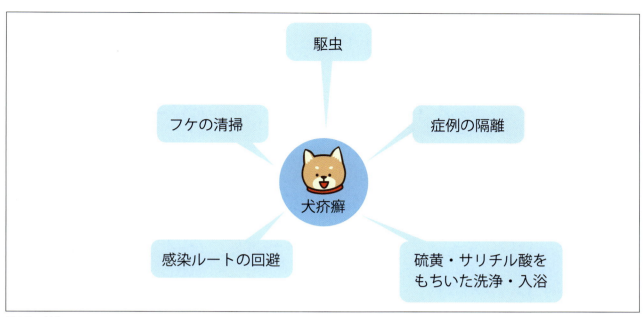

図18　対応

一般的な薬物療法
駆虫薬、ステロイド。

予後
適切な対応により1〜2カ月で完治します。

皮膚糸状菌症〈外環境から感染する微生物〉

病態（図19）

● **原因微生物**
　皮膚糸状菌は真菌（いわゆるカビ）に分類されます。犬に感染する皮膚糸状菌はおもに2種類（*Microsporum* spp.、*Trichophyton* spp.）あります。

● **環境要因**
　おもに皮膚糸状菌に感染した犬や猫との直接接触、感染した毛やフケとの接触によって発症します。そのほか、土の中に存在する皮膚糸状菌との接触、げっ歯類やウサギが有する皮膚糸状菌との接触によって発症します。

● **皮膚糸状菌による皮膚障害**
　皮膚糸状菌はおもに毛に感染します。したがって、毛や毛包が障害された皮膚症状が生じます。まれに角質層に感染することもあります。

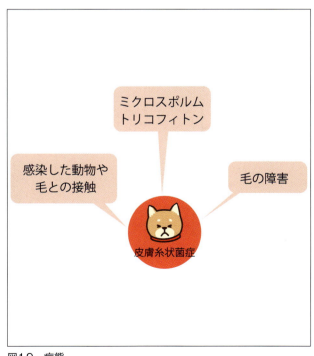

図19　病態

情報

● 品種
　いかなる犬種でも発症する可能性がありますが、ヨークシャー・テリア、ペキニーズ、ジャック・ラッセル・テリアでは重症化しやすい傾向があります。

● 年齢（初発）
　幼若齢や高齢の犬では感染のリスクが高まります。

● 予防状況
　皮膚糸状菌症の予防薬はありません。

● 生活環境とライフスタイル
　猫からの感染がもっとも多いとされます。とくに野良猫との接触には注意が必要です。皮膚糸状菌が感染した毛との接触でも感染するため、動物病院やトリミングサロン、ペットホテルなどの利用後に発症することもあります。穴を掘る習慣のある犬では、土から皮膚糸状菌に感染する可能性もあります。げっ歯類やウサギからの感染はまれですが、同居していないかを確認します。ちなみに、げっ歯類やウサギは皮膚に症状が出ていなくても皮膚糸状菌を持っている可能性があります。

● 経過
　皮膚糸状菌との接触後に症状が発生しますが、急性でないこともあり、季節性も乏しいため、ノミやヒゼンダニと比べると判断がむずかしいことが少なくありません。

● 治療歴
　基本的には抗真菌薬以外で奏効することはありません。ステロイドなどを誤って投与すると、症状が悪化する場合があります。

● ご家族の症状
　ヒトにも感染してかゆみや皮膚炎を生じることがあります。ヒトではドーナツ状の赤い発疹が生じることが一般的です（**写真42**）。

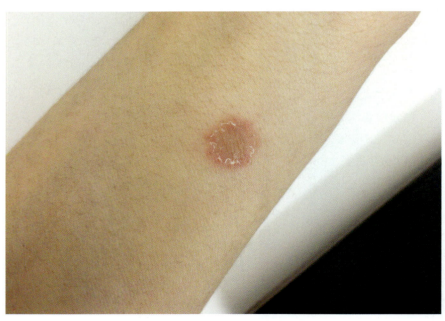

写真42　ヒトの皮膚糸状菌症の症状

症状の分布（図20、写真43）

　皮膚症状は左右非対称に分布します（**写真44、45**）。初期症状としては足先や顔など皮膚糸状菌と直接接触しやすい末端部に症状が出る傾向にあります。初期に症状が出ている部位を舐めたりすることでほかの部位へと拡大します。また、症状が出ている部分と出ていない部分の境界がはっきりしています。

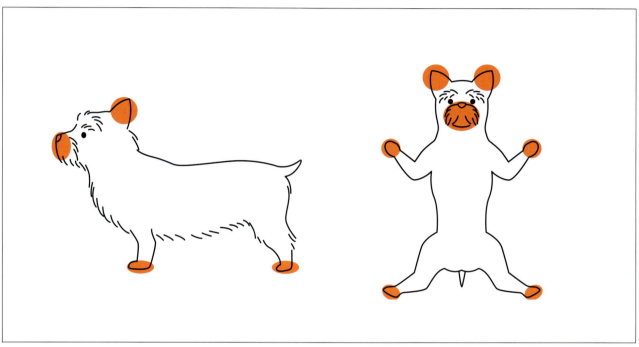

図20　症状の分布（症状の出やすい部位から順に、オレンジ色→青色→それ以外の白色部とする）

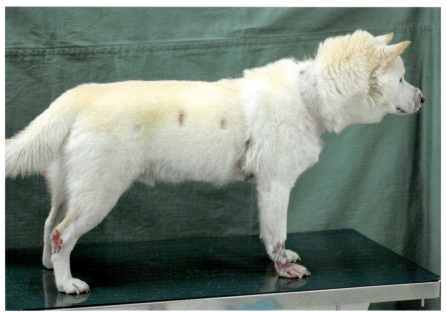

写真43　全体像

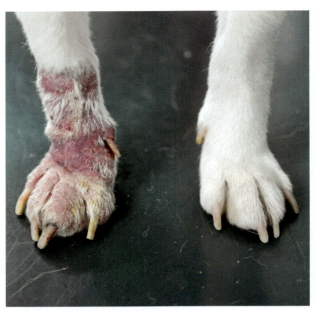
写真44　末端部、左右非対称（1）

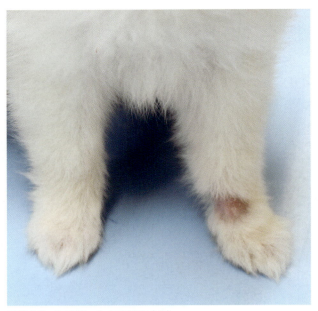
写真45　末端部、左右非対称（2）

皮膚症状

● かゆみ
かゆみの程度はさまざまです。我慢できないほど強いかゆみをともなうことはまれです。

● 発疹
皮膚糸状菌は毛に感染するため、脱毛が強調されます。しかし、皮膚糸状菌症では多彩な発疹が生じ、脱毛以外には、赤み、フケ、かさぶたなどが認められます（**写真46、47**）。

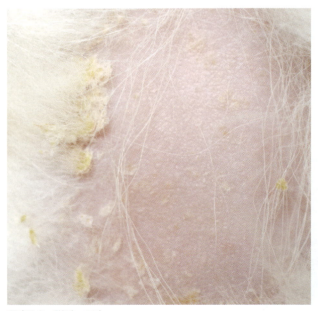
写真46　脱毛、フケ

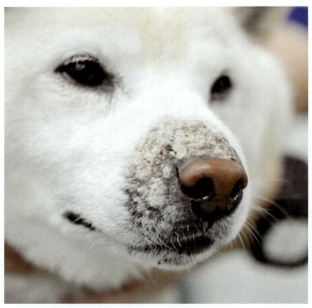
写真47　鼻に認められた痂皮

皮膚以外の症状

皮膚糸状菌症では皮膚以外に体調変化をきたすことはまれです。

一般的な診断法

　ウッド灯検査で感染した毛を探索することができます。感染した毛は青リンゴ色に発光します（**写真48**）。しかし、ウッド灯検査で感染した毛が光る確率は50％程度のため、完全な検査とは言えません。感染した毛を検出するためには、病変部の毛を採取して顕微鏡で確認する検査（毛検査）がもっとも信頼性があります（**写真49**）。そのほか、真菌培養検査を補助的に用いることがあります。

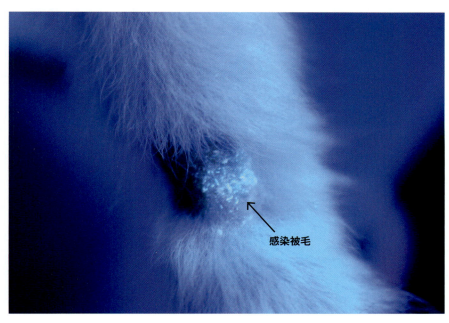

写真48　ウッド灯検査

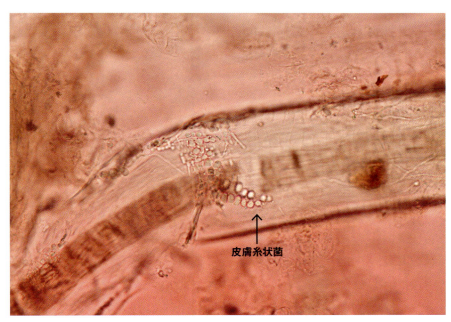

写真49　毛検査

対応（図21）

- **動物病院の受診**

皮膚糸状菌の感染が疑われた場合は、迅速に動物病院の受診を促します。受診の際には、症例の生活環境を病院側に申し送りしましょう。同居の動物がいる場合には、同時に加療する場合もあります。

- **清掃**

皮膚糸状菌の感染力はとても強く、感染した毛が環境中に残った場合、1年間感染力を保つ可能性があります。したがって、環境中に存在する抜け毛は徹底的に掃除機で清掃することが必要です。治療中は毎日掃除機をかけることが推奨され、床のみならず、壁、天井、窓台、通風孔、エアコンフィルターなども掃除しましょう。また、毛が大量に付着した寝具やカーペットなどは破棄することも検討します。掃除に加えて、週に1回のペースで次亜塩素酸水や加速化過酸化水素水を用いて消毒することも検討されます。

- **隔離**

皮膚糸状菌の感染を拡大しないために、治療が完了するまではほかの動物との接触を避け、移動制限をします。ヒトとの接触も制限します。

- **生活指導**

疑われる皮膚糸状菌の感染ルートを回避します。

- **洗浄などのケア**

皮膚糸状菌は毛に感染するため、毛を短くカットすることは治療の補助となります。毛をカットする際には病変部の周囲も広く刈りますが、絶対に皮膚を傷つけないように注意しましょう。カットで傷つけた部分から皮膚の深部に皮膚糸状菌が感染すると治療が難航します。

ミコナゾールやクロルヘキシジンなどの抗菌成分を配合した洗浄剤は皮膚糸状菌の管理に有効ですが、ゴシゴシとシャンプーをすると環境中に皮膚糸状菌が散布される可能性があるため、注意が必要です。硫黄泉を用いた入浴も、皮膚糸状菌の除去に有効とされます。洗浄や入浴の是非は動物病院と相談して決めることが肝要です。洗浄や入浴後は忘れずに保湿処置をおこないましょう。

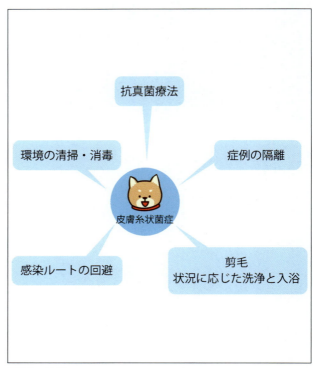

図21　対応

一般的な薬物療法

抗真菌薬。

予後

適切な対応により2～3ヵ月で完治しますが、清掃や消毒、感染ルートの回避をおこなわないと再発するリスクがあります。

トラブル別スキンケア

5 脱毛症

- 犬の脱毛の原因はおもに毛の構造の異常と毛周期の異常に大別される
- スキンケアは育毛を期待するだけでなく、脱毛によって失われた皮膚バリア機能を補填する役割を果たす

育毛と皮膚バリア機能の補填を意識したスキンケア

　犬は体の大部分が毛に覆われています。毛は表皮よりも外側に存在する構造のため、皮膚バリア機能に重要な役割を果たしています。したがって、脱毛によって毛が失われることは、美容上の問題のみならず皮膚バリア機能の低下を招きかねません。

　犬の脱毛の原因は、おもに毛の構造に先天的な異常が生じる場合と、毛の成長サイクル（毛周期）に異常をきたす場合に分けられます。毛周期に異常をきたす脱毛症の中には、ホルモンバランスの不均衡など体調不良を起こす疾患が存在するため、適切な判断が求められます。

　脱毛に対するスキンケアの目的は育毛であることは間違いありませんが、疾患によってはたとえ薬物による治療をおこなっても、育毛が期待できないものもあります。したがって、スキンケアの目的は育毛のみならず、脱毛によって低下した皮膚バリア機能の補填が重要となります。

　脱毛症に対する基本的なスキンケアのアプローチは疾患によって大きな差はないため、本項では前半でそれぞれの脱毛症の特徴と診断を、後半でスキンケアについて解説します。

パターン脱毛症〈毛の構造異常〉

病態（図1）

● **遺伝的要因**

　パターン脱毛症は、特定の犬種において幼若齢から発生するため、遺伝的な要因が疑われています。

● **毛が細くなる**

　パターン脱毛症では毛が細くなって皮膚から脱落します。毛の細くなる現象を毛の矮小化ともよびます。

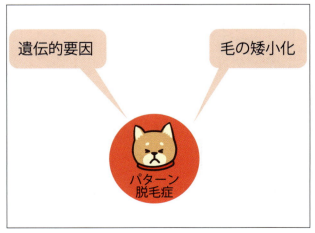

図1　病態

情報

● **品種**

ダックスフンドで好発します。そのほか、ミニチュア・ピンシャー、イタリアン・グレーハウンド、ボストン・テリアでも認められることがあります。

● **年齢（初発）**

6ヵ月齢前後の幼若齢から脱毛が認められます。飼育当初から脱毛があるため、症例のご家族が気づかないことも少なくありません。

● **性別**

メスに好発する傾向があります。

● **経過**

脱毛は進行性で、12ヵ月程度で該当部位が完全に脱毛することも少なくありません。

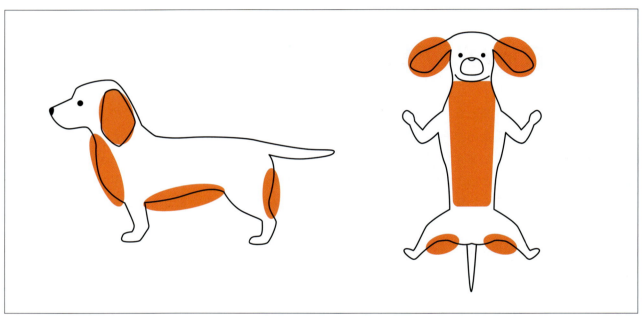

図2　症状の分布（症状の出やすい部位から順に、オレンジ色→青色→それ以外の白色部とする）

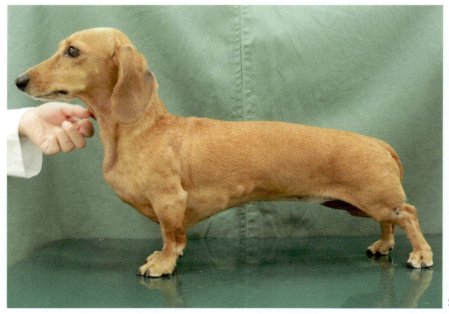

写真1　全体像

トラブル別スキンケア

症状の分布（図2、写真1）

皮膚症状は左右対称に分布します。症状は耳介（**写真2**）、首の内側（**写真3**）、胸からお腹（**写真4**）、ももの後ろ（**写真5**）に生じます。

皮膚症状

● **かゆみ**

多くの場合、かゆみは認めません。

● **発疹**

脱毛が認められます。脱毛部の毛は発毛部の毛よりも細い外観を呈します。

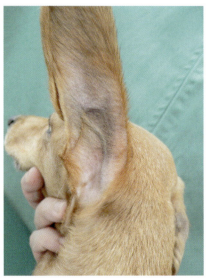

写真2　耳介

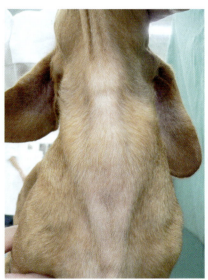

写真3　首の内側

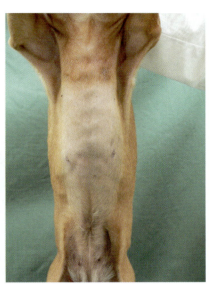

写真4　胸〜お腹

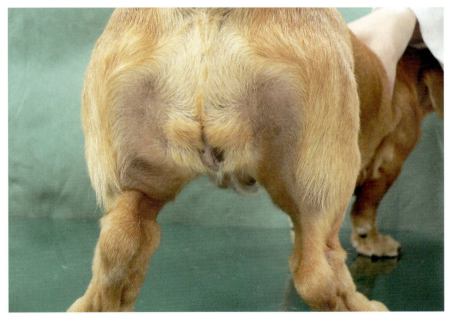

写真5　ももの後ろ

皮膚以外の症状

皮膚以外の症状を認めることはまれです。

一般的な診断法

犬種、発症年齢、症状から推測します。確定診断には毛検査や病理検査によって毛の矮小化を証明します。

治療と予後

一部のサプリメントやホルモン調整剤が効果を示す場合があります。

淡色被毛脱毛症／黒色被毛毛包形成異常症〈毛の構造異常〉

病態（図3、4）

- **遺伝的要因**

淡色被毛脱毛症／黒色被毛毛包形成異常症は、毛の色を決定するメラニンを運搬する機構の遺伝子に異常をきたして発症することが知られています。

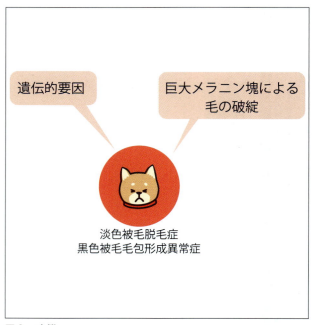

図3　病態

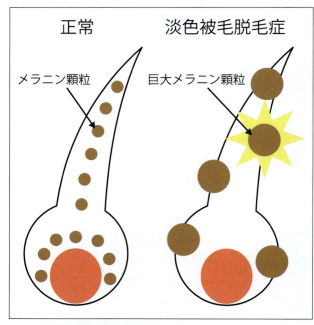

図4　淡色被毛脱毛症の模式図

トラブル別スキンケア

● 巨大メラニン塊の形成による毛の破綻

メラニンの運搬がうまくいかず、毛の中に巨大なメラニン色素の塊が生じます（**写真6**）。この巨大なメラニン色素塊が毛を圧迫したり、毛から逸脱したりして、毛が破綻します。

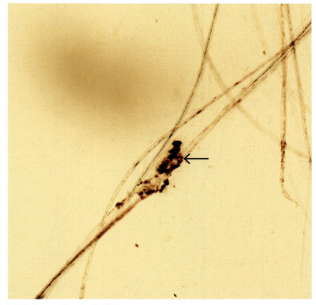

写真6　メラニン色素塊

情報

● 品種

淡色被毛脱毛症

ブルーやフォーンなど淡色の毛で構成される犬種で認められます。ドーベルマン・ピンシャーでとくに好発する傾向があり、そのほか、イタリアン・グレーハウンド、ミニチュア・ピンシャー、ダックスフンド、チワワ、ヨークシャー・テリア、ボストン・テリア、シェットランド・シープドッグ、スタンダード・プードルなどで発症が報告されています。

黒色被毛毛包形成異常症

黒毛を含む2色以上の毛色で構成される犬種で認められます。ダックスフンド、ビーグル、ジャック・ラッセル・テリア、ボーダー・コリー、キャバリア・キング・チャールズ・スパニエル、パピヨンなどの犬種で発症が認められています。

● 年齢（初発）

淡色被毛脱毛症／黒色被毛毛包形成異常症ともに幼若齢で好発します。黒色被毛毛包形成異常症では早ければ生後4週ほどで被毛の変化が起こります。淡色被毛脱毛症では6ヵ月齢〜3歳と、黒色被毛毛包形成異常症よりやや発症が遅い傾向にあります。淡色の度合いが強い個体ほど発症が早いとされます。

● 経過

脱毛は進行性で、該当する被毛部（淡色毛あるいは黒色毛）は完全に脱毛することも少なくありません。

症状の分布（図5、写真7、8）

皮膚症状は左右対称に分布します。脱毛は該当する毛色の部分のすべてで生じますが、初期症状は頭（**写真9**）、背中（**写真10**）、首の内側、胸、耳介（**写真11**）、かかと（**写真12**）やひじなどで認めます。このような分布の特徴は、メラニン色素塊で脆くなった毛が毛摩擦などの刺激で容易に破綻するため、骨ばった部位や擦れが生じやすい部位に脱毛を生じることによります。

脱毛部ではブドウ球菌の増殖（膿皮症）をともなうことがあります（**写真13**）。

183

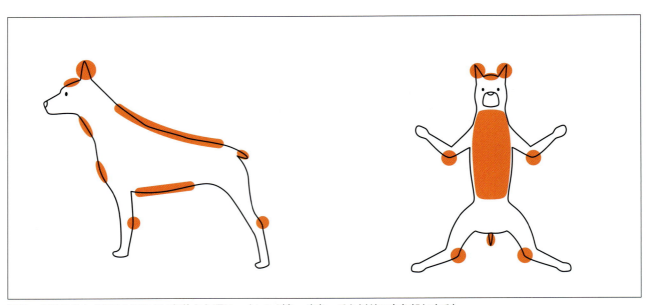

図5　症状の分布（症状の出やすい部位から順に、オレンジ色→青色→それ以外の白色部とする）
＊分布は症例によって異なる

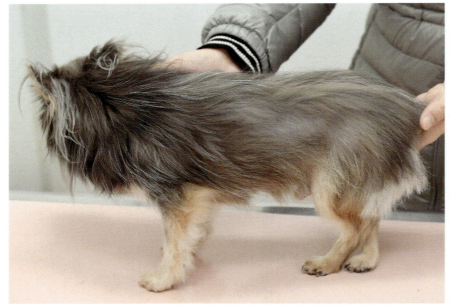

写真7　全体像（初期）

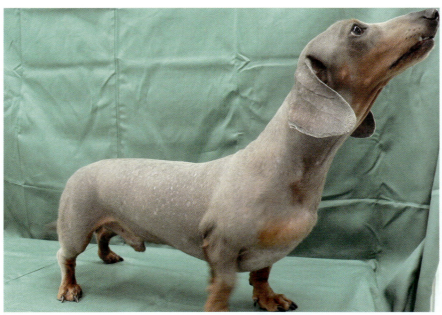

写真8　全体像（進行した症例）

トラブル別スキンケア

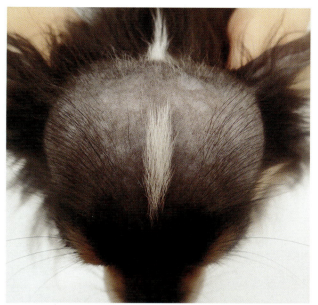

写真9　白毛が残っている（頭部）

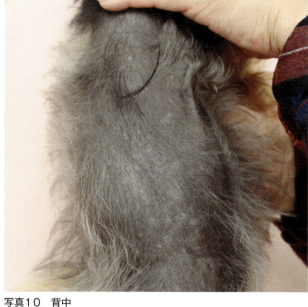

写真10　背中

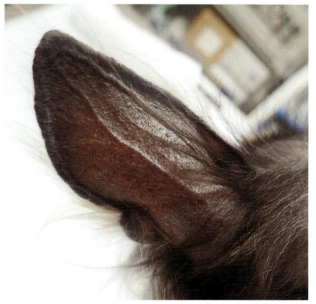

写真11　耳介

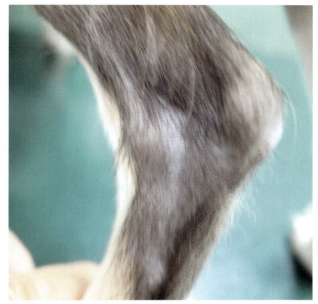

写真12　かかと

皮膚症状

● かゆみ

多くの場合、かゆみは認めません。ブドウ球菌の増殖をともなった場合はかゆみを認めます。

● 発疹

基本的には脱毛のみが認められますが、ブドウ球菌が感染した場合はブツブツや膿、輪状の発疹を認めます（**写真13**）。

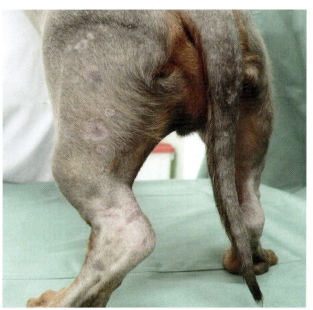

写真13　膿皮症併発

皮膚以外の症状

皮膚以外の症状を認めることはまれです。

一般的な診断法

犬種、発症年齢、症状から推測します。確定診断には毛検査や病理検査によって巨大メラニン色素塊の存在を証明します。

治療と予後

残念ながら、顕著な育毛を期待できる治療法は存在しません。

内分泌失調（ホルモンバランスの不均衡）〈毛周期の異常〉

病態（図6）

犬の内分泌失調の中では、とくに副腎、甲状腺、性腺のトラブルで毛周期に異常が生じます。

● 副腎皮質ホルモンの要因（副腎皮質機能亢進症、クッシング症候群）

副腎皮質ホルモンは体にストレス負荷がかかった時に放出されるホルモンで、ステロイドホルモンの一種です。副腎皮質ホルモンは毛の成長を抑制する作用があるため、副腎皮質の機能が亢進した場合（副腎皮質機能亢進症）に脱毛が生じます。

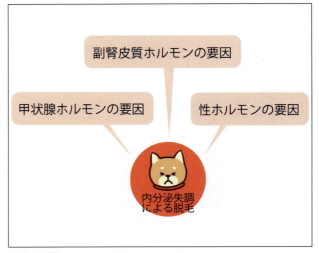

図6　病態

● 甲状腺ホルモンの要因（甲状腺機能低下症）

甲状腺のホルモンは体の代謝を調整しています。甲状腺ホルモンは毛の成長を促進する作用があるため、甲状腺の機能が低下した場合（甲状腺機能低下症）に脱毛が生じます。

● 性ホルモンの要因（性ホルモン失調）

性ホルモンの代表には男性ホルモンと女性ホルモンがあります。男性ホルモンは毛の成長を促進し、女性ホルモンは毛の成長を抑制します、精巣や卵巣をはじめとした性腺に異常があり、男性ホルモンと女性ホルモンのバランスが崩れた場合に脱毛が生じます。

情報

- 品種

さまざまな犬種で発症が報告されていますが、副腎と甲状腺の障害は下記の犬種で起こりやすい傾向があります。

副腎皮質機能亢進症

ダックスフンド、ヨークシャー・テリア

甲状腺機能低下症

ドーベルマン・ピンシャー、ゴールデン・レトリーバー、ラブラドール・レトリーバー、プードル、ミニチュア・シュナウザー、コッカー・スパニエル、シェットランド・シープドッグ、ポメラニアン

- 年齢（初発）

中高齢で起こることが一般的です。甲状腺機能低下症は大型犬で2～3歳で発症することがあります。

- 性別

副腎皮質機能亢進症

メスのほうでやや多い傾向があります。

甲状腺機能低下症

去勢や避妊をおこなった犬で起こりやすい可能性が報告されています。

性ホルモン失調

未去勢、未避妊の犬で起こります。

- 経過

脱毛は進行性で、数ヵ月以内に広範囲の脱毛を認めます。

症状の分布（図7、写真14～16）

皮膚症状は左右対称に分布します。いずれのホルモンの異常でも、頭と四肢端以外の部分（おもに体幹やももの後ろ側など）が広範囲に脱毛する傾向にあります。また、常在微生物（マラセチア、ブドウ球菌、ニキビダニ）の増殖をともなう場合があります。

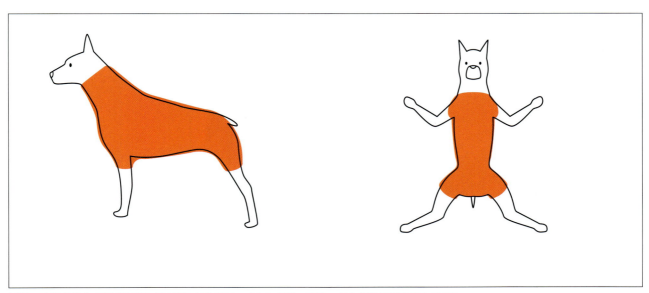

図7　症状の分布（症状の出やすい部位から順に、オレンジ色→青色→それ以外の白色部とする）

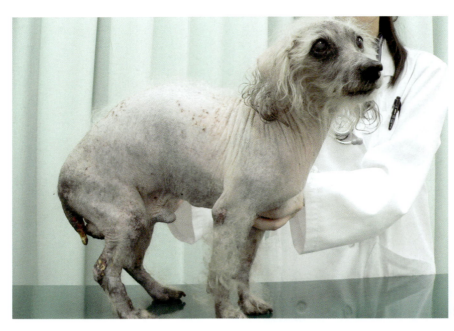

写真14　全体像（副腎皮質ホルモン）

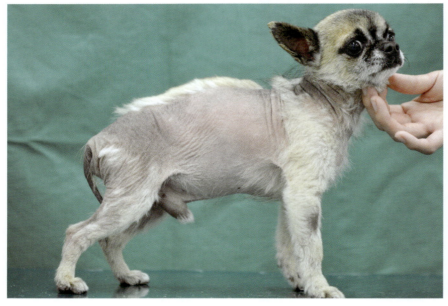

写真15　全体像（甲状腺ホルモン）

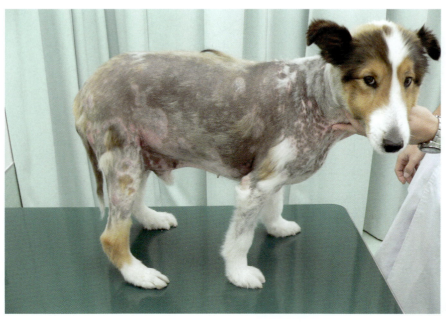

写真16　全体像（性ホルモン）

トラブル別スキンケア

皮膚症状・皮膚以外の症状

● かゆみ

多くの場合、かゆみは認めません。常在微生物の増殖をともなった場合はかゆみを認めます。

● 発疹

脱毛が認められますが、それぞれの疾患の鑑別には脱毛以外の症状（皮膚および一般状態）を確認することが重要です（**表1**、**写真17**）。

疾患	体幹の脱毛以外の皮膚症状	よく見られる症状	その他
副腎	皮膚が薄くなる 皮膚が硬く盛り上がる（局面） 毛穴の詰まり（コメド） 脂漏症	多飲（80〜100 mL/kg/日） 多尿（40〜50 mL/kg/日）	過食 お腹の下垂 パンティング増加
甲状腺	鼻や尾の脱毛と色素沈着 皮膚が腫れぼったくなる 脂漏症	体重増加 活動性低下	脈拍低下 食欲低下 体温低下
性ホルモン	まだら状の色素沈着 包皮〜陰茎の赤み	不規則な発情 睾丸の左右差	乳腺や外陰部の腫大

表1　脱毛以外の症状

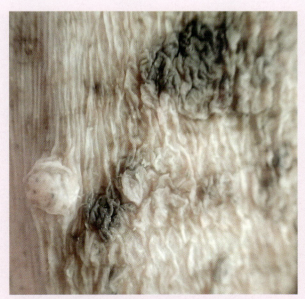

a：副腎、皮膚の萎縮

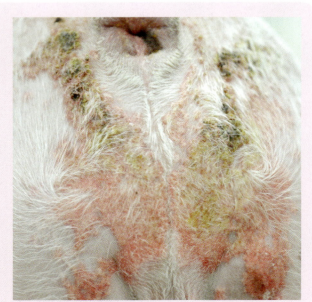

b：副腎、皮膚が硬くなる

写真17　体幹の脱毛以外の皮膚症状（1）

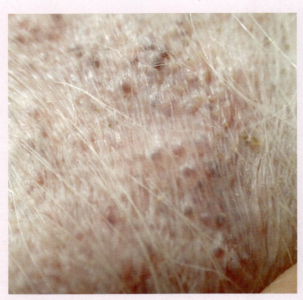
c：副腎、コメド

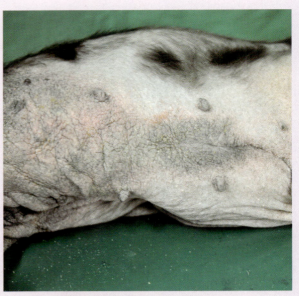
d：副腎、脂漏症・腹囲肥満

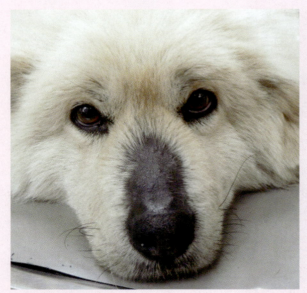
e：甲状腺、鼻の脱毛

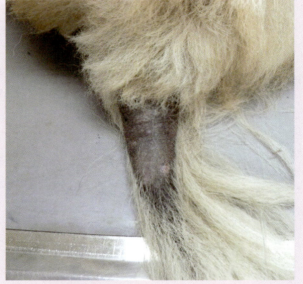
f：甲状腺、尾の脱毛

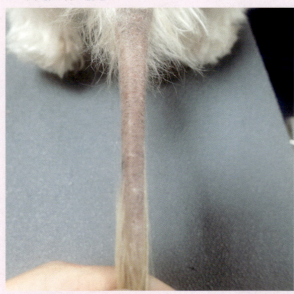
g：甲状腺、尾の脱毛

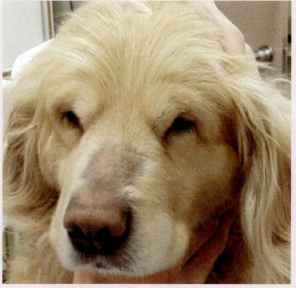
h：甲状腺、顔が腫れぼったい

写真17　体幹の脱毛以外の皮膚症状（2）

トラブル別スキンケア

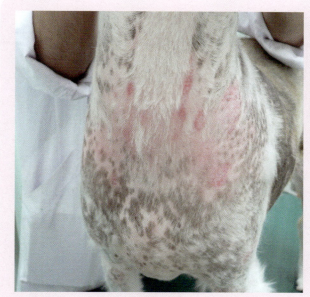
i：性ホルモン、まだら状の色素沈着

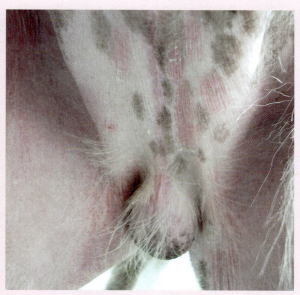
j：性ホルモン、包皮の紅斑

写真17　体幹の脱毛以外の皮膚症状（3）

一般的な診断法

　脱毛以外の皮膚症状や一般状態で疾患を推測します。確定診断には血液検査、尿検査、画像検査（X線検査、超音波検査、CT検査）、ホルモン検査など複合的な健康診断が必要となります。毛検査や病理検査によって毛周期の状態を確認するとともに、常在微生物の増殖状況を確認します。

治療と予後

副腎皮質機能亢進症
　ホルモン調整剤が用いられますが、時に外科手術が必要になります。

甲状腺機能低下症
　ホルモン調整剤によって良好に管理が可能です。

性ホルモン失調
　多くは外科手術がおこなわれます。

季節性脱毛症〈毛周期の異常〉

病態（図8）

● 遺伝的要因
季節性脱毛症の病態は完全に解明されていませんが、特定の犬種で好発することから遺伝的な要因の関与が疑われています。

● 季節の要因
脱毛には季節による日照時間や気温の変化が関与していると考えられています。

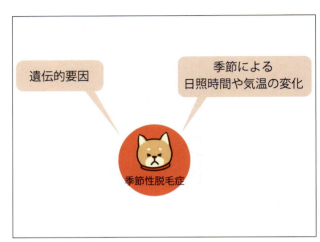

図8　病態

情報

● 品種
シュナウザー、ボクサー、イングリッシュ・ブルドッグ、エアデール・テリアで好発します。

● 年齢（初発）
3～6歳で発症することが一般的です。

● 経過
一般的に秋～冬季に脱毛し（**写真18**）、春～夏季に育毛します（**写真19**）。

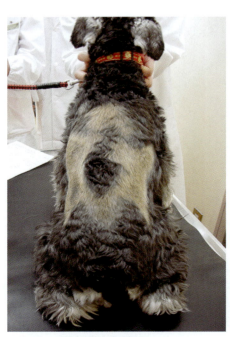

写真18　季節性脱毛症（秋季）　　　　　写真19　季節性脱毛症（春季）

トラブル別スキンケア

症状の分布（図9、写真20）

皮膚症状は左右対称に分布します。症状は背中〜腰に好発します。

皮膚症状

● **かゆみ**

多くの場合、かゆみは認めません。

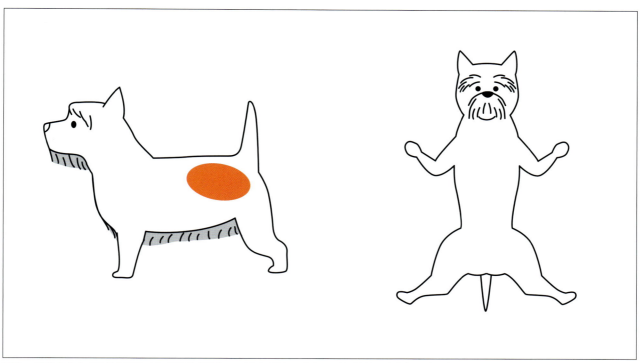

図9　症状の分布（症状の出やすい部位から順に、オレンジ色→青色→それ以外の白色部とする）

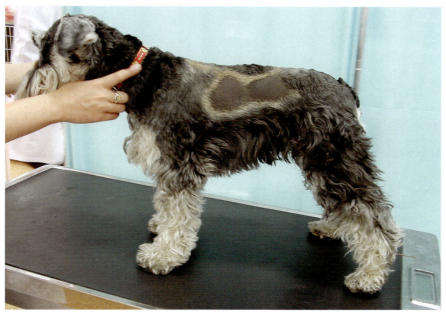

写真20　全体像

193

● 発疹

境界が明瞭な脱毛と色素沈着が認められます（**写真21**）。

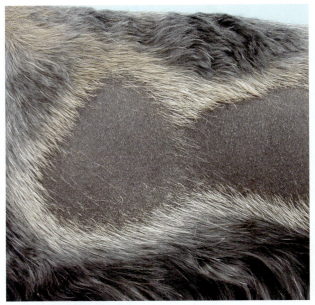

写真21　脱毛と色素沈着

皮膚以外の症状

皮膚以外の症状を認めることはまれです。

一般的な診断法

犬種、脱毛の範囲、経過から診断することが可能です。詳細な毛の状態の評価には毛検査や病理検査が用いられます。

治療と予後

脱毛がはじまる数ヵ月前からホルモン調整剤やサプリメントを投与することで、予防できる場合があります。

脱毛症X（犬の毛周期停止）〈毛周期の異常〉

病態（図10）

脱毛症Xは特定の犬種で認められるため遺伝的な要因が関与すること、内分泌失調にともなう脱毛症に症状が似るためホルモンの異常が関与することなどが疑われていますが、いまだに原因が解明されていません。したがって、原因不明＝Xという表現がされています。

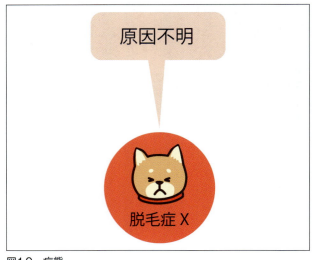

図10　病態

情報

● 品種

脱毛症Xは、ポメラニアンやプードルで好発します。そのほか、サモエド、チワワなどでも発症があります。

● 年齢（初発）

発症年齢は1〜10歳と幅があります。

● 経過

脱毛は進行性ですが、症例によってスピードは異なり、1年ほど経過してゆっくりと脱毛する場合もあります。

症状の分布（図11、写真22）

皮膚症状は左右対称に分布します。症状は内分泌失調に類似し、頭部と四肢端を残した体幹部（**写真23**）やももを中心に認められます。初期には首（**写真24**）やももの後ろ側から脱毛がはじまることが多くみられます（**写真25**）。

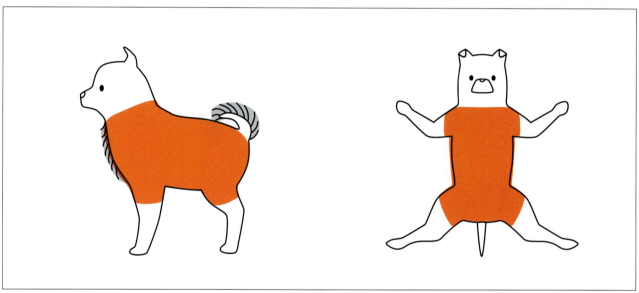

図11　症状の分布（症状の出やすい部位から順に、オレンジ色→青色→それ以外の白色部とする）

Chapter. 1　Chapter. 2　Chapter. 3　**Chapter. 4**

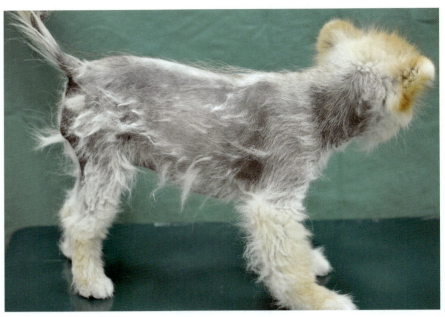

写真22　全体像

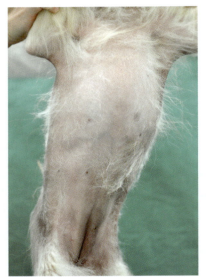

写真23　腹部

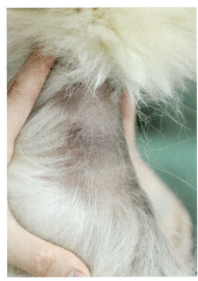

写真24　首

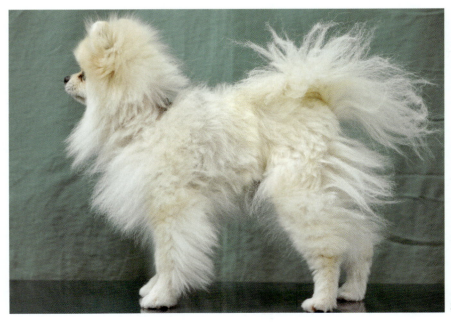

写真25　初期

皮膚症状

● **かゆみ**

多くの場合、かゆみは認めません。

● **発疹**

初期には毛質の低下が認められます。その後、主毛→副毛の順に脱落し、最終的には完全な脱毛と色素沈着が認められます（**写真26**）。

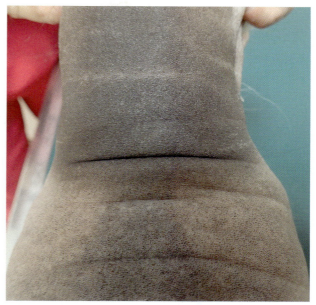

写真26　脱毛と色素沈着

皮膚以外の症状

皮膚以外の症状を認めることはまれです。

一般的な診断法

内分泌失調にともなう脱毛症と類似するため、一般状態の変化がある場合や中高齢で発症した症例では、内分泌疾患を否定するための健康診断がおこなわれます。毛周期の状態の評価には毛検査や病理検査が用いられます。

治療と予後

入浴、ブラッシングやマッサージ、サプリメント、育毛剤、ホルモン調整剤、マイクロニードル法（微細な針がついたローラーで皮膚を刺激する方法）、精巣摘出などさまざまな治療選択があり、さまざまな程度で育毛が期待できます。しかし、多くの場合、加療すると脱毛は改善しますが、治療を中止すると再発する傾向があります。

脱毛症に対するスキンケア法（図12、13）

脱毛症に対するスキンケアのアプローチは、毛に栄養や刺激を与えて育毛を促すこと、皮膚バリア機能を補填することを基本とします。

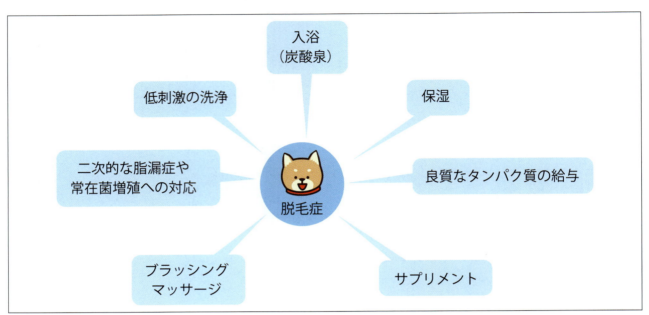

図12　スキンケア法（1）

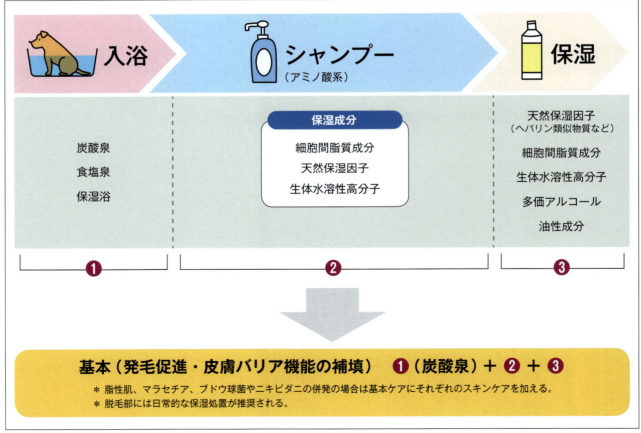

図13　スキンケア法（2）

トラブル別スキンケア

● 入浴

入浴は血流改善を促す効果があるため、毛への栄養供給が期待できます。とくに炭酸泉は血流改善効果が高い入浴法です。35〜38℃程度の微温湯で10〜15分ほどの入浴を検討します（炭酸泉はさらに低温浴〈25〜34℃〉で入浴可）。皮膚バリア機能を補填するためには、保湿効果が期待できる食塩泉や保湿浴を用います。

● シャンプー

毛を失った状態では皮膚バリア機能が低下している可能性が示唆されます。また、副腎皮質機能亢進症では皮膚が薄くなるなど、脱毛以外にも皮膚のコンディションを崩す症状が認められます。シャンプーは皮膚の衛生状態を保つために重要なツールですが、脱毛症ではできるだけ刺激の少ないアミノ酸系界面活性剤や保湿剤を配合した製剤から使用することが推奨されます。

皮膚の汚れが入浴で管理できる場合には、シャンプーは無理におこなわなくても良いでしょう。一方で、内分泌失調では脂漏症や常在菌の増殖をともなう場合もあるため、脱毛に付随して起こる皮膚トラブルに合わせた洗浄方法の選択が必要となります。淡色被毛脱毛症／黒色被毛毛包形成異常症では摩擦によって毛が破綻しやすく、過度なシャンプーは脱毛を助長する可能性があるため、注意が必要です。

● 保湿

保湿には血流改善効果を期待できるヘパリン類似物質が有用です。そのほか、皮膚バリア機能を高めるためには細胞間脂質成分、生体水溶性高分子、多価アルコール、油性成分を複数組み合わせて保湿することが重要です。脱毛部は日常的に保湿処置をおこなって皮膚バリア機能を補填します。

● ブラッシングとマッサージ

獣毛のブラシでブラッシングをすることで育毛が期待できます。また、入浴や保湿時に皮膚をマッサージすることで、血流改善効果が期待できます。

● 食事の管理

毛を作る主たる栄養素はタンパク質です。脱毛症例に対しては、良質なタンパク質を含んだ食事の給与を検討します。

● サプリメント

アミノ酸、ビタミンE、海藻成分、麹エキスなどが育毛効果を示すことがあります。

> **column**

知らないと怖い内分泌失調の病態

内分泌失調では副腎皮質機能亢進症、甲状腺機能低下症、性ホルモン失調を紹介しました。これらの疾患はホルモンの病気！ であることは間違いないのですが、ホルモンのバランスが崩れる原因が腫瘍である場合も含まれます。

まずは、副腎皮質機能亢進症です。これは副腎の機能が亢進しているため、副腎が腫瘍化する場合が含まれます。また、副腎にホルモンを出してください！ と命令しているのは脳ですが、脳に腫瘍ができた場合にも副腎皮質機能亢進症になりま

す。

性ホルモン失調は精巣や卵巣の腫瘍であることが少なくありません。腫瘍は悪性で、短期間で生命に関わることもあります。副腎と性ホルモン異常の治療に外科手術が含まれているのはこのためです。

一方、甲状腺機能低下症は腫瘍性の疾患ではありません。ホルモンの病気！ とひとくくりにせずに、それぞれの疾患の細かな病態も覚えておきましょう。

Chapter. 1　Chapter. 2　Chapter. 3　**Chapter. 4**

6 血流障害と環境性疾患

POINT
- 血流を改善するためには入浴が有用である
- べんちは環境要因をとり除き、皮膚の保護を中心にスキンケアを組み立てる

入浴、環境改善や皮膚の保護がキーポイント

　皮膚には血管が豊富に配列し、それぞれの皮膚の構造物に栄養を供給しています。血液の供給が滞ることを「虚血」と言いますが、皮膚が虚血状態に陥ると皮膚のすべての構造物に障害が出てしまいます。このため、皮膚の大幅な欠損や永続的な脱毛など重篤な症状を呈する場合があります。虚血はさまざまな原因で生じるため、その原因を推測することが重要です。また、虚血に対するスキンケアとしては、入浴で血流改善効果を期待することができます。

　環境要因によって発症し、スキンケアが有用な皮膚疾患としてはべんちが挙げられます。環境性疾患は原因となる環境要因を除去すること、そして環境要因が皮膚に触れないように保護することが第一です。また、環境要因によって変化してしまった皮膚を正常な状態に戻すために積極的なスキンケアをおこないます。

虚血

病態（図1）

虚血を起こす原因は多岐にわたります。
- 遺伝的要因
- 季節（冬季の寒冷刺激）
- 年齢（加齢による血管構造の変化）
- 血管の構造的問題（末端部の血管が細くなる）
- 中心循環の異常（心臓や血圧などの問題）
- 外傷や熱傷による血管の破綻
- 薬やワクチン
- 昆虫刺咬（いわゆる虫刺され）
- ウイルスや細菌感染
- アレルギー（食事など）
- 免疫介在性疾患（血管に炎症が起こる病気）
- 腫瘍

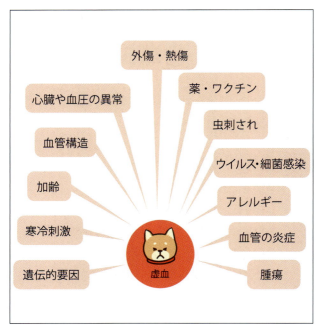

図1　病態

トラブル別スキンケア

情報

● **品種**

遺伝的に虚血を起こしやすい犬種には、シェットランド・シープドッグやコリーが挙げられます。ワクチンによる虚血は長毛のトイ種、小型犬で発症が多い傾向があります。

● **年齢（初発）**

シェットランド・シープドッグやコリーで遺伝的要因が関与する虚血はおもに6ヵ月齢以内に発症します。加齢、循環の異常、免疫介在性疾患、腫瘍による虚血は中高齢で発症しやすい傾向があります。

● **生活環境とライフスタイル**

屋外へ出ることの多い犬では、寒冷刺激や昆虫刺咬の影響を受けやすい傾向にあります。

● **投薬やワクチン歴**

虚血の症状が出る前に投薬やワクチンの接種が確認されます。ワクチンの接種後の症状は緩慢に進行するため、ワクチン接種後2ヵ月以上経過してから症状が確認されることもあります。

● **経過**

シェットランド・シープドッグやコリーの虚血は進行性ですが、1歳までに終息することが一般的です。寒冷刺激が関与する場合は冬季に悪化する傾向があります。そのほかの要因による虚血は、要因が除去されないかぎり進行性の病態を示すことが一般的です。

症状の分布（図2、写真1）

皮膚症状は左右対称に分布します。症状は体の末端部（目のまわり〈**写真2**〉、鼻先〈**写真3**〉、耳の先〈**写真4**〉、足先、尾〈**写真5**〉など）に好発します。

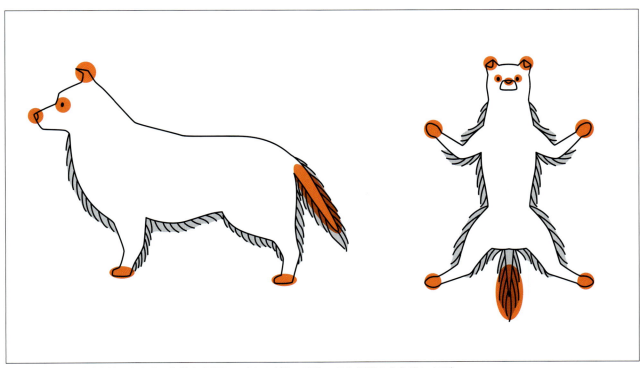

図2　症状の分布（症状の出やすい部位から順に、オレンジ色→青色→それ以外の白色部とする）

Chapter. 4

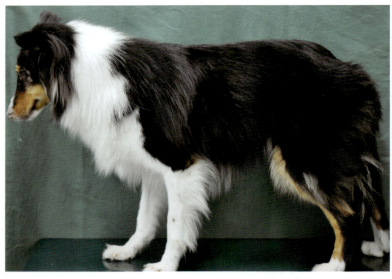
写真1　全体像

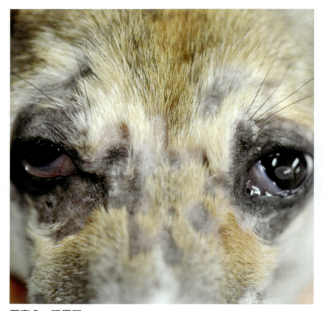
写真2　眼周囲

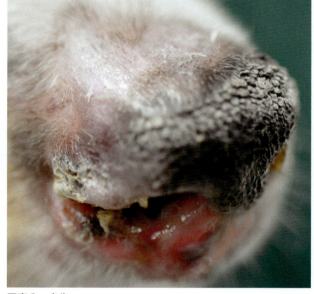
写真3　鼻先

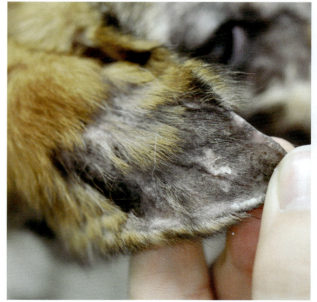
写真4　耳

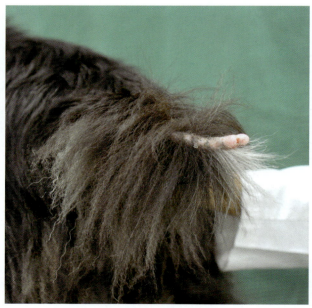
写真5　尾

皮膚症状

● かゆみ

多くの場合、かゆみは認めません。

● 発疹

脱毛が認められますが、脱毛部はツルツルとした状態（瘢痕）になることが多くあります（**写真6**）。そのほか、赤み、えぐれやかさぶたなどが生じます。また、爪の変形を認めることがあります（**写真7**）。

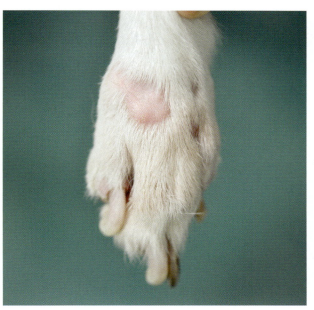

写真6　瘢痕

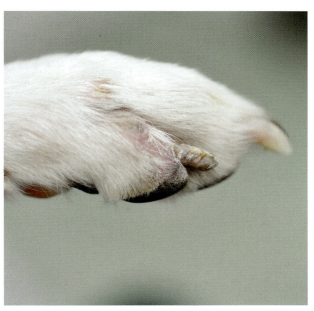

写真7　爪の変形

皮膚以外の症状

遺伝性の虚血では採食障害、吐出、筋肉の萎縮が認められることがあります。心臓や血圧の異常、免疫介在性疾患、腫瘍が関わる場合には、体調不良が認められることがあります。

一般的な診断法

犬種、発症年齢、症状、症状が起こる前の事象から推測します。確定診断には皮膚の病理検査と総合的な健康診断が必要となる場合があります。

Chapter. 1 　Chapter. 2 　Chapter. 3 　**Chapter. 4**

治療と予後

治療としては薬物を用いた血流改善が一般的におこなわれます。原因によって予後はさまざまです。ツルツルの状態になった場合は、治療によって育毛を期待することはむずかしく、永続的な脱毛となる可能性があります。

遺伝的要因

1歳までに終息することが多いですが、皮膚以外の症状をともなう場合には予後不良となることもあります。

季節、外傷や熱傷、薬やワクチン、昆虫、感染症、アレルギー

原因を回避すれば予後は良好です。

加齢、血管の構造

治療しても改善がむずかしい場合があります。

心臓や血圧などの問題、免疫介在性疾患、腫瘍

長期的な治療管理が必要となる可能性があります。

対応

● 動物病院の受診

虚血の種類によって体調不良をともなう重篤な原因が存在する可能性があるため、早期の動物病院の受診を促します。

● スキンケア法（図3、4）

虚血に対するスキンケアはおもに血流改善を図ることです。

入浴

炭酸泉などを利用した入浴は血流改善効果が期待できます。脱毛の項（p179参照）でも触れましたが、週に2～3回、35～38℃程度、10～15分ほどの入浴を検討します。全身的な入浴がむずかしい場合は部分的な入浴を検討します。入浴時に皮膚に付着した汚れを除去するようにしましょう。

保湿

保湿には血流改善効果を期待できるヘパリン類似物質が有用です。えぐれやかさぶたを生じた場所は、刺激の少ないワセリンなどの油剤を適応して保護しましょう。

マッサージ

入浴や保湿時に皮膚をマッサージすることで、血流改善効果が期待できます。

食事の管理

食物アレルギーの関与が疑われる症例では、原因として疑われる食材を排除した食事（除去食）を検討します。

サプリメント

ビタミンEは血管強化・血流改善に効果を示します。

投薬歴の管理

薬物やワクチンの関与が疑われた場合は、同系統の薬の使用には注意が必要です。ヒトのお薬手帳のように、投薬歴（フィラリアやノミの予防薬なども含む）やワクチン歴を記録するようにしましょう。

生活環境のケア

寒冷刺激や昆虫の曝露、外傷を起こしやすい環境を回避します。

トラブル別スキンケア

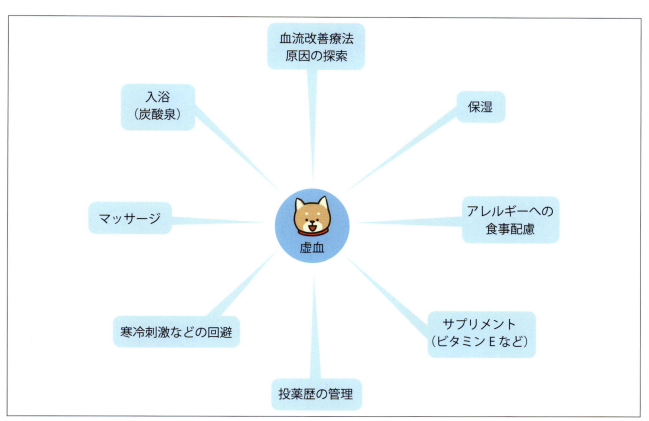

図3　スキンケア法（1）

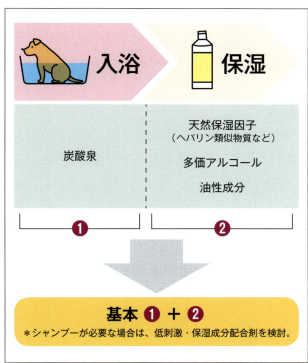

図4　スキンケア法（2）

べんち

　べんちとは、持続的な皮膚への物理的刺激が加わった結果、皮膚が分厚く・硬くなった状態を言います。

病態（図5）

- **環境要因**
　皮膚に摩擦や圧迫が加わりやすい生活環境（とくに寝床：硬い床、金属製の網ケージ、すのこなど）が大きく関わります。

- **体重の要因**
　体重が重い個体のほうが、睡眠時などに皮膚への圧力がかかりやすくなります。

- **姿勢や寝相の要因**
　日常的なリラックスする際の姿勢や寝相によって、摩擦や圧力を受けやすい部分が決まります。

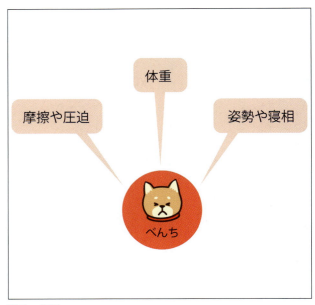

図5　病態

情報

- **品種**
　大型犬で好発します。

- **年齢（初発）**
　条件がそろえば、さまざまな年齢で発症を認めます。

- **経過**
　摩擦や圧迫を受けやすい該当部は徐々に皮膚の厚さと硬さを増していきますが、それ以外の部分に波及することはまれです。

トラブル別スキンケア

症状の分布（図6、写真7）

皮膚症状の対称性はさまざまです。たとえば、右側を下にして睡眠をとる症例では右側に症状が強調されます。症状はひじやかかとなど骨ばった部位に生じやすい傾向があります（**写真8**）。

皮膚症状

- **かゆみ**

  強いかゆみを認めることはまれです。

- **発疹**

  皮膚が分厚く、硬くなり、ゴワゴワした状態です。厚いフケが付着することが多く、脱毛をともないます。

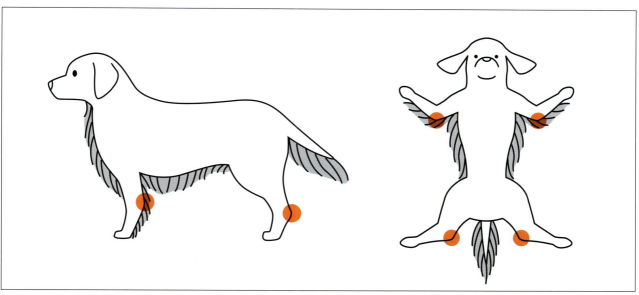

図6　症状の分布（症状の出やすい部位から順に、オレンジ色→青色→それ以外の白色部とする）

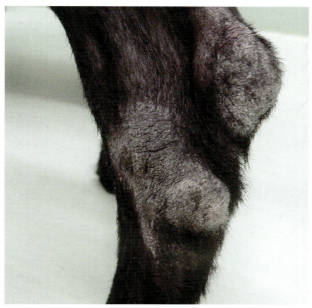

写真7　全体像

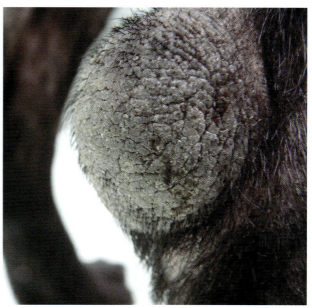

写真8　拡大像

皮膚以外の症状

皮膚以外の症状を認めることはまれです。

一般的な診断法

犬種や症状、生活環境から判定可能です。

治療と予後

スキンケアが治療の主体となり、良好に管理することが可能です。

対応

● スキンケア法（図7、8）

洗浄と入浴

皮膚表面のフケを除去するためにシャンプーなどによる洗浄が有効です。皮膚が分厚くなっているので、石鹸系や高級アルコール系の界面活性剤、サリチル酸や硫黄などの角質溶解成分を配合した洗浄剤を用います。フケが落ち着くまでは週に2回ほど患部のみの洗浄をおこない、症状の改善にともなって回数を減らしていきます。シャンプー前に重曹泉や硫黄泉に10分ほど入浴することで、さらにフケを緩和することができます。

保湿

保湿には角質軟化効果のある尿素が推奨されます。洗浄・入浴後はもとより、毎日適応することが推奨されます。尿素製剤は10〜20%程度のクリームを用いましょう。尿素のクリームを塗布してから皮膚表面をラップで覆い、30分ほど放置すると角質軟化効果が高まります。

保護

バンデージなどで物理的刺激を受けないように皮膚を保護します。また、保湿クリームのほか、ワセリンなどの油剤を用いても皮膚を保護することができます。

環境のケア

日常的に使用する場所、寝床、散歩コースなどにおいて病変部に摩擦や圧迫がかかりやすい素材や構造物があれば、それを除去します。また、硬い寝床などにはクッション材などを導入します。

食事の管理

肥満は病変の悪化要因です。適正な体型・体重を維持できる食事内容に調整します。

トラブル別スキンケア

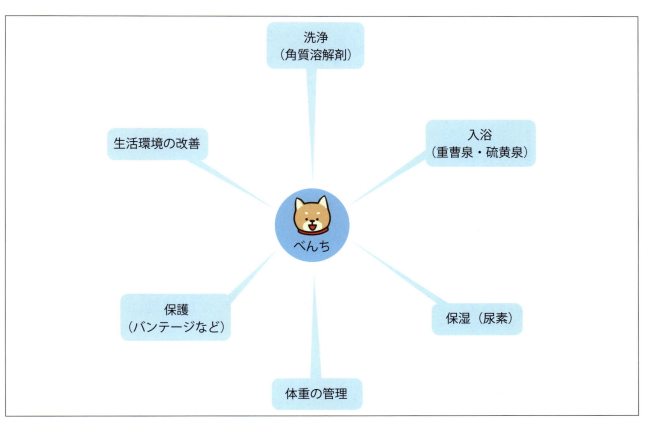

図7　スキンケア法（1）

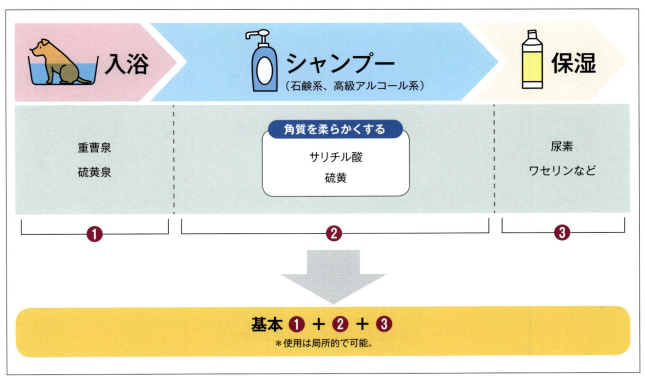

図8　スキンケア法（2）

Chapter. 4

7 獣医療やトリミング処置後の皮膚トラブル

- 獣医療やトリミング処置後の皮膚トラブルは未然の対応が重要となる
- 皮膚トラブルが起こる可能性のある処置をおこなう際には、必ず事前に症例のご家族にリスクを説明する

ご家族への事前のリスク説明が重要

　皮膚トラブルの中には、獣医療における各種処置や、カットやシャンプーなどのトリミング処置が原因となって生じるものがあります。これらの皮膚トラブルはスキンケア対応をすることではなく、未然に防ぐことが重要です。もちろん、リスクのある処置をおこなわなければならない状況も多くあるため、トラブルが起こる可能性のある処置を理解し、処置前に症例のご家族へ説明する必要があります。

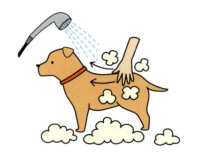
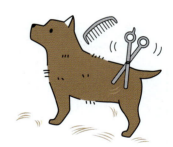

種類	疾患名	トラブルが起こる要因
脱毛	毛刈り後脱毛症	毛を短くする行為（サマーカットや医療行為など）
	牽引性脱毛症	リボンなどの装飾物の長時間着用
毛色（質）の変化	プードル：毛色が濃くなる	ケガややけど、血流不良、皮下注射など
	プードル：毛色が薄くなる	定期的なカット
	シュナウザー：黄金毛症	脱毛後の育毛
皮膚炎、かゆみ	シャンプー後・剃毛後の毛包炎	毛の流れに逆らった剃毛やシャンプー

獣医療やトリミング処置後に起こりうる皮膚トラブル

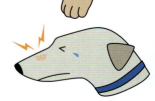

剃毛や剪毛後の育毛停止

病態

毛を短く切る（刈る）処置の後に育毛が認められない現象で、毛刈り後脱毛症や剪毛後脱毛症とよびます。育毛が停止する具体的な原因は明らかになっていませんが、毛が短く切られることで皮膚の表面温度が変化することや、紫外線への曝露状況が変化することなどが要因として推測されています。

リスク

ポメラニアンなど長毛の犬種で起こるリスクが高くなります。さらに、毛を短くすればするほどリスクは高くなると言われています。

症状

毛を短く刈った部分に一致して、短い毛が成長しないで残った状態（**写真1**）あるいは脱毛を認めます。短毛種では4ヵ月、長毛種では18ヵ月以内に育毛が自然に再開します。

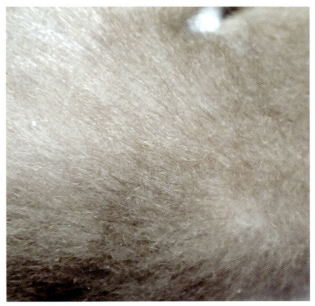

写真1　短い毛が残る

対応

毛を短くする処置（点滴などの医療処置〈**写真2**〉や手術時の剃毛、サマーカット〈**写真3**〉など）をおこなう際に、育毛が一定期間停止するリスクを症例のご家族に説明します。説明の際にはコート種によってどの程度の期間育毛が認められない可能性があるか、また一定期間内に改善することを伝えましょう。育毛が認められない間は、p198の脱毛症に対するスキンケアを検討します。

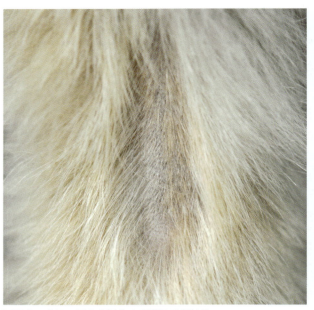

写真2　カテーテルを挿入する際の毛刈り後

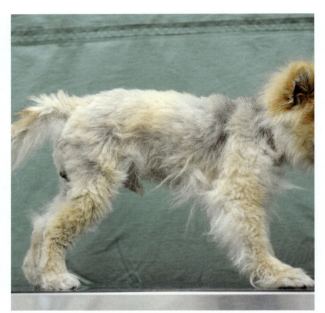

写真3　サマーカット後

装飾物の着用による脱毛

病態

リボンやゴムなどで毛を束ねた部分に脱毛が生じる現象で、牽引性脱毛とよびます。装飾物によって毛が牽引され、その程度が重度でかつ長時間続くと、毛に対する血液の供給が不足して毛が脱落します。

リスク

リボンなどの装飾物を着用することが多い長毛種でリスクが高くなります。

症状

リボンなどによって毛を束ねた部分に脱毛が認められ、多くの場合、表面はツルツル（瘢痕）になります（**写真4**）。束ねた部分の辺縁のほうが毛に対する牽引力が強いため重症化します。脱毛部がツルツルになっている場合には、たとえ薬物療法を用いたとしても発毛が期待できないこともあります。

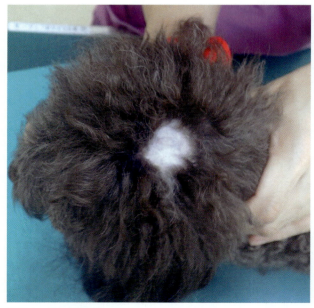

写真4　牽引性脱毛

対応

リボンなどの装飾物を使用する際は、過度に牽引力がかからないようにしましょう。また、トリミング処置で装飾物を使用した場合は、この現象を説明して、ご自宅に戻ってから装飾物を外すことをご家族に提案しましょう。

毛色（毛質）の変化

病態

毛のカット後、何らかの原因で皮膚が障害されて脱毛し、毛が再生する際に毛色が変化することがあります。毛色が変化する現象の病態は明らかになっていません。

リスク

プードルやシュナウザーで多く認めます。

症状

プードルでは皮膚が障害された後に濃い色の毛が発生することがあります。毛色が濃くなる皮膚障害には強くぶつける、ケガ（ハサミやバリカンで傷つけるなど）ややけど、毛が強く引っ張られる、血流不良、皮下注射（**写真5**）などが挙げられます。また、p179で紹介した脱毛症が治療によって改善し、毛が再生する際にも毛色が濃くなることがあります（**写真6**）。一方、定期的なカットを継続していると毛色が薄くなることもあります。毛色が変化したプードルで元の毛色に戻ることはまれです。

シュナウザーでは脱毛後に黄金の毛が生えてくることがあり、これを黄金毛症とよびます（**写真7**）。シュナウザーの黄金毛は、時間の経過とともに元の毛色へ戻ります。

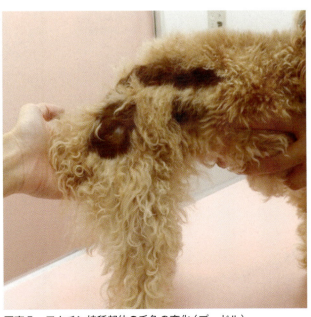

写真5　ワクチン接種部位の毛色の変化（プードル）

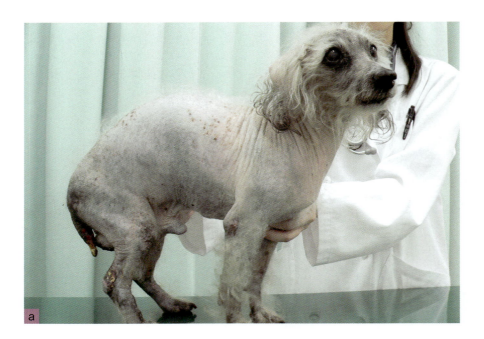

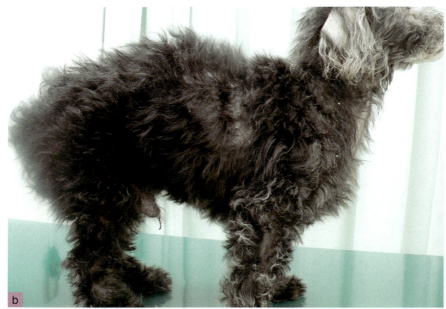

写真6　脱毛症治療前後の毛色の変化
　　　（プードル）
a：治療前、b：治療後

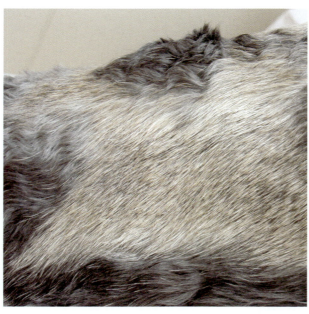

写真7　黄金毛症（シュナウザー）

対応

カットやブラッシング、注射などの処置の後に毛色が変化するリスクを症例のご家族に説明します。とくにプードルの場合は毛色の変化が改善しない可能性もあるため、注意が必要です。

剃毛や洗浄後の皮膚炎やかゆみ

病態

剃毛やシャンプーなどの洗浄後に皮膚炎やかゆみが生じる場合（シャンプー後毛包炎）がありますが、これらの現象は毛の流れに逆らった処置をすることで生じやすくなります。

毛の流れと逆方向に剃毛すると毛の傾きが変わり、育毛時に毛穴の入り口で毛が刺さったり、引っかかったりする場合があり、皮膚炎やかゆみにつながります。一方、毛の流れに逆らってゴシゴシと洗浄すると、毛包の中で毛が動いて毛包の壁が傷つき、そこにシャンプーが入ってしまい、皮膚炎やかゆみにつながると考えられています（**写真8**）。

その他、不適切な保存法によりシャンプーが細菌に汚染され、皮膚トラブルが起こる場合もあります。

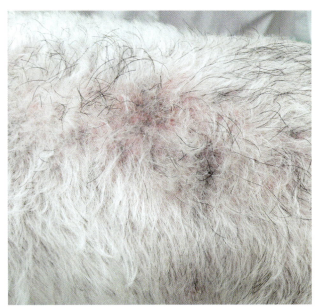

写真8　毛の流れに逆らったシャンプー後の皮膚炎

リスク

毛の硬い短毛種で発症リスクが高くなります。

症状

皮膚に赤みやブツブツが生じ、強いかゆみをともなうことがあります。

対応

剃毛や洗浄はできるかぎり毛の流れに沿っておこないましょう。剃毛時にはシェービング剤などを使用し、皮膚への刺激を緩和することも検討します。また、シャンプーは製造元が推奨する保存法を確認し、適切な期間で使い終わるように意識しましょう。

皮膚炎やかゆみが生じた場合は、早めに動物病院を受診しましょう。

8 外耳炎

- 犬の外耳炎の多くはアレルギー性疾患や脂漏症などの皮膚疾患に併発する
- 外耳炎を理解するために主因、副因、増悪因、素因を理解する

外耳炎は主因の管理が重要

「外耳炎」は疾患の名前ですが、いろいろな要因が複雑にからんで発生します。ただ単に外耳炎だから治療・ケアをしましょうでは、対応としては不十分です。症例によって外耳炎を起こしている要因を特定し、それぞれに対する治療やケアプランを立てなければなりません。とくに犬の外耳炎の多くは、アトピー性皮膚炎や食物アレルギーなどのアレルギー性疾患、脂漏症などの角化異常にともなって発生します。耳のケア法に関してはp56で触れたので、本項ではおもに外耳炎の病態を理解しましょう。

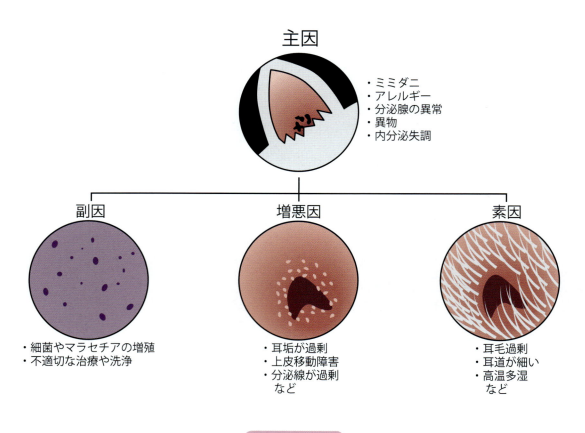

外耳炎の病態

トラブル別スキンケア

外耳炎の病態（写真1）

外耳炎の病態に関与する因子は、主因、副因、増悪因、素因という4つのカテゴリーからなります。

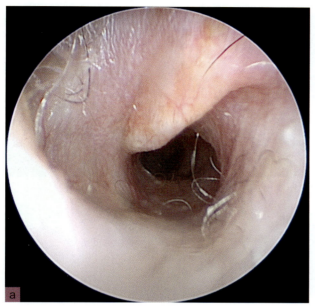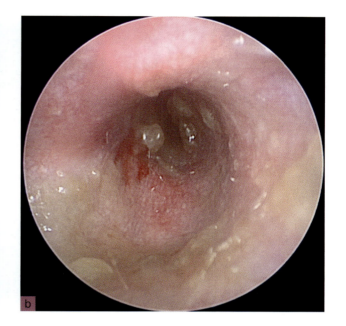

写真1　a：正常な耳、b：外耳炎

主因

単一で外耳炎を発症することが可能な因子で、外耳炎を管理するうえでもっともアプローチが必要な因子と言っても過言ではありません。

日常的に認められることの多い主因として下記が挙げられます。

①ミミダニ[※1]（**写真2**）
②アトピー性皮膚炎と食物アレルギー[※2]
③脂漏症[※3]
④分泌腺の異常（**写真3**）：耳垢腺や脂腺の過形成
⑤異物：毛、植物、砂、土など
⑥内分泌失調：甲状腺機能低下症、副腎皮質機能亢進症、性ホルモン失調

主因を考えるうえで重要なことは、治療で主因は根治可能か？　という点です。ミミダニや異物は根治が可能ですが、アレルギー、角化異常症、分泌腺の異常、内分泌失調は、完治が困難あるいは生涯にわたる治療管理が必要となることも少なくありません（外耳炎をくり返す症例、つまり慢性再発性の外耳炎症例においては、根治困難な主因が背景に存在することを意識しましょう）。また、異物が主因の場合は片側性に外耳炎を認めやすいですが、そのほかの主因では両側性に外耳炎を認めることが一般的です。

※1　主因となる感染症の中には、マラセチアやブドウ球菌は含まれません。日常的によく外耳炎から検出されるミミダニ以外の細菌や真菌は後述する副因に含まれます。
※2　過去には、慢性外耳炎に罹患した犬の75%が犬アトピー性皮膚炎に関連していたこと、食物アレルギーに罹患した犬の55%において外耳炎が認められたことが報告されています。
※3　耳の脂漏症は皮膚と同様に、アトピー性皮膚炎や食物アレルギーと併発することもあります。

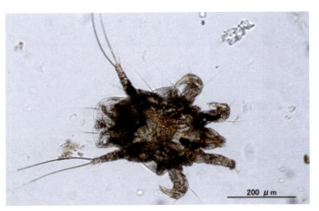
写真2　ミミダニ

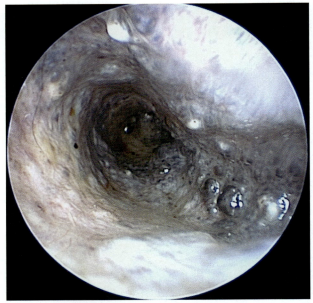
写真3　分泌腺の異常

副因

　主因によって外耳炎が起こった結果、二次的に付随する因子です。つまり、副因単独で外耳炎は起こりにくいということになります。

　代表的な副因として下記が挙げられます。

①細菌：ブドウ球菌、緑膿菌（**写真4**）
②マラセチア[※4]（**写真5**）
③点耳薬や洗浄液の悪影響[※5]

　副因の多くは、完全にとり除くことが可能です。副因に対するアプローチは外耳炎を管理するうえで必要なものですが、主因が良好に管理されれば、副因は容易に除去されます。たとえば、耳垢検査で細菌感染像があるからといって、抗菌薬を積極的に全身投与しても、外耳炎に対する本質的な治療とは言えません。細菌感染を引き起こした主因を同定・管理すれば、細菌感染は洗浄のみでも十分に管理できます。

※4　マラセチアそのものは外耳炎の主因とはならず、あくまでも副因です。
※5　外耳炎を発症すると点耳薬や洗浄液が使用されますが、適切なものを選択しないと外耳炎の症状を助長する可能性があります。

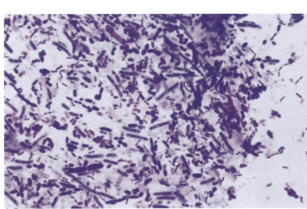
写真4　細菌

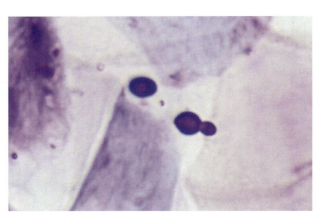
写真5　マラセチア

増悪因

外耳炎が起こった後に発生する耳の構造の変化で、外耳炎の兆候をより重症化させうる因子です。

代表的な増悪因として下記が挙げられます。

①耳道の浮腫や狭窄（**写真6**）
②耳垢過多や上皮移動障害（**写真7**）
③分泌腺の閉塞・拡張、炎症
④鼓膜の変化・破綻
⑤耳道周囲の石灰化
⑥中耳病変

上記の増悪因は日常的に遭遇します。外耳炎の初期の増悪因としては浮腫、耳垢過多、上皮移動障害などが主体となりますが、これらは点耳薬の使用や洗浄で十分に管理することができます。

一方、主因の管理が不十分であり、初期の増悪因が適切に管理されない場合に外耳炎は慢性化します。慢性化した場合に認めやすい増悪因は、耳道の狭窄、鼓膜の破綻、耳道周囲の石灰化、中耳病変であり、点耳薬や洗浄では管理困難な状態へと発展します。外耳炎の管理は主因へのアプローチが基本となりますが、増悪因の管理を必ず並行して実施することが重要です。

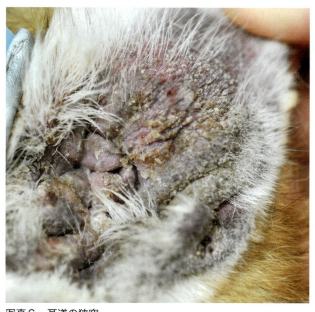

写真6　耳道の狭窄

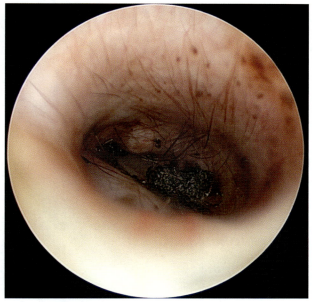

写真7　上皮移動障害

素因

外耳炎が起こる前から存在する要因で、外耳炎の発症リスクを高める因子です。

代表的な素因として下記が挙げられます。

①耳の形態的問題：耳毛が多い、垂れ耳、耳道が細い（短頭種など）
②湿性環境：熱刺激、多湿、耳内への水の侵入（水泳など）
③耳の中のポリープや腫瘍
④中耳炎
⑤衰弱や免疫が低下した状態
⑥過剰な治療処置による耳構造の損傷（**写真8**）

素因のリストを見ると主因となりそうなものが並んでいますが、素因単独では外耳炎は起こりにくいとされます。「高温多湿な環境で生活＝外耳炎」にはならないのです。考え方としては、「高温多湿な環境で生活する素因がある→分泌腺の異常が起こって外耳炎になる」となります。③も同じで、ポリープはあるけれど外耳炎までは発展していない、といった事例もあります。ただし、ポリープがあれば外耳炎になりやすいですよ、ということです。

　日常診療の中で遭遇しやすい素因は、耳の形態的問題と湿性環境、そして治療の影響です。パグ、シー・ズー、フレンチ・ブルドッグ、チワワなどは、先天的な解剖学的特徴として耳道が細い犬種です。プードルやシュナウザーは耳毛が過剰であり、日常的な処置として耳毛が抜かれる場合があります。過剰な耳毛は外耳炎の素因とはなりますが、過剰な耳毛の処置は上記の⑥に含まれる処置による耳構造の損傷にあたります。形態的問題と環境要因は、完全にとり除くことがむずかしく、生涯にわたってつき合っていかなければならない素因です。一方、③～⑥の素因はとり除くことが可能なため、積極的なアプローチが必要です。

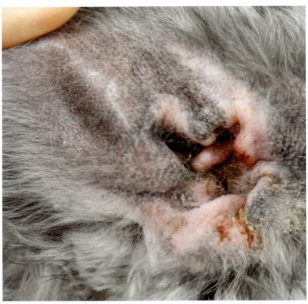

写真8　過剰な処置による損傷

外耳炎への対応

　外耳炎に対応するためには、主因、副因、増悪因、素因を症例ごとにどのように停止するかが重要です。とくに主因と素因に関しては、外耳炎が完全に治るのか、それとも長期的にケアを続けていかなければならないのかを決定するために重要な因子になります。外耳炎があった場合には、点耳薬や洗浄ですぐに対応するのではなく、系統的な対応が必要となります。

トラブル別スキンケア

外耳炎の系統的対応（図1）

日常的な外耳炎の系統的対応を下記に示します。

①耳の観察

外耳炎の症状の左右対称性を確認し、その後、耳鏡や耳道内視鏡（ビデオオトスコープ）を用いて下記を確認します。

- 炎症の程度や範囲
- 耳垢の程度
- 分泌腺の状態
- 異物の存在
- ポリープなどの存在
- 耳毛の量と位置、耳道の細さ
- 鼓膜の状態

②耳垢の観察

耳垢があった場合は採取して下記を確認します。

- ミミダニ
- 炎症細胞
- ブドウ球菌や緑膿菌
- マラセチア

③皮膚の症状の確認

皮膚の症状（発疹やかゆみ）を確認します。

- アトピー性皮膚炎と食物アレルギー（赤み、かゆみなど：p102参照）
- 脂漏症（赤み、ベタベタ、フケ、かゆみなど：p124参照）
- 内分泌失調（脱毛、色が黒くなる：p186参照）

④一般状態の確認

食物アレルギーでは嘔吐や軟便などが認められることがあります。内分泌失調では活動性、食欲、飲水量、排便排尿などに変化が見られることがあります。

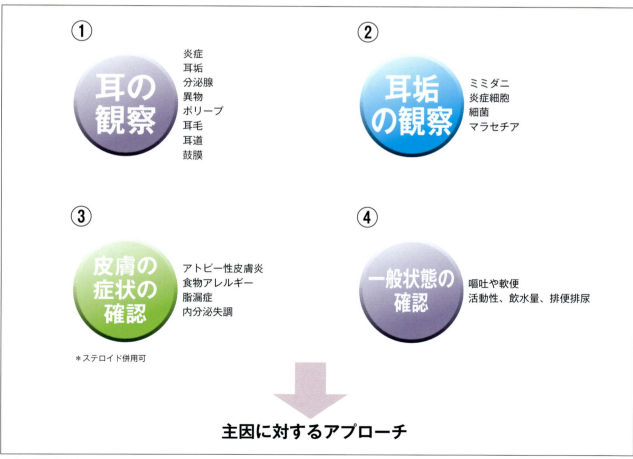

図1　系統的対応

主因に対するアプローチ

　系統的対応の①〜④で、主因であるミミダニ、脂漏症、分泌腺の異常、異物が同定できます。ミミダニが検出された場合には駆虫、分泌腺の異常には内科的あるいは外科的な治療、異物が確認された場合には耳道内視鏡下で除去します。これらが主因に対する治療になります。

　脂漏症の治療には定期的な耳の洗浄（サリチル酸などの角質溶解成分を配合した洗浄液の使用など）のほか、栄養管理（年齢ステージに合った栄養バランスの調整、ビタミンA・必須脂肪酸などの給与）、環境管理（高温多湿な環境の改善など）を実施します。

　食物アレルギーが疑われた場合には除去食試験を実施します。除去食への反応が認められず、アトピー性皮膚炎と診断された場合には、耳の洗浄によるアレルゲンの除去、耳道の保護、栄養管理（食物アレルギーへの配慮と皮膚強化食の使用）、環境管理（環境中のアレルゲンを清掃）、生活指導やストレスケアを検討します。

　内分泌失調が疑われた場合には、血液や尿、画像検査、ホルモン検査などの健康診断を実施します。内分泌失調と診断された場合は適切な治療を優先します。

副因、増悪因、素因に対するアプローチ

　系統的対応の①〜④の過程で副因、増悪因、素因のほとんどが同定できます。アプローチと並行して、それぞれの因子に対応します。

● 副因

細菌やマラセチア

　基本的には洗浄で除去が可能です。必要に応じて抗菌薬や消毒薬を使用します。

● 増悪因

耳道の浮腫や狭窄

　抗炎症薬の短期的な使用により解除できます。

耳垢過多や上皮移動障害

　洗浄により解除できます。

分泌腺の閉塞・拡張、炎症

　抗炎症薬や洗浄によって解除できます。

鼓膜の変化・破綻

　主因を改善すれば鼓膜の状態は良化します。鼓膜が破綻した場合は、洗浄液の使用を避け、生理食塩水やリンゲル液で洗浄します。

耳道周囲の石灰化

　解除困難で、時に外科的な処置が必要となります。

中耳病変

　投薬や内視鏡による治療が必要となります。

● 素因

耳の形態的問題

　除去することは困難です。上皮移動を障害するような鼓膜や水平耳道の耳毛を耳道内視鏡で除去することはあります。

湿性環境

　気温や湿度の調整など環境へのアプローチで除去可能です。

耳の中のポリープや腫瘍

　内視鏡や外科的処置で除去可能なことが多いです。

中耳炎

　薬や内視鏡による治療が必要となります。

衰弱や免疫が低下した状態

　栄養管理や内科療法が必要となります。

過剰な治療処置による耳構造の損傷

　処置を中止することで除去可能です。

トラブル別スキンケア

column

外耳炎の病態の誤った解釈の例

　ジメジメした日が続く中、皮膚科が得意なA先生（以下「A」）の診療所にシー・ズーのミミちゃんが来院しました。

ミミちゃんのご家族（以下「B」）：皮膚がかゆくて、ベタベタして臭いフケがたくさん出ています。
A：わかりました。フケの検査をしましょう。

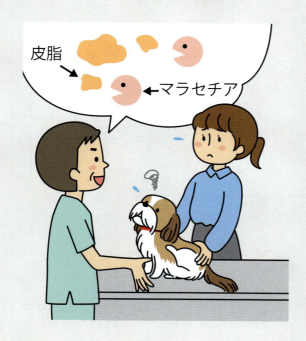

A：フケの中にマラセチアという菌がたくさんいました。
B：菌が増えていてかゆいのですか！お薬で何とかなるのでしょうか？
A：お薬で菌を落とすことは重要ですが、菌が増えた背景にアプローチすることが重要です。
B：どういうことでしょうか……？
A：マラセチアという菌は常在菌なので、皮膚病のないワンちゃんの皮膚にも存在します。この菌が増えた原因は、菌のエサになる皮脂が過剰に出ているからです。このベタベタの皮膚、つまり脂漏症が背景ですね。
B：なるほど！では、皮脂の管理も併せてやることが重要ですね！
A：はい。ただし、マラセチアが増える背景には皮脂のトラブルだけでなく、アトピーなどのアレルギー性疾患などが関与していることも多いのです。とくにミミちゃんのようなシー・ズーという犬種は脂漏症もアトピーも併発する場合が少なくありません。菌と皮脂の管理をしても良くならない場合はアレルギーの探索もしましょう。
B：わかりました！ありがとうございます！

　その後、皮膚の状態は良好に管理されていましたが、別の理由でミミちゃんは再来院しました。

B：今度は耳がかゆくて、ベタベタして臭い耳垢がたくさん出ています。
A：どれどれ……耳の中が腫れて、耳垢が詰まっています。外耳炎ですね。ベタベタの耳垢の検査をしましょう。

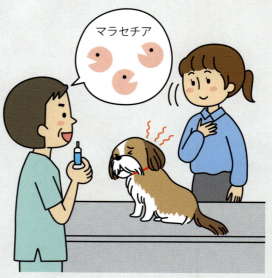

次ページへつづく→

223

Chapter. 4

column

A：耳垢の中にマラセチアという菌がたくさんいました。マラセチア性外耳炎ですね。耳をきれいに洗ってお薬をつけましょう。
B：わかりました！ありがとうございます！

洗浄と点耳薬によって外耳炎は一時的に良化するも再発をくり返し、ミミちゃんは転院してしまいました……。

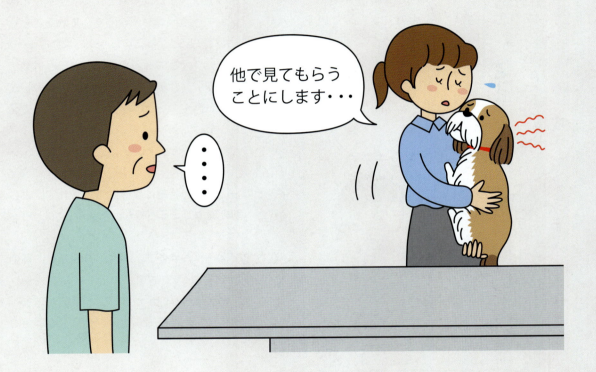

　上記の事例の中で、皮膚と耳のトラブルに対する説明の大きな違いは、

①皮膚の事例：マラセチアは皮膚炎の1つの要因であるが、マラセチアが増えた主因は脂漏症にあり、アレルギーの関与も疑われることを説明
②耳の事例：外耳炎の主因はマラセチアと説明

ということです。
　もちろん耳の事例の説明は間違っており、皮膚でマラセチアが増えた場合と同様に、耳でもマラセチアは何らかの要因にともなって二次的に増殖したと考えなければなりません。現在では、外耳炎の病態把握の誤解を招くとの理由から「マラセチア性外耳炎」、つまりマラセチアが主因と誤認されるような用語は使われなくなってきています。しかし、臨床現場では上記のような事例は少なくなく、外耳炎の主因が同定されずに"とりあえず"点耳薬と洗浄で対応され、難治化・転院へとつながってしまうことがあります。耳も皮膚と同じように捉えることが重要です。

巻末付録

犬のスキンケア用品一覧

シャンプー

■ **一般洗浄・美容用**
- 全犬種用 ……………… 226
- 短毛用 ………………… 236
- 長毛用 ………………… 237
- 白毛用 ………………… 238
- 黒毛用 ………………… 240
- 茶系色用 ……………… 240
- 子犬用 ………………… 241
- 特定犬種用 …………… 242
- その他 ………………… 242

■ **疾患用**
（薬用・コンディショニング用）
- 保湿・抗炎症 ………… 244
- 抗菌 …………………… 246
- 脂漏・フケ …………… 247

リンス等
- リンス ………………… 248
- コンディショナー …… 252
- トリートメント ……… 256
- スタイリング剤 ……… 258
- パック ………………… 262
- クレンジングオイル … 263

外用剤
- 保湿 …………………… 264
- 被毛質改善 …………… 267
- 炎症緩和・抗菌 ……… 268
- 防虫 …………………… 270
- サンスクリーン ……… 270
- 変色防止（涙ヤケ）…… 270
- 消臭 …………………… 271
- 創傷保護 ……………… 272
- 冷感スプレー ………… 272
- 芳香剤 ………………… 273

イヤーケア
……………………………… 274

入浴剤
……………………………… 277

※疾患用シャンプーは「期待できる効果」としてそれぞれ分けました。伊從慶太先生には「抗菌」等の期待できる効果の分類と本文の「適した症状」の部分を監修していただきました。監修者の使用経験等に基づく個人的な見解が含まれますことを予めご了解ください。
※動物用医薬品は、獣医師の指示に従い、用法、用量を守って使用してください。
※商品の掲載は社名の五十音、アルファベット順にしました。
※「容量・価格」の欄に記した★印は商品写真を示します。
※価格はすべて税込みです。
※犬用の製品を掲載しています（一部猫等にも使用できる製品も掲載しています）。
※本冊子に掲載されている商品情報は2024年12月現在のものです。

シャンプー（一般洗浄・美容用）

シャンプー（一般洗浄・美容用）

全犬種用

商品写真	商品名	容量・価格／希釈率／シリーズ商品	特長	主な成分
問合先：有限会社キタガワ ☎072-801-7771　https://kitagawa7771.jp/				
	シャンメシャン自然のシャンプー	250㎖＝2,750円★ 2,050㎖（詰め替えパック） ＝9,020円 希釈率：約5～15倍に薄めて使用できます。	・100％天然植物性だからワンちゃん、ネコちゃんに安心。 ・人の手にもやさしく、肌の弱い方でも安心。 ・ノミやダニの嫌がる天然ハーブエキスを使用。 ・何度か洗ううちに、コシのある毛になっていくのがわかります。	ひまわり油、天然ビタミンE、ヒノキチオール
	シャンメシャン自然のシャンプーハードウォッシュ	2ℓ＝8,250円 希釈率：約5～15倍に薄めて使用できます。	・特に汚れのひどい犬猫。 ・アトピーや発疹の原因といわれている合成界面活性剤、合成酸化防止剤防腐剤、着色料は使用していません（油汚れにも対応しております）。	ヤシ油、その他天然植物成分
問合先：株式会社キリカン洋行 ☎03-6718-4300　https://www.kirikan.com/				
	ダーマケアナチュラルシャンプー	250㎖＝オープン価格 5,000㎖＝オープン価格★ 希釈率：3～5倍 コンディショナーあり	皮膚科専門の獣医師が開発した天然素材のダーマケアシリーズ。肌の弱い子はもちろん、子犬にも最適です。皮膚刺激となる石鹸成分を含まず、キメの細かい豊かな泡立ちでふんわりと優しく洗えます。	ヤシの実油由来の洗浄成分、植物由来プロテイン、オリゴ糖
問合先：株式会社キンペックスインターナショナル ☎06-6997-1568　http://www.kinpex.co.jp/				
	ハッピー＆バスタイムシャンプーバラの香り	1,000㎖＝5,500円 4,000㎖＝15,400円★ 希釈率：3～5倍 リンス、入浴液あり	脂性、フケ症、かゆみや赤みのあるコ。体臭のきついコ／皮膚の汚れや余分な皮脂や雑菌、ニオイの元を浮かせて落とし、保湿効果もあります。また、優れた消臭・防臭効果も。	ソフタゾインNS　アミゾールLDE　レオガードGP　ディゾルビNA-2　プロピレングリコール　ケーソンCG　クエン酸（アクリルアミド・アクリル酸Na）コポリマー　SHU　グレープフルーツシード成分 フレグランスオイル（ブルガリアローズ） 赤色106号
	ハッピー＆バスタイムシャンプーラベンダーの香り	1,000㎖＝5,500円 4,000㎖＝15,400円★ 希釈率：3～5倍 リンス、入浴液あり	脂性、フケ症、かゆみや赤みのあるコ。体臭のきついコ／皮膚の汚れや余分な皮脂や雑菌、ニオイの元を浮かせて落とし、保湿効果もあります。また、優れた消臭・防臭効果も。	ソフタゾインNS　アミゾールLDE　レオガードGP　ディゾルビNA-2　プロピレングリコール　ケーソンCG　クエン酸（アクリルアミド・アクリル酸Na）コポリマー　SHU　グレープフルーツシード成分 ラベンダーオイル
	SPラグジュアリーシャンプー	1,000㎖＝8,800円 4,000㎖＝33,000円★ 希釈率：濃度原液～5倍	全犬種／高い保湿効果で毛に潤いを閉じ込め繊維にまで浸透。天然アロエ配合で、皮膚・被毛を健康に。	水　ラウレス硫酸ナトリウム　ラウリル硫酸アンモニウム　ラクトアミド MEAクロダソンW（加水分解コムギタンパク質）　クロテインカシミア（加水分解カシミアケラチンタンパク質）　ココアンホジ酢酸2ナトリウム　コカミドDEA　コカミドプロピルベタイン　クオタニウム 26　ステアリン酸グリコール　プロピレングリコール＆5-ブロモ- 5ニトロ- 1、3-ジオキサン　クエン酸　香料　アロエベラ抽出液　エデト酸ナトリウム
	SP-2アロエシャンプー	200㎖＝2,200円 4,000㎖＝16,500円★ 希釈率：濃度原液～5倍	全犬種／天然アロエの葉肉エキス配合で、健康な皮膚を作るお手伝いをします。低刺激で子犬・子猫はもちろん、デリケートなお肌のワンちゃん、老犬、老猫のシャンプーにも安心。	水　ポリ（オキシエチレン）＝ドデシル　エーテル硫酸エステルナトリウム　ココナッツオイル　ジエタノールアミン濃縮物　ラウリン酸アミドプロピルベタイン　グリコール系溶剤　キレート剤　P.H.調整剤　防腐剤　香料　P.H.6.0-7.0　中性
	SP-3コンディショナーシャンプー	200㎖＝2,200円 4,000㎖＝16,500円★ 希釈率：濃度原液～5倍	全犬種／下洗い用としておすすめ！中性ヘナ成分にはトリートメント効果があり、もつれや毛玉の原因となる乾燥、パサつきを抑えます。自然なツヤを残し、抜群の洗い上がりに！子犬・子猫にも安心して使用できます。	水　ポリ（オキシエチレン）＝ドデシル　エーテル硫酸エステルナトリウム　ココナッツオイル　ジエタノールアミン濃縮物　ラウリン酸アミドプロピルベタイン　グリコール系溶剤　キレート剤　P.H.調整剤　防腐剤　香料　P.H.6.0-7.0　中性
	SP-6シトラスシャンプー	200㎖＝2,200円 4,000㎖＝16,500円★ 希釈率：濃度原液～5倍	シュナウザー、テリア種、短毛種など／オイリーな被毛に汚れ落ち抜群！オレンジの香りがシャンプー後に、ほのかに香ります。洗浄効果に優れているため、生後2ヵ月以降の子犬・子猫からお使いください。スタッドテールの猫ちゃんにもおすすめ。天然ハーブ（ラベンダー）配合。	水　ポリ（オキシエチレン）＝ドデシル　エーテル硫酸エステルナトリウム　ココナッツオイル　ジエタノールアミン濃縮物　ラウリン酸アミドプロピルベタイン　グリコール系溶剤　キレート剤　P.H.調整剤　防腐剤　香料　P.H.6.0-7.0　中性

シャンプー（一般洗浄・美容用）

全犬種用
短毛用
長毛用
白毛用
黒毛用
茶系色用
子犬用
特定犬種用
その他

商品写真	商品名	容量・価格／希釈率／シリーズ商品	特長	主な成分
問合先：有限会社コズグロジャパン　☎098-934-8146　http://www.kozgro.co.jp/				
	テルメディック ミネラル ペットシャンプー	300ml＝2,024円 1ℓ（詰め替え用）＝6,017円★ 4ℓ＝21,659円 原液または、汚れ具合によって2～5倍に希釈して使用	ナトリウム温泉に含まれるミネラル成分と同じ成分で洗浄力を引き出した、これまでに9ヵ国特許取得したペットシャンプー。アレルギーなどのトラブルを引き起こす原因とされる乳化剤・保湿剤・防腐剤・防カビ剤・酸化防止剤・色素などの添加物不使用。被毛や皮膚に負担をかけずに洗えるのでデリケート肌の犬にも優しい。肌負担になるリンスなしでもふっくら仕上がります。洗浄主成分のミネラルは雑菌の繁殖をうながさないので、消臭効果が持続します。	水、アルキルグリコシド（発泡剤）、カルボキシメチルセルロースNa、ケイ酸Na、リン酸Na、クエン酸Na、香料（アロマエッセンシャルオイル　ローズマリー）、塩化Na、塩化K、炭酸Na、硫酸Na
問合先：株式会社昭和化学　☎03-3960-7291　http://falconet.jp/				
	ドッグラック プロシャンプー RP	2ℓ＝6,050円 希釈率：原液～10倍	ローズピンクの上質で深みのある香りが心地よくシャンプー後も持続します。植物性洗浄成分とヨモギエキス・緑茶エキスを配合し、ソフトな弱酸性の泡で愛犬をやさしく洗います。オプションメニューとしても取り入れやすい、サロン提案型シャンプー。	アニオン界面活性剤（ヤシ由来）、両性界面活性剤（ヤシ由来）、アミノ酸系保湿成分、コラーゲンP.P.T.、ヨモギエキス、緑茶エキス、香料
	ハーブ＆ピュア ゼネラル シャンプー	2ℓ＝7,700円 希釈率：原液～10倍	ローズマリーやヒノキなど18種類の天然ハーブエキスを贅沢に配合し、アロマ効果とトリートメント効果がシャンプー後も持続します。低刺激性アミノ酸系洗浄成分主体で、皮膚・被毛をやさしく守りながら素早く汚れを落とし洗い上げます。肌の弱いトリマーさんも使用しやすいシャンプーとなっております。	アニオン界面活性剤（アミノ酸系・ヤシ由来）、コラーゲンP.P.T.、水溶性イオウ、18種のハーブエキス（ローズマリー他）、香料
	ハーブ＆ピュア ディープクレンジングシャンプー ハード	2ℓ＝8,316円 希釈率：原液～30倍	頑固な汚れも優れた洗浄力でしっかり落とし、キュッとした洗いあがりです。皮脂汚れ等の部分洗いから全身洗いまで、幅広いクレンジングとしてご使用下さい。11種類のハーブエキス配合、皮膚のコンディションを整え、シャンプー後の抗菌効果にも優れます。希釈は最大30倍まで可能で経済性にも大変優れています。クレンジング目的だけで無く、トイプードルのテディベアカットにも最適です（微香性）。	アニオン界面活性剤（アミノ酸系・ヤシ由来）、両性界面活性剤（ヤシ由来）、ノニオン界面活性剤（ヤシ由来）、11種のハーブエキス（サボンソウ他）、香料
	ハーブ＆ピュア ディープクレンジングシャンプー スムース	2ℓ＝8,316円 希釈率：原液～30倍	頑固な汚れも優れた洗浄力でしっかり落とし、しなやかな洗いあがりです。皮脂汚れ等の部分洗いから全身洗いまで、幅広いクレンジングとしてご使用下さい。11種類のハーブエキス配合、皮膚のコンディションを整え、シャンプー後の抗菌効果にも優れます。希釈は最大30倍まで可能で経済性にも大変優れています。毛量が少ないシニアや被毛が絡みやすい場合にも最適です（微香性）。	アニオン界面活性剤（アミノ酸系・ヤシ由来）、両性界面活性剤（ヤシ由来）、ノニオン界面活性剤（ヤシ由来）、11種のハーブエキス（サボンソウ他）、香料
問合先：株式会社たかくら新産業　☎0120-828-290　https://takakura.co.jp/				
	A.P.D.C. ティーツリー シャンプー	250ml＝1,760円 500ml＝2,860円 5,000ml＝14,850円★ 希釈率：1（原液）～5倍 コンディショナーあり	全犬種向き／消臭・消炎効果のあるティーツリーをはじめとした6つの植物成分と海藻保湿成分が犬をやさしく洗い上げ、ふんわりツヤのある被毛へと導きます。	ティーツリーオイル、紅藻エキス、ヒアルロン酸ナトリウム、ユーカリオイル、ローズマリーオイル、ラベンダーオイル、アロエベラジェル、シトロネラオイル、コカミドプロピルベタイン、香料、保存料など
	made of Organics オーガニック ドッグ シャンプー モイスト リペア	50ml＝1,320円 350ml＝3,300円 1,500ml＝8,800円★ コンディショナーあり	洗浄力が高く、潤い力の高いオーガニック植物成分を贅沢に配合した新しいコンセプトの天然由来成分100%の犬シャンプー。	※アロエベラ液汁、ココベタイン、α-オレフィンスルホン酸Na、水、ヤシ油アルキルグルコシド、海塩、ココナッツフレグランスオイル、※カモミール花/葉エキス、※カレンデュラ花エキス、※アルニカ花エキス、バニラフレグランスオイル、ココナッツナチュラルフレーバー、バニラナチュラルフレーバー、プロビタミンB5、※ココナッツオイル、クエン酸、ソルビン酸K、香料 ※はオーガニック成分です。

シャンプー（一般洗浄・美容用）

全犬種用
短毛用
長毛用
白毛用
黒毛用
茶系色用
子犬用
特定犬種用
その他

商品写真	商品名	容量・価格／希釈率／シリーズ商品	特長	主な成分
問合先：ドッグズセンス ☎0551-38-3051　https://www.dogs-sense.com/				
	クリスクリステンセン デイトゥーデイ モイスチャライジング シャンプー	473mℓ＝5,500円★ 3,785mℓ＝24,200円 （2024/11現在） 希釈率：原液～8倍	傷んだ被毛を優しくいたわり、毎日使用して頂いても十分に穏やかです。全てのスキンタイプとコートタイプの犬および猫にご利用いただけます。コロイド状オートミールを配合していますので、皮膚に優しく、被毛の自然な艶を保つためにビタミンEを補います。被毛に蓄積することなくきれいにすすげます。	純水、テトラデセンスルホン酸ナトリウム、ラウレス硫酸Na、ラウラミドDEA、ジステアリン酸PEG-150、リノールアミドプロピルPGジモニウムクロリドリン酸、EDTAナトリウム、コロイド状オートミール、クエン酸、香料（ココナッツミルクの香り）
	クリスクリステンセン クリーンスタート クラリファイング シャンプー	473mℓ＝5,060円★ 3,785mℓ＝22,000円 （2024/11現在） 希釈率：原液	本製品は、普段使いのシャンプー（弱酸性から中性に近いPhのシャンプー）と異なり、酸性の成分を含んでいるので、被毛に残された様々な残留物を切り離し、取り除くとができるのです。そして、強化された「プロビタミン」の配合が、コートの自然な油分を奪い取ることなく、ディープクレンジングを可能にしました。すべてのコートタイプに使用でき、本製品を使用することで、コートの自然な輝き、健康、活力を妨げる問題点をクリアーすることができます。	水、ラウリル硫酸アンモニウム、ラウレス硫酸アンモニウム、コカミドMEA、キシレンスルホン酸アンモニウム、クエン酸ナトリウム、塩化ナトリウム、クエン酸、パンテノール、パンテニルエチル、メチルイソチアゾリノン、メチルクロロイソチアゾリノン、ニナトリウムEDTA、香料（パルファム）
	クリスクリステンセン スペクトラム1 （コース&ラフコート） シャンプー	473mℓ＝5,940円★ 3,785mℓ＝27,500円 （2024/11現在） 希釈率：原液～8倍	ハードコートのテリアはもちろん、より正確なカットが要求されるプードル、ビジョンフリーゼ、ベドリンントンテリア等の犬種、ハリケヤンが無くなってしまったダブルコートの犬種。ペットカットやサマーカットを施した犬種まで、様々なシチュエーションで使用頂けます。これらのペット用ヘアケア製品とは一線を画し、単頭に仕上がりを実現、カールした被毛に本来のコシを蘇らせます。ハードコートのテリアの被毛でも、全体を素朴らしい手触りの引き締めるッとしたエンドに仕上げ、飾り毛にボリュームを与えます。プードル、ビジョンフリーゼ、ベドリンントンテリアや、様毛のコシが無くなってしまったダブルコートの犬種の20の被毛にハリとコシを与え、カットしやすいコートに仕上げます。	純水、ポリクオタニウム-10、EDTAテトラナトリウム、PPG2-ヒドロキシエチルココ/イソステアラミド、ラウリル硫酸ナトリウム、ラウレス硫酸ナトリウム、安息香酸ナトリウム、クエン酸ナトリウム、パンテノール、クエン酸、香料
	クリスクリステンセン スペクトラム10 （ソフト&ドロップコート） シャンプー	473mℓ＝5,940円★ 3,785mℓ＝27,720円 （2024/11現在） 希釈率：原液～8倍	ドロップコート犬種はもちろん、セッターやゴールデンレトリーバーのような飾り毛を持つ犬種への部分使用もおすすめです。ストレートコートや軽いウェービーコートを持つ犬種の被毛に目を見張るような滑らかさと輝きを与え、スタイリングしやすいコートに仕上げるために特別に設計されました。特別配合の成分により、コートが本来持っている個性を失わないことなく、優しく洗い上げ、同時に柔軟成分を行き渡らせることで、シルクのような輝きと感触に仕上げます。バサバサした被毛を落ち着かせ、縮れたコートを修復することで、滑らかで流れるような美しいコートに仕上げます。	純水、テトラナトリウムEDTA、ステアラミドプロピルジメチルアミン、グルタミン酸、クエン酸、ステアリルアルコール、セチルアルコール、シクロペンタシロキサン、ジメチコン、パンテノール、加水分解アマランスプロテイン、香料

商品写真	商品名	容量・価格／希釈率／シリーズ商品	特長	主な成分
問合先：株式会社ニチドウ ☎03-3694-2710　http://www.jpd-nd.com/				
	ミラクルコート ゼネラル シャンプー	3,000mℓ＝14,080円 リンスあり	全犬種向き／クリーミーな泡立ちで汚れをきれいに落とし、被毛に必要な栄養油分を補い、ツヤと輝きを与えます。さわやかな若草の、優雅な香りに包まれます。	高級アルコール系活性剤、両性界面活性剤、アボガドオイル、P.P.Tポリペプタイド分子量、ハーバルエキス
	ミラクル トリマーズ シャンプー	3,000mℓ＝オープン価格 コンディショナーあり	天然植物由来成分の保湿力を巧みに応用した極めて刺激性の少ないプロフェッショナル用製品です。保湿力に優れた「21種類の植物抽出エキス」と被毛を集中ケアする「Wヒアルロン酸」を独自のバランスで配合したことによりうるおいのある美しい被毛に洗い上げます。清潔感のあるグリーンフローラル調の香りです。	水、低刺激アミノ酸系洗浄成分、グリチルリチン酸2K、ヒアルロン酸Na、加水分解ヒアルロン酸、ハス胚芽エキス、メリアアザジラクタ葉エキス（ニーム）、チャ葉エキス、アルニカエキス、オドリコソウエキス、オランダカラシエキス、カミツレ花エキス、クレマティス葉エキス、ゴボウエキス、スギナエキス、セイヨウオトギリソウ花/葉/茎エキス、セイヨウキズタ葉/茎エキス、セイヨウナツユキソウ花エキス、トウキンセンカ花エキス、ニンニクエキス、ヒバマタエキス、フユボダイジュ花エキス、マツエキス、ヤグルマギク花エキス、ローズマリーエキス、ローマカミツレ花エキス、香料
	ペットエステ スパ マッドゼネラル シャンプー	3,000mℓ＝15,356円 コンディショナーあり	子犬から成犬まで全ての犬種に使用できるほどの極めて低刺激な洗浄成分と世界各地の泥成分配合により、毛穴に詰まった老廃物や汚れをしっかりと取り除き、地肌（被毛を作り出す環境）を清浄化し、整えます。また、洗浄成分は、被毛と同じタンパク質で構成されているため、被毛を痛めることなく、しなやかでサラサラの感触に洗い上げます。	世界各地で産出される泥成分、死海のミネラル塩、プロポリス、オランダカラシエキス、ゴボウエキス、サボンソウエキス、セイヨウキズタエキス、セージエキス、レモンエキス
	ペットエステ スパ クレンジング シャンプー	3,000mℓ＝15,356円 コンディショナーあり	通常シャンプーでは、落としきれない頑固な皮脂汚れや汚れをすばやく分解し、しっかりと落とすことにより、被毛本来の輝きを取り戻すことのできる植物由来成分の低刺激クレンジングシャンプーです。	アロエベラエキス、クロレラエキス、カッコンエキス、アボガド油、死海のミネラル塩、プロポリス

シャンプー（一般洗浄・美容用）

全犬種用
短毛用
長毛用
白毛用
黒毛用
茶系色用
子犬用
特定犬種用
その他

商品写真	商品名	容量・価格／希釈率／シリーズ商品	特長	主な成分
問合先：株式会社ハートランド ☎075-594-3773　https://www.zoic.jp/				
	ゾイック ポゼス クリア シャンプー	3,000㎖（1,500㎖×2）＝業務用 コンディショナーあり	優れた洗浄力とクリアコート成分の働きで白色犬は白く、有色犬は被毛本来の色をはっきりさせます。 フレッシュフローラルブーケの香り。	低刺激アミノ酸系ベース、クリアコート成分、柿エキス、オウゴンエキス配合
	ゾイック ポゼス マーマル シャンプー	3,000㎖（1,500㎖×2）＝業務用 コンディショナーあり	仔犬や皮膚の弱いペットの為に皮膚への刺激を抑えた低刺激シャンプーです。シャンプー負けしやすいペットもやさしく洗い上げ、ふんわりサラサラに仕上げます。 無着色無香料。	低刺激アミノ酸系ベース、コンフリーエキス、柿エキス、オウゴンエキス、天然ハーブ配合
	ゾイック Nホワイトニング シャンプー	300㎖＝2,310円 4,000㎖＝業務用★ リンスあり	全犬種・全毛色に、ガンコな汚れを洗い落とし、被毛に輝きとすべりをあたえるシャンプー。被毛を本来の美しい色調に仕上げます。 サルビアの花の香りをイメージした、清潔感のあるマイルドフローラルの香り。	低刺激アミノ酸系ベース、カチオン化コンディショニング成分、サルビアエキス、ヒアルロン酸、コラーゲン、緑茶エキス、クレンジング成分
	ゾイック Nショート シャンプー	300㎖＝2,310円 4,000㎖＝業務用★ リンスあり	中・短毛の成犬に最適なシャンプーです。ミニチュアダックスフンド・プードル・ポメラニアン・短くカットした犬などにおすすめ。ダブルコート犬やドッグショー用にも。 ハイビスカスの花の香りをイメージした、華やかなフルーティフローラルの香り。	低刺激アミノ酸系ベース、カチオン化コンディショニング成分、ハイビスカスエキス、ヒアルロン酸、コラーゲン、緑茶エキス、シアバター
	ゾイック ファーメイクEX シャンプー S （スムーススタイル）	1,500㎖＝業務用 トリートメントあり／プロテクターあり	被毛に美しいツヤとスムースなすべりを与える「スムーススタイル」。低刺激アミノ酸系ベースのクリーミーでなめらかな泡が、やさしく被毛を包み込みニオイや汚れをしっかり落とします。パワーヒアルロン酸、マルチコラーゲンが皮膚被毛の水分を整え、カチオン化コンディショニング成分配合で、スムースに指通りよく被毛のもつれや毛玉を防ぎます。 フルーティフローラルの香り。	低刺激アミノ酸系ベース、ケラチンPPT、カチオン化コンディショニング成分、緑茶エキス、パワーヒアルロン酸、マルチコラーゲン、サクラ葉エキス
	ゾイック ファーメイクEX シャンプー A （エアスタイル）	1,500㎖＝業務用 トリートメントあり／エッセンスあり／エッセンス モイストあり	ボリュームアップ用に。被毛にうっとりするようなふんわり感を与える「エアスタイル」。低刺激アミノ酸系ベースのクリーミーでなめらかな泡が、やさしく被毛を包み込みニオイや汚れをしっかり落とし、やわらかくエアリーな被毛に洗い上げます。CMC類似成分配合で、被毛にスムースなすべりを与えます。 フローラルフルーティの香り。	低刺激アミノ酸系ベース、ケラチンPPT、CMC類似成分、緑茶エキス、パワーヒアルロン酸、マルチコラーゲン、サクラ葉エキス
	ゾイック マチュア フォームシャンプー	300㎖＝3,080円 400㎖＝業務用 希釈なし原液使用	皮膚や被毛をいたわりながら洗い上げる泡状シャンプーです。泡立て不要なうえ、泡切れがよくすすぎやすいため手早く時短で洗えます。	グリチルリチン酸ジカリウム、緑茶エキス、トレハロース 他
	ゾイック カシミヤタッチ シャンプー	1,500㎖＝業務用 希釈無し原液使用	カシミヤ由来ケラチン配合でふんわりとやわらかさを両立。 きめの細かい滑らかな泡が被毛を優しく洗い上げます。 被毛を補修しながら滑りをあたえます。 被毛にうるおいをあたえます。	カシミヤ由来ケラチン、低刺激アミノ酸系ベース、リン脂質誘導体（CMC類似成分）、マルチコラーゲン、吸着型ヒアルロン酸、緑茶エキス 他

229

シャンプー（一般洗浄・美容用）

全犬種用
短毛用
長毛用
白毛用
黒毛用
茶系色用
子犬用
特定犬種用
その他

商品写真	商品名	容量・価格／希釈率／シリーズ商品	特長	主な成分
問合先：株式会社QIX（キックス）☎042-860-7462　https://www.qix.co.jp/				
	BASICS AFLOAT DOG 下洗いシャンプー	3ℓ＝8,470円 希釈率：3〜4倍仕上げシャンプー、トリートメントあり	とくに皮脂や汚れのひどい犬向き／こだわりの洗浄力で、頑固な汚れや皮脂を一度でてっきり落とす下洗いシャンプーです。洗浄成分が強いため、皮膚の弱い犬、手の弱い方は注意が必要ですが、そんな時にはバスタブに1〜2プッシュをシャワーで勢いよく泡立て泡風呂を作り、そこにつけ置きしながら洗う方法もオススメです。	ラウラミンオキシド、ラウレス硫酸Na、ラウレス-9、（カプリリル／カプリル）グルコシド、ラウラミドプロピルベタイン、アルキル（C10-18）スルホン酸Na、他
	BASICS AFLOAT DOG プレミアムソープ	3ℓ＝21,934円 希釈率：3倍	全犬種向き／有名美容室「AFLOAT」のオーナー・宮村浩気プロデュース。被毛と皮膚に優しい弱酸性のアミノ酸系シャンプーです。プロの美容師も使う特殊PPT成分（マリンコラーゲン）配合。天然植物エキスによる紫外線防止効果とキューティクル引き締め効果、そしてヒートプロテインにより紫外線、ブラッシング、ドライヤー熱の3大ダメージから被毛を守ります。宮村浩気オリジナルブレンドの爽やかなフレグランス。	PPT（マリンコラーゲン）、ユズ果実エキス、オウゴンエキス、グリチルリチン酸ジカリウム、他
問合先：株式会社リフレックス　☎03-3917-4630　http://www.reflex.co.jp/				
	クリスタルライフフォードッグドッグシャンプー〔無香料〕	300ml＝3,190円★ 1ℓ＝7,480円 希釈なし	シャンプー嫌いやアレルギーをはじめ、肌トラブルに悩む愛犬でも、皮膚に負担をかけることなく安心してお使いいただけます。洗浄剤にはヤシやパームなどの植物由来の原料を、コンディショニング剤にはオーガニックのアロエベラ液汁（皮膚を健やかにするサポート）やローズマリーエキス（抗菌）を使用するなど、低刺激で安全性の高い原料を厳選しています。また、人間とは比較にならない嗅覚を持つ犬にとって人工的な香りはストレスです。クリスタルライフフォードッグは厳選された植物由来の高品質な原料で作られているため、余計な香料や着色料は使用していません。	ラウリルサルコシンTEA、ラウレス-4カルボン酸Na、ラウラミドプロピルベタイン、コカミドメチルMEA、DGP、ポリクオタニウム-10、クエン酸、アロエベラ果汁、ローズマリーエキス、エチドロン酸、安息香酸Na、ソルビン酸K
	クリスタルライフフォードッグドッグシャンプーオーガニックハーブシリーズ［ココロ］	300ml＝3,850円★ 1ℓ＝8,580円 希釈なし	シャンプー嫌いやアレルギーをはじめ、肌トラブルに悩む愛犬でも、皮膚に負担をかけることなく安心してお使いいただけます。洗浄剤にはヤシやパームなどの植物由来の原料を、コンディショニング剤にはオーガニックのアロエベラ液汁（皮膚を健やかにするサポート）やローズマリーエキス（抗菌）を使用するなど低刺激で安全性の高い原料を厳選しています。5つのメディカルハーブ精油をブレンドした、フレッシュハーブの香りが楽しめます。人間とは比較にならない嗅覚を持つ犬にとって人工的な香りはストレスです。クリスタルライフフォードッグは厳選された植物由来の高品質な原料で作られているため、余計な香料や着色料は使用していません。	ラウリルサルコシンTEA、ラウレス-4カルボン酸Na、ラウラミドプロピルベタイン、コカミドメチルMEA、DGP、ポリクオタニウム-10、クエン酸、アロエベラ果汁、ローズマリーエキス、エチドロン酸、安息香酸Na、ソルビン酸K、メディカルハーブ精油5種配合（カモミール、オレンジ、ミント、マジョラム、シトロネラ）
	ボンダイウォッシュドッグウォッシュペイパーバーグ＆レモングラス	500ml＝4,400円 希釈なし コンディショナーあり	敏感肌にも優しく穏やかに洗い上げるペット用シャンプー。厳選したエッセンシャルオイルや天然原料を使い、滑らかな毛に整えながら、気になる匂いを抑えます。※ペーパーバークは細菌除菌、真菌除菌、虫除け、リラックス、和らげの効果のあるといわれているオーストラリア原産の美しい植物です。	水、カプリリル/カプリル酸グルコシド、ヤシ油アルキルグルコシド、グリセリン、キサンタンガム、アロエベラエキス、トコフェロール、ヒマワリ種子油、クエン酸、オーストラリアンブッシュオイル、エッセンシャルオイル、防腐剤（食品グレード）
	C-DERM セラピードッグシャンプー	237ml＝3,872円★ 946ml＝13,970円 希釈率：8〜10倍（皮膚トラブルのある場合、5〜6倍）コンディショナーあり	アルコール、酸、化学薬品を一切使用せず、天然成分だけで作られているので、敏感な皮膚にも安心して使用できます。皮膚の乾燥を防ぎ、皮膚や被毛の保護、虫よけなどの働きのある天然オイル成分を配合。毛切れやツヤのない被毛にもおすすめです。	グリチルリチン、コンドルス、セージ、ウィッチヘーゼルウォーター、アロエベラ、ペクチン
	C-DERM パピー＆アレルギーセラピーシャンプー	237ml＝4,521円★ 946ml＝15,257円 希釈率：8〜10倍（皮膚トラブルのある場合、5〜6倍）コンディショナーあり	アルコール、酸、化学薬品を一切使用せず、天然成分だけで作られているので、敏感な皮膚にも安心して使用できます。子犬や皮膚が非常に過敏で皮膚トラブルを起こしやすいコのためのシャンプーです。皮膚の乾燥を防ぎ、皮膚を保護する成分と皮膚コンディションを整える成分をより多く配合しました。	アロエベラ、ローズマリー、グリチルリチン、コンドルス
	C-DERM 猫＆細毛犬用セラピーシャンプー	238ml＝4,510円 希釈率：8〜10倍（皮膚トラブルのある場合、5〜6倍）コンディショナーあり	アルコール、酸、化学薬品を一切使用せず、天然成分だけで作られているので、敏感な皮膚にも安心して使用できます。猫、毛の細い犬のために、より繊細な被毛用としてブレンドしたシャンプーです。保湿効果があり、皮膚と被毛をやさしく保護して皮膚コンディションを整えます。	ワイルドカモミール、コンドルス、グリチルリチン、アロエベラ、ウィッチヘーゼルウォーター
	IMMUNE NATURAL シャインシャンプー	200ml＝3,685円★ 1,000ml＝16,115円 希釈率：6〜10倍 コンディショナーあり	無添加・無香料・無公害がコンセプトです。低刺激で皮膚や被毛へのやさしさが特長。皮膚トラブルのあるコや皮膚の過敏なコにも安心して使用できます。長毛種やシルキーコートの犬種は毛がからむことなくツルツルに、短毛種やオイリーな毛質の犬種にはベタつきが残らずツヤツヤに。毛質や犬種、猫種を選ばないオールマイティなシャンプーです。	水、ラウロイル-β-メチルアラニンナトリウム、ラウロイル加水分解シルクナトリウム、ラウラミドプロピルベタイン、コカミドDEA、1.3ブチレングリコール、グリチルリチン酸2K、ムクロジエキス、クエン酸、フェノキシエタノール ※2025年1月21日現在

シャンプー（一般洗浄・美容用）

全犬種用 / 短毛用 / 長毛用 / 白毛用 / 黒毛用 / 茶系色用 / 子犬用 / 特定犬種用 / その他

問合先：レッドハート株式会社　☎0120-700-116　https://redheart.co.jp/

商品写真	商品名	容量・価格／希釈率／シリーズ商品	特長	主な成分
	犬猫用 トリートメント シャンプー 自然流 全犬種用	2,000mℓ =9,460円 希釈率：3〜15倍 コンディショナーあり	短毛種を含む、全犬種向き。和・漢・洋の漢方・ハーブ・植物エキス配合の天然系素材100％のシャンプーです。シャンプーだけでトリートメント効果を得ることができ、短時間ですませたいシニア犬にもオススメ。さっぱりと洗いあげたい短毛種や体臭の気になる犬種、汚れのひどい犬にオススメです。	朝鮮人参、椿、ザクロ、アケビ、ヨモギ、枇杷・枇杷葉、緑茶、アロエ、ヘチマ、深海鮫スクワレン、真珠プロテイン、海洋深層水ミネラル、ヒアルロン酸、コラーゲン、エラスチン、米糠、オリーブ、ラベンダー、カモミール、コンブ、ヒジキ、ノリ、ワカメ、ゴボウ、紫根、メリッサ、オノニス、甘草、ビロードアオイ、竹、タチジャコウソウ、ハマメリス、大豆、小豆、舞茸、椎茸、柚子、紫蘇、桜、胡麻、胡瓜、アミノ酸、ビタミンA、ビタミンD、ビタミンB群、ビタミンE、トコトリエノール、加脂保湿成分、脂肪酸系等毛質保護成分、脂肪酸系・アミノ酸系・ベタイン系洗浄成分　など※セトリモニウムクロリド（合成陽イオン界面活性剤）などの指定成分は使用しておりません。

問合先：有限会社ワンクスクリエイション　☎072-631-1179　https://wanx.co.jp/

商品写真	商品名	容量・価格／希釈率／シリーズ商品	特長	主な成分
	プロフェム クリアウォッシュ	50mℓ =990円 200mℓ =3,025円 1,000mℓ =7,865円 3,000mℓ =13,310円★ 希釈率：1（原液）〜5倍	下洗い用シャンプー。全犬種用。安全性の高い、皮膚・被毛と同じ弱酸性。刺激に敏感な目や耳にもやさしい、刺激低減成分「加水分解ローヤルゼリータンパク」を配合しており、毎日でも使うことができます。低刺激で高い洗浄力なので脂汚れも素早く解消。脂汚れがひどい、大きなフケが出ているときなどに。	精製水、ラウリル硫酸Na、(C12,13)パレス-3硫酸Na、加水分解ローヤルゼリータンパク、ジラウロイルグルタミン酸リシンNa、グリセリン、コカミドプロピルベタイン、ラウラミドDEA、EDTA-2Na、ラウレス-12、ポリオキシエチレンセチルアリルジエーテル、クエン酸、フェノキシエタノール、ブチルカルバミン酸ヨウ化プロピニル
	プロフェム アルトリーム シャンプー	50mℓ =990円 200mℓ =3,850円 1,000mℓ =9,900円 3,000mℓ =18,150円★ 希釈率：1（原液）〜5倍 リンス、トリートメントあり	ふわふわのスタイルを創るシリーズ。プードル、ビション・フリーゼ、ポメラニアン、シェットランド・シープドッグ、ウェルシュ・コーギー、柴などの開立毛犬種などに。安全性の高い、皮膚・被毛と同じ弱酸性。刺激に敏感な目や耳にとてもやさしい、刺激低減成分「加水分解ローヤルゼリータンパク」を配合しており、毎日でも使うことができます。柔らかくふわふわとしたボリューム感を出したいとき、シザーカットでふわふわ感を出したい時に。	精製水、ラウリル硫酸TEA、加水分解コラーゲン、加水分解ローヤルゼリータンパク、コカミドメチルMEA、ラウラミドDEA、コカミドプロピルベタイン、PPG-26ブテス26、DPG、ペンテト酸5Na、エチルヘキサン酸セチル、チャ乾留液、ナツメ果実エキス、ホップ花エキス、クエン酸、クエン酸Na、フェノキシエタノール、ブチルカルバミン酸ヨウ化プロピニル、青色1号、香料
	プロフェム エスチュア シャンプー	50mℓ =990円 200mℓ =3,850円 1,000mℓ =9,900円 3,000mℓ =18,150円★ 希釈率：1（原液）〜5倍 リンス、トリートメントあり	ゆるふわのスタイルを創るシリーズ。アメリカン・コッカースパニエル、ダックスフンド（ロング）、チワワ（ロング）、ボーダー・コリー、ゴールデン・レトリーバーなど飾り毛のある犬種などに。安全性の高い、皮膚・被毛と同じ弱酸性。刺激に敏感な目や耳にとてもやさしい、刺激低減成分「加水分解ローヤルゼリータンパク」を配合しており、毎日でも使うことができます。ふんわりさせながら保湿する万能系シャンプー。ふわふわ感を出したい時、毛先を遊ばせたい時、ボリュームを出すながらシャン通りよくしたいときに。	精製水、ココイルグルタミン酸TEA、ココイルアラニンTEA、加水分解コラーゲン、加水分解ローヤルゼリータンパク、BG、DPG、セテアレス-60ミリスチルグリコール、コカミドプロピルベタイン、ラウラミドDEA、ポリクオタニウム-7、PEG-12ジメチコン、ペンテト酸5Na、グルコサミン、リシンHCl、タウリン、チャ乾留液、ナツメ果実エキス、ホップ花エキス、クエン酸、フェノキシエタノール、ブチルカルバミン酸ヨウ化プロピニル、赤色102号、黄色4号、香料
	プロフェム スーパーモイスト シャンプー	50mℓ =990円 200mℓ =3,850円 1,000mℓ =9,900円 3,000mℓ =18,150円★ 希釈率：1（原液）〜5倍 リンス、トリートメントあり	すべすべ潤いのスタイルを創るシリーズ。フレンチ・ブルドッグ、パグ、ラブラドール・レトリーバー、ビーグルなどの短毛種、マルチーズ、シーズー、ヨークシャー・テリアなどの長毛種に。安全性の高い、皮膚・被毛と同じ弱酸性。刺激に敏感な目や耳にとてもやさしい、刺激低減成分「加水分解ローヤルゼリータンパク」を配合しており、毎日でも使うことができます。しっとり保湿してツルツルサラサラのある被毛を創り出します。短毛種をツルツルにしたい、長毛種をスベスベにしたい、厚毛コートをくし通りよくしたいときに。	精製水、ココイルグルタミン酸TEA、ココイルアラニンTEA、加水分解コラーゲン、加水分解ケラチン、加水分解ローヤルゼリータンパク、DPG、セテアレス-60ミリスチルグリコール、ラウラミドDEA、コカミドプロピルベタイン、ジラウロイルグルタミン酸リシンNa、PEG-12ジメチコン、ペンテト酸5Na、グルコサミン、リシンHCl、タウリン、チャ乾留液、ナツメ果実エキス、ホップ花エキス、クエン酸、フェノキシエタノール、ブチルカルバミン酸ヨウ化プロピニル、黄色4号、青色1号、香料
	プロフェム ブリスル シャンプー	50mℓ =990円 200mℓ =3,850円 1,000mℓ =9,900円 3,000mℓ =18,150円★ 希釈率：1（原液）〜5倍 リンス、トリートメントあり	被毛にハリ・コシのあるスタイルを創るシリーズ。プードルなどコートにコシがなく、ボリュームを出したい犬種、毛量の少ないマルチーズやヨークシャー・テリア、プラッキングもしているテリア種などに。安全性の高い、皮膚・被毛と同じ弱酸性。刺激に敏感な目や耳にとてもやさしい、刺激低減成分「加水分解ローヤルゼリータンパク」を配合しており、毎日でも使うことができます。2種類のコラーゲンで被毛を補修します。軟毛や毛量が少ない、コートを立てたい、テリアのプラッキング、硬いコートに仕上げたい時に。	精製水、ラウリル硫酸TEA、ココイルアラニンTEA、加水分解ケラチン（羊毛）、加水分解シルク、加水分解ローヤルゼリータンパク、コカミドメチルMEA、ラウラミドDEA、コカミドプロピルベタイン、DPG、ペンテト酸5Na、ポリクオタニウム-73、チャ乾留液、BG、ナツメ果実エキス、ホップ花エキス、クエン酸、フェノキシエタノール、ブチルカルバミン酸ヨウ化プロピニル、赤102、青1、香料
	プロフェム ベーシック シャンプー	50mℓ =880円 3,000mℓ =11,000円★ 9,000mℓ =27,500円★ 希釈率：1（原液）〜5倍 リンスあり	全犬種向き。安全性の高い、皮膚・被毛と同じ弱酸性。刺激に敏感な目や耳にとてもやさしい、刺激低減成分「加水分解ローヤルゼリータンパク」を配合しており、毎日でも使うことができます。犬猫の皮膚科学に基づいて「洗う」「守る」をシンプルに実現したコスパ最高＆高性能シャンプー。下洗いにも使用可能。	精製水、ラウレス硫酸Na、加水分解ローヤルゼリータンパク、グリセリン、ラウラミドDEA、(C12,13)パレス-3硫酸Na、ラウレス—12、コカミドプロピルベタイン、ジステアリン酸PEG-150、フェノキシエタノール、ベタイン、クエン酸、EDTA-2Na、ジラウロイルグルタミン酸リシンNa、ブチルカルバミン酸ヨウ化プロピニル、香料
	プロフェム スキンケア シャンプー	50mℓ =1,210円 200mℓ =3,850円 1,000mℓ =11,000円 3,000mℓ =19,800円★ 希釈率：1倍（原液が効果的）〜3倍　リンスあり	極度に敏感な肌向けのシリーズ。全犬種向き。安全性の高い、皮膚・被毛と同じ弱酸性。刺激に敏感な目や耳にとてもやさしい、刺激低減成分「加水分解ローヤルゼリータンパク」を配合しており、毎日でも使うことができます。高機能保湿成分の黒砂糖エキスとホウセンカエキスを配合。刺激を最低限に抑えてシャンプーし、その上にしっかり保湿することで極度の敏感肌を正常に保ちます。乾燥肌でパウダーのようなフケが気になる、しっとり肌でかさがさのようなフケが気になる、皮膚トラブル、かゆみが気になる時に。	精製水、ココイルグルタミン酸TEA、ラウロイルアスパラギン酸Na、黒砂糖エキス、ホウセンカエキス、加水分解ローヤルゼリータンパク、セテアレス-60ミリスチルグリコール、DPG、ココアンホ酢酸Na、コカミドDEA、グリセリン、グリセリルグルコシド、ベタイン、ヒドロキシフェニルプロパミド安息香酸、ラウレス-9、クエン酸、ベンザルコニウムクロリド、ブチルカルバミン酸ヨウ化プロピニル

シャンプー（一般洗浄・美容用）

全犬種用
短毛用
長毛用
白毛用
黒毛用
茶系色用
子犬用
特定犬種用
その他

商品写真	商品名	容量・価格／希釈率／シリーズ商品	特長	主な成分
問合先：株式会社Biペットランド ☎0120-144-475　https://www.bi-petland.co.jp/				
	アボ・ダーム スキン＆コート シャンプー	3.78ℓ＝8,386円(小売り卸) 希釈率:2～3倍	アボカドオイルを配合したシャンプー。保湿性と浸透性に優れ、フケ症やカサカサ肌のペットを守り、美しい皮膚と被毛へと導きます。ペットにはもちろん使用される方の手肌にもやさしいシャンプーです。	脱イオン水、ラウリル硫酸ナトリウム、ラウレス硫酸ナトリウム、コカミドDEA、アボカドオイル、シルクプロテイン、フレグランス、ローズマリー、ステアリン酸グリコール、DMDMヒダントイン、塩化ナトリウム
問合先：INO株式会社　☎043-309-4242　https://shop.ino-japan.com/				
	BIOGANCE プロテインプラス シャンプー	15mℓ＝275円 250mℓ＝3,300円★ 1ℓ＝7,700円 4ℓ＝15,400円 希釈率:1～10倍 コンディショナーあり （ボリュームアップ・ダウン）	全犬種／シルクプロテインとライスプロテインを配合。BIOGANCEでは基本的なシャンプーです。保湿・補修・保護のトリプルアクション成分により、すばやく浸透し、しっとりとなめらかな、手ざわりのよい美しい被毛を保つことができます。	水、※1ラウリル硫酸アンモニウム、※1コカミドプロピルベタイン、※1ココグルコシド、※1加水分解シルク、※1加水分解ライス、※1加水分解バーレイ、プロビタミンB5、シーソルト、香料、※2クロルフェネシン、※2メチルイソアゾリノン(オーガニック認定内容:※1はフランス・エコサート認定成分、※2はドイツ・BDIH認定成分)
問合先：ISLE OF DOGS　https://iodogs.jp/				
	アイルオブドッグス クチュール シャンプー No.10	60mℓ＝864円 250mℓ＝2,592円 1,000mℓ＝5,184円★ 3,800mℓ＝10,368円 希釈率:～10倍	月見草油が皮毛に潤いを与え美しさを引き立たせます。愛犬の毛並みを美しくし、自然な油分を奪いません。特に、乾燥気味な皮膚のケアのために頻繁に使っても安心な優しい成分配合です。	水、ラウレス酸硫酸Na、コカミドDEA、アクリル酸アルキルコポリマー、ジステアリン酸PEG-3、月見草油、香料、DMDMヒダントイン、プチルカルバミン酸ヨウ化プロピニル、クエン酸、塩化ナトリウム
	アイルオブドッグス クチュール シャンプー No.12	60mℓ＝972円 250mℓ＝2,916円 1,000mℓ＝5,832円★ 3,800mℓ＝11,664円 希釈率:～10倍	かゆみのある乾燥した皮膚に月見草油が潤いを与えるセラピーシャンプーです。月見草オイルは、皮膚内で基礎的な構造変化を誘発することで乾燥性皮膚を改善する働きがあることが臨床研究によって認められています。また、アトピーやアレルギーのある犬のプロスタグランジンのバランスを取る、もっとも重要な脂肪酸として知られる、ガンマレノリン酸を豊富に含み、皮膚の水分量を増加させ、環境の変化から皮膚を守り、炎症しやすい肌をサポートします。	水、ラウレス酸硫酸Na、コカミドDEA、アクリル酸アルキルコポリマー、ジステアリン酸PEG-3、月見草油、香料、DMDMヒダントイン、プチルカルバミン酸ヨウ化プロピニル、クエン酸、塩化ナトリウム、ベンゾフェゾン4、青色1号、紫色201号
	アイルオブドッグス クチュール シャンプー No.20	60mℓ＝864円 250mℓ＝2,592円 1,000mℓ＝5,184円★ 3,800mℓ＝10,368円 希釈率:～10倍	主成分のローヤルゼリーが健康な皮毛の発育を促します。常用することで、毛の生育を助け抜け毛を抑えます。	水、ラウレス酸硫酸Na、コカミドDEA、コカミドプロピルベタイン、ジステアリン酸PEG-3、月見草油、ローヤルゼリーパウダー、ポリソルベート20、香料、DMDMヒダントイン、プチルカルバミン酸ヨウ化プロピニル、クエン酸、塩化ナトリウム、カラメル色素
	アイルオブドッグス エヴリデイ ラッシュシャンプー	500mℓ＝2,376円 希釈率:～20倍	ふんわりとした仕上がりになります。	水、ラウレス硫酸Na、コカミドプロピルベタイン、コカミドDEA、ポリクオタニウム-10、ジステアリン酸PEG-3、トウキンセンカ花エキス、ローズマリー、ユーカリ葉油、塩化Na、PG、DMDMヒダントイン、クエン酸、香料
	アイルオブドッグス エヴリデイ シルキーシャンプー	500mℓ＝2,376円 希釈率:～20倍	しっとりとした仕上がりになります。	水、ラウレス硫酸Na、コカミドプロピルベタイン、ココグルコシド、オレイン酸グリセリル、ジステアリン酸PEG-3、アロエベラ液汁、グリセリン、パンテノール、PG、DMDMヒダントイン、ポリソルベート20、塩化Na、クエン酸、香料
	アイルオブドッグス エヴリデイ クリーンコート シャンプー	500mℓ＝2,376円 希釈率:～20倍	汚れがつよい時の下洗い用としてお使い頂けます。	水、ラウレス硫酸Na、コカミドプロピルベタイン、コカミドDEA、アロエベラ液汁、パンテノール、ユチャ種子エキス、ハマメリスエキス、PG、DMDMヒダントイン、塩化Na、クエン酸、香料

232

シャンプー（一般洗浄・美容用）

全犬種用
短 毛 用
長 毛 用
白 毛 用
黒 毛 用
茶系色用
子 犬 用
特定犬種用
そ の 他

商品写真	商品名	容量・価格／希釈率／シリーズ商品	特長	主な成分
	アイルオブドッグス ナチュラグジュアリー ディープクリーン シャンプー	500㎖＝2,376円★ 3,800㎖＝7,560円 希釈率：～15倍	パラベン＆サルフェートを使用しない人と愛犬の皮膚に優しいシリーズ。	オレフィン（C14－16）スルホン酸Na、デシルグルコシド、ラウリルグルコシド、オレイン酸グリセリル、グリセリン、ポリクオタニウム-7、ヒドロキシプロピルセルロース、ノノキシノール-10、クエン酸、DMDMヒダントイン
	アイルオブドッグス ナチュラグジュアリー ボリューム シャンプー	500㎖＝2,160円★ 3,800㎖＝7,560円 希釈率：～15倍	パラベン＆サルフェートを使用しない人と愛犬の皮膚に優しいシリーズ。	オレフィン（C14－16）スルホン酸Na、コカミドプロピルベタイン、デシルグルコシド、ラウリルグルコシド、ポリクオタニウム-7、グリセリン、ポリソルベート20、ポリソルベート80、DMDMヒダントイン
	アイルオブドッグス ナチュラグジュアリー オートミール シャンプー	500㎖＝2,160円★ 3,800㎖＝7,560円 希釈率：～15倍	パラベン＆サルフェートを使用しない人と愛犬の皮膚に優しいシリーズ。	オレフィン（C14－16）スルホン酸Na、コカミドプロピルベタイン、デシルグルコシド、ヤシ油アルキルグルコシド、ポリクオタニウム-7、ジメチコン、ジメチコンコポリオール、オートミール、ポリクオタニウム-10、ヤシ油、ホホバ油、グリセリン、PG、ポリソルベート20、カラメル、DMDMヒダントイン
	アイルオブドッグス サロンエレメンツ スタンドアップ シャンプー	3,800㎖＝8,640円 希釈率：～20倍	ボリュームを与えスタイリングしやすい毛に仕上げる機能性シャンプーです。	水、ラウレス酸硫酸Na、コカミドDEA、コカミドプロピルベタイン、ポリクオタヌウム-10、プロピレングリコール、トウキンセンカ花エキス、ユーカリ葉エキス、香料、DMDMヒダントイン、ブチルカルバミン酸ヨウ化プロピニル、ベンゾフェノン4、ポリソルベート20、クエン酸、塩化ナトリウム、黄色5号
	アイルオブドッグス サロンエレメンツ シットシャンプー	3,800㎖＝8,640円 希釈率：～20倍	しっとりと艶やかに仕上げるシャンプーです。	水、ラウレス酸硫酸アンモニウム、ラウリル酸硫酸アンモニウム、コカミドプロペルベタイン、ラウレス硫酸Na、ジステアリン酸PEG-3、アルキルグルコシド、オレイン酸グリセリル、グリセリン、パンテノール、プロピレングリコール、アロエベラエキス、香料、DMDMヒダントイン、ブチルカルバミン酸ヨウ化プロピニル、ポリソルベート20、クエン酸、塩化ナトリウム
	アイルオブドッグス サロンエレメンツ ステインクリーン シャンプー	3,800㎖＝8,640円 希釈率：～20倍	汚れやにおいを効果的に取り除くクレンジングシャンプーです。下洗い用としてお使い下さい。	水、ラウレス酸硫酸アンモニウム、コカミドDEA、コカミドプロペルベタイン、緑茶エキス、パンテノール、アロエベラエキス、プロピレングリコール、香料、DMDMヒダントイン、ブチルカルバミン酸ヨウ化プロピニル、クエン酸、塩化ナトリウム

問合先：有限会社PKBジャパン　☎06-6965-2986　https://www.pkb.co.jp/

商品写真	商品名	容量・価格／希釈率／シリーズ商品	特長	主な成分
	ZYMOX シャンプー	360㎖＝2,970円	3種類の天然酵素を配合。皮膚・被毛の汚れをすっきり清潔に洗いあげ、清浄に保ちます。犬、そしてケアする人の手にも優しい洗浄成分、デシルグルコシドとラウリルグルコシドを使用。皮膚の乾燥を防ぎ、潤いをキープします。子犬にも利用可能です。ZYMOXリンスを併用していただくと、より効果的で、飼い主様の満足度も更に高まります。	水、デシルグルコシド、ラウリルグルコシド、コカミドプロピルベタイン、ビタミンA、ビタミンB5、ビタミンE、リゾチーム、ラクトフェリン、ラクトペルオキシダーゼ、グルコン酸亜鉛、ヨウ化カリウム、天然香料

シャンプー（一般洗浄・美容用）

全犬種用
短毛用
長毛用
白毛用
黒毛用
茶系色用
子犬用
特定犬種用
その他

商品写真	商品名	容量・価格／希釈率／シリーズ商品	特長	主な成分
問合先：株式会社Plush Puppy Japan（プラッシュ パピー ジャパン）　☎0285-22-7773　https://www.plushpuppyjapan.com/				
	Plush Puppy センサティブ スキンシャンプー	100㎖ =1,650円 250㎖ =5,500円★ 500㎖ =6,930円 希釈率:10～20倍	皮膚にやさしいシャンプー。敏感肌により、皮膚にかゆみが出てしまうようなコに最適です。	アルプスのハーブ、アルニカ（キク科の多年草）などを配合
	ナチュラル オールパーパス シャンプー	100㎖ =1,320円 250㎖ =3,190円 500㎖ =5,060円★ 1,000㎖ =7,920円 5,000㎖ =28,600円 希釈率:20～30倍 コンディショナーあり	オーガニック素材や高価な成分をぜいたくに配合して誕生したシャンプー。全犬種に使用でき、コートに健康的なツヤ（輝き）を与えることができます。	有機物（オーガニック）にヘナ（シコウカ）エキス、アルプスのハーブなどを配合
	ナチュラル コンディショニング シャンプー	100㎖ =1,320円 250㎖ =2,860円 500㎖ =4,730円★ 1,000㎖ =7,150円 5,000㎖ =26,620円 希釈率:20～30倍	長毛犬種におすすめ。乾燥したり硬くなった被毛にツヤ（輝き）とうるおいを与えます。被毛をやわらかくし、モツレをほどく効果もあります。	有機物（オーガニック成分）に月見草オイルを配合
	ナチュラル ボディービルディングシャンプー	100㎖ =1,430円 250㎖ =3,190円 500㎖ =4,950円★ 1,000㎖ =7,920円 5,000㎖ =27,400円 希釈率:20～30倍	被毛にボリュームと質感が必要な犬種におすすめです。カットをする犬種でもう少し被毛にボリュームがほしい時や、ダブルコートの犬種の換毛期で被毛にボリュームが足りない時などに最適です。	有機物（オーガニック成分）、プロテイン、小麦のでんぷん、パンテノールDなどを配合
	ハーバル ホワイトニング シャンプー	100㎖ =1,430円 250㎖ =3,410円★ 500㎖ =5,170円 1,000㎖ =7,700円 5,000㎖ =26,840円 希釈率:20～30倍	褪色を防ぐシャンプーです。すべてのカラーに使用でき、それぞれ本来の深みのある色に、白いコートはパールホワイトに仕上げることができます。ブリーチ（塩素系）などは含まれていません。	有機物（オーガニック）に朝鮮人参エキス、プロテイン、すみれ色の色素を配合
	レッツ フェイス イット	150㎖ =3,740円 希釈率:1倍（原液で使用）	愛犬も洗顔の時代に。目を刺激しない特殊製法により作られた、低アレルギーの全犬種に使えるフェイスシャンプーです。においの敏感な犬にも安心な、無臭のフェイスシャンプーです。自然の物から作れており、木のエキス（ブルーサイプレスエキス）が入っています。泡状でよく馴染みます。	植物から、抽出したブルーサイプレス（糸杉のエキス）を配合
	ディープ クレンジング シャンプー	500㎖ =5,500円★ 1,000㎖ =8,690円 5,000㎖ =32,890円 希釈率:10～20倍	シミや汚れ、スタイリング剤などをしっかりと落とし、さっぱりと洗い上げます。白い部分はクリーミーホワイトに仕上がります。汚れをしっかり落としたい時や脂分の多い犬に最適です。	有機物（オーガニック成分）に緑茶エキス、海藻エキスを配合
	サロン フォーミュラ シャンプー	5,000㎖ =12,650円 希釈率:20～30倍 コンディショナーあり	さっぱりと洗い上げることができるシャンプーです。希釈して使用するため経済的。様々な犬種を取り扱うトリミングサロンや犬舎で使用するのに最適です。	有機物（オーガニック成分）にレモン、ココナツオイルから、抽出エキス
	ハーバル ホワイトニング スプレー シャンプー	500㎖ =4,730円 希釈率:1倍（原液で使用）	本来あるべきコートカラー（深みのある色）に仕上げます。ブラック、ホワイト、イエロー、レッド、全てのカラーが1カラーあがります。	有機物（オーガニック成分）に朝鮮人参エキス、プロテイン、スミレ色素を配合

234

シャンプー（一般洗浄・美容用）

全犬種用
短毛用
長毛用
白毛用
黒毛用
茶系色用
子犬用
特定犬種用
その他

商品写真	商品名	容量・価格／希釈率／シリーズ商品	特長	主な成分
問合先：株式会社QIX ☎042-860-7462 https://www.qix.co.jp/				
	TQ仕上げシャンプー全犬種	3ℓ =12,100円 希釈率：3倍 下洗いシャンプー、コンディショナーあり	天然アミノ酸できた非常にマイルドなシャンプー。気品あふれる香りと、弱酸性でマイルドな泡立ちで優しくワンちゃんを洗い上げます。皮膚の弱いワンちゃん、トリマーさんにも安心。下洗いシャンプー後に使うとより効果的。	水、ココイルグルタミン酸TEA 、グリセリン、PG、コカミドDEA、カキタンニン、クエン酸、EDTA－2Na、メチルパラベン、フェノキシエタノール、香料 他
	TQ仕上げシャンプーボリュームアップ	3ℓ =14,080円 希釈率：3倍 下洗いシャンプー、コンディショナーあり	天然アミノ酸でできたマイルドなシャンプーに贅沢にケラチンを配合し、軽くふんわりとした仕上がりに。カット犬種におすすめです。	水、オレフィン（C14-16）スルホン酸Na、PG、ヒアルロン酸Na、コカミドDEA、ココイル加水分解ケラチンK、ヒドロキシプロピルトリモニウム加水分解ケラチン、カキタンニン、クエン酸、EDTA-2Na、メチルパラベン、フェノキシエタノール、香料 他
	TQ下洗いシャンプーアミノ酸	3ℓ =10,890円★ 10ℓ =25,300円 希釈率：原液〜20倍 仕上げ用シャンプー、コンディショナーあり	保湿効果に高級アミノ酸、植物エキスを豊富に配合。毎日でも使用できるような、低刺激の下洗い用シャンプーです。さらに、ヒアルロン酸やはちみつも配合し、より潤いを与えながら優しく洗うことができます。通常の下洗い用シャンプーに比べ、より皮膚をいたわりながらマイルドに汚れを洗い流してくれます。無着色・無香料	水、ココイルグルタミン酸TEA、オレフィン（C14-16）スルホン酸Na、コカミドDEA、セテアレス-60ミリスチルグリコール、PG、カキタンニン、クエン酸、EDTA-2Na、エチドロン酸4Na、フェノキシエタノール、メチルパラベン、クロラミンT、炭酸水素Na、炭酸Na他
	TQ下洗いシャンプーソフト	3ℓ =9,350円★ 10ℓ =22,000円 希釈率：原液〜20倍 仕上げ用シャンプー、コンディショナーあり	デリケートな敏感肌用の下洗いシャンプー。アミノ酸シャンプーのやさしさと潤いと、洗浄力があり安全性の高い石鹸シャンプーのよいところを組み合わせたハイグレードシャンプーです。低刺激でしっかり洗え、敏感肌にも安心して使えます。無着色・無香料	水、カリ石ケン素地、ココイルアラニンTEA、コカミドプロピルベタイン、BG、グリセリン、コカミドDEA、セテアレス-60ミリスチルグリコール、グリチルリチン酸2K、塩化Na、EDTA-2Na、メチルパラベン 他
	TQ下洗いシャンプー	3ℓ =8,140円★ 10ℓ =19,250円 希釈率：原液〜20倍 仕上げ用シャンプー、コンディショナーあり	しっかり汚れを落とし、さらにスピーディーなブロー時間を目指す、スピードトリミングオリジナルの下洗い用シャンプーです。無着色・無香料なので、今までのお使いのシャンプーの効果や香りを邪魔しません。下洗い用としてすぐに導入いただけます。無着色・無香料	水、アルキルベンゼンスルホン酸塩、ラウリル硫酸Na、ラウレス硫酸Na、PEG-6コカミド、PEG-50ラノリン、クエン酸、ヒアルロン酸Na、コカミドDEA、リン酸2Na、EDTA-2Na、安息香酸Na、メチルパラベン、クロラミンT他
	TQ下洗いシャンプーハイブリッド	3ℓ =17,600円★ 10ℓ =40,700円 希釈率：原液〜20倍 仕上げ用シャンプー、コンディショナーあり	洗浄力とやさしさを兼ねそなえたハイブリッドシャンプーです。潤いを保ちながら、素早く汚れを落とすことができるのでシャンプーの回数を大幅に減らすことができ、乾かす時間も短縮できます。素早く汚れを落としたい顔回りや、素早くシャンプーを終わらせたいワンちゃんにおすすめです。無着色・無香料	水、アスパラギン酸系界面活性剤、ベタイン型界面活性剤、グルコシド系界面活性剤、18-MEA、エルカラクトン、水鳥加水分解ケラチン、加水分解シルク、サンフラワーセラミド、カモミール、セントジョーンズワート、セントレア、銀イオン、安息香酸Na、ビタミンE他

235

シャンプー（一般洗浄・美容用）

全犬種用
短 毛 用
長 毛 用
白 毛 用
黒 毛 用
茶系色用
子 犬 用
特定犬種用
そ の 他

商品写真	商品名	容量・価格／希釈率／シリーズ商品	特長	主な成分
問合先：株式会社ＳＫ　Ａｒｔ　info@skart-corp.co.jp　https://jppet.jp/				
	ラベンダー ミントシャンプー	500㎖ =3,400円 希釈率:原液で使用	ラベンダー、ミント、アロエベラ配合で、乾燥肌に潤いを与えます。 心地よいスパのような香りが特徴 香り:心を落ち着かせるラベンダーとミントのスパのような香り	水、ラベンダーエキス、スペアミントエキス、アロエベラエキス、オレフィン（C14-16）スルホン酸Na、コカミドプロピルベタイン、コカミドMIPA、塩化ナトリウム、フェノキシエタノール、グリセリン、パンテノール、硫酸ナトリウム、エチルヘキシルグリセリン、クエン酸、フレグランス、水酸化ナトリウム
	目にしみない シャンプー	500㎖ =3,400円 希釈率:原液で使用	オートミール配合で、穏やかで優しいです。 刺激を防ぐpHと成分で、目にしみません。 香り:柔らかなフローラルノートと心地よいバニラを合わせた、心安らぐパウダリーな香り	水、オートミール、コカミドプロピルベタイン、ラウリン酸PEG-80ソルビタン、トリデセス硫酸Na、塩化ナトリウム、フェノキシエタノール、グリセリン、ジステアリン酸PEG-150、プロピレングリコール、エチルヘキシルグリセリン、フレグランス、AMP
	軽く明るい シャンプー	500㎖ =3,400円 希釈率:原液で使用	被毛を軽くて明るい状態に保ちます。 被毛を輝かせ、光沢を出します。 香り:爽やかなキュウリメロンと柔らかなフローラルノート	水、アロエベラエキス、ローズマリーエキス、カモミールエキス、ホホバオイル、オレフィン（C14-16）スルホン酸Na、コカミドプロピルベタイン、塩化ナトリウム、コカミドMIPA、フェノキシエタノール、グリセリン、ジステアリン酸グリコール、硫酸ナトリウム、ステアレス-4、グアーヒドロキシプロピルトリモニウムクロリド、エチルヘキシルグリセリン、クエン酸、水酸化ナトリウム、安息香酸ナトリウム、ビスアミノPEG／PPG-41／3アミノ/エチルPG-プロピルジメチコン、PEG-12ジメチコン、Violet2（CI60730）、フレグランス、CI42090（blue1）

短毛用

商品写真	商品名	容量・価格／希釈率／シリーズ商品	特長	主な成分
問合先：株式会社Plush Puppy Japan（プラッシュ パピー ジャパン）☎0285-22-7773　https://www.plushpuppyjapan.com/				
	オールパーパス スプレー シャンプー	500㎖ =4,730円 希釈率:1倍（原液で使用）	通常の状態から、やや乾燥気味の被毛に適しています。短毛犬種にも最適。スプレータイプなので、洗いたい部分にシャンプーを付けることができ、経済的です。	有機物（オーガニック）にヘナ（シコウカ）エキス、アルプスのハーブなどを配合

長毛用

商品写真	商品名	容量・価格／希釈率／シリーズ商品	特長	主な成分

問合先：株式会社ハートランド ☎075-594-3773　https://www.zoic.jp/

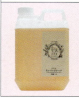

| | ゾイック Nロング シャンプー | 300㎖＝2,310円 4,000㎖＝業務用★ リンスあり | 長毛の成犬に最適なシャンプーです。ヨークシャテリア・マルチーズ・シーズー・ロングコートチワワなどにおすすめ。ドッグショー用としても。キンセンカの花の香りをイメージした、落ち着きのあるフローラルムスクの香り。 | 低刺激アミノ酸系ベース、カチオン化コンディショニング成分、トウキンセンカエキス、ヒアルロン酸、コラーゲン、緑茶エキス、シアバター |

問合先：レッドハート株式会社 ☎0120-700-116　https://redheart.co.jp/

| | 犬猫用 トリートメント シャンプー 自然流 スーパーグレード | 2,000㎖＝15,400円 希釈率：3～15倍 コンディショナーあり | シルキーな被毛のコ、長毛種、ショードッグ向き。和・漢・洋の漢方・ハーブ・植物エキス配合の天然系素材100％のシャンプー。シャンプーだけでトリートメント効果を得ることができ、短時間ですませたいシニア犬にもオススメ。保湿効果が高く、細い絹状毛で、もつれや毛切れを起こしやすい長毛種、つややかな仕上がりを求められるショードッグなどに。 | 朝鮮人参、霊芝、紅花、椿、ザクロ、アケビ、ヨモギ、桃葉、枇杷・枇杷葉、緑茶、アロエ、ヘチマ、深海鮫スクワレン、真珠プロテイン、海洋深層水ミネラル、ハトムギプロテイン、ヒアルロン酸、コラーゲン、エラスチン、ウーロン茶、ハブ茶、ヨクイニン、米糠、オリーブ、ラベンダー、カモミール、ローマカミツル、ユーカリ、コンブ、ヒジキ、ノリ、ワカメ、ゴボウ、ヤドリギ、紫根、メリッサ、オノニス、甘草、ビロードアオイ、クララ、アンズ、竹、ローズマリー、タチジャコウソウ、オドリコソウ、ハマメリス、大豆、小豆、舞茸、椎茸、柚子、紫蘇、桜、胡桃、胡麻、胡瓜、ミンクオイル、ノニ果汁、ライチ果汁、アミノ酸、ビタミンA、ビタミンD、ビタミンB群、ビタミンE、トコトリエノール、加脂保湿成分、脂肪酸系等毛質保護成分、アシノ酸系・ヤシ脂肪酸ベタイン系・ベニバナ脂肪酸系・タウリン系等の洗浄成分など |

問合先：INO株式会社 ☎043-309-4242　https://shop.ino-japan.com/

| | BIOGANCE ロングコート シャンプー | 15㎖＝275円 250㎖＝3,300円★ 1ℓ＝7,700円 4ℓ＝15,400円 希釈率：1～10倍 コンディショナーあり （ボリュームアップ・ダウン） | ロングコートの犬種に最適なシャンプーです。ホホバオイルの配合により被毛への集中的な栄養補給と絡み・もつれ防止に適したシャンプーです。ダメージヘア対策にも。シルキーで艶やかな質感へ。 | 水、※1 ラウリル硫酸アンモニウム、※1コカミドプロピルベタイン、※1ココクルコシド、※1ホホバオイル、※1マツヨイグサエキス、プロビタミンB5、シーソルト、香料、※2クロルフェネシン、※2メチルイソチアゾリノン（オーガニック認定内容：※1はフランス・エコサート認定成分、※2はドイツ・BDIH認定成分） |

問合先：株式会社Plush Puppy Japan（プラッシュ パピー ジャパン） ☎0285-22-7773　https://www.plushpuppyjapan.com/

| | コンディショニング スプレー シャンプー | 500㎖＝4,730円 希釈率：1倍（原液で使用） | 被毛が乾燥していたり、傷んでいる場合や、長毛犬種に最適。スプレータイプなので、洗いたい部分にシャンプーを付けることができ、経済的です。 | 有機物（オーガニック成分）に高濃度の月見草油などを配合 |

シャンプー（一般洗浄・美容用）

全犬種用
短毛用
長毛用
白毛用
黒毛用
茶系色用
子犬用
特定犬種用
その他

シャンプー（一般洗浄・美容用）

全犬種用／短毛用／長毛用／**白毛用**／黒毛用／茶系色用／子犬用／特定犬種用／その他

白毛用

商品写真	商品名	容量・価格／希釈率／シリーズ商品	特長	主な成分
問合先：株式会社キンペックスインターナショナル ☎06-6997-1568　http://www.kinpex.co.jp/				
	SP-1 ホワイトシャンプー	200㎖＝2,200円 業務用＝16,500円★ 希釈率：濃度原液～5倍	マルチーズ、ウエスティ、スピッツ、など／被毛に潤いをもたせ静電気の原因となる乾燥を防ぎます。洗浄力、泡立ち、泡切れもよく、白毛部分をよりあざやかにします。低刺激で子犬・子猫にも安心です。黄ばみのある手足の部分洗いにもおすすめ。	水、ポリ（オキシエチレン）＝ドデシル、エーテル硫酸エステルナトリウム、ココナッツオイル、ジエタノールアミン濃縮物、ラウリン酸アミドプロピルベタイン、グリコール系溶剤、キレート剤、P.H.調整剤、防腐剤、香料、P.H.6.0-7.0、中性
問合先：株式会社昭和化学 ☎03-3960-7291　http://falconet.jp/				
	ハーブ＆ピュア ホワイトシャンプー	4ℓ＝13,176円 希釈率：原液～10倍	水溶性イオウの還元作用により被毛の黄ばみを防ぎます。低刺激性アミノ酸系洗浄成分主体で皮膚・被毛をやさしく守りながら素早く汚れを落とし、より自然な白さに洗い上げます。漂白剤を一切使用しておりませんので安心してご使用頂けます。	アニオン界面活性剤（アミノ酸系・ヤシ由来）、コラーゲンP.P.T.、水溶性イオウ、18種のハーブエキス（カミツレ他）、食用色素、香料
問合先：ドッグズセンス ☎0551-38-3051　https://www.dogs-sense.com/				
	クリスクリステンセン ホワイトオンホワイト カラーシャンプー	473㎖＝5,500円★ 3,785㎖＝27,720円 (2024/11現在) 原液	黄ばんだコートに反対色の青色の色素を入れて、白色に近づけます。色は手や衣服、タオルなどに付着しません。効果は1ヵ月程度まで持続します。キューティクルを引き締めるために酸性に保たれ、色と光沢を増幅します。ホワイトオンホワイトはすべての毛色のワンちゃんにお使いいただけます。白い部分が全体の15～20％以上あるワンちゃんや、どのカラートリートメントシャンプーを使うかお悩みの場合は、ホワイトオンホワイトをご利用ください。	純水、小麦タンパク質、アロエベラ、クエン酸、キンセンカ、カモミール、ウィッチヘーゼル、ニワトコ、セージ
問合先：株式会社ニチドウ ☎03-3694-2710　http://www.jpd-nd.com/				
	ミラクルコート ホワイトコート シャンプー（白毛用）	3,000㎖＝14,080円 リンスあり	低刺激性ですので、皮膚・被毛をいためることなく汚れを落とし、輝く白さに仕上げます。また純植物性で、皮膚にやさしいシャンプーです。	高級アルコール系活性剤、両性界面活性剤、P.P.Tポリペプタイド分子量、ミンクオイル、還元性漂白剤
	ペットエステ スパ スーパー ホワイトシャンプー	3,000㎖＝15,356円 コンディショナーあり	今までのホワイトニングシャンプーとは違い、光を増幅する特殊ホワイトニング成分と植物由来の低刺激洗浄成分が被毛の黄ばみを取り除き、よりいっそう白さを強調するスーパーホワイトシャンプーです。	特殊ホワイトニング成分、アスコルビン酸Na、死海のミネラル塩、プロポリス

シャンプー（一般洗浄・美容用） — 白毛用

商品写真	商品名	容量・価格／希釈率／シリーズ商品	特長	主な成分
問合先：レッドハート株式会社 ☎0120-700-116 https://redheart.co.jp/				
	犬猫用トリートメントシャンプー 自然流 白毛用	2,000㎖＝9,460円 希釈率：3～15倍 コンディショナーあり	白い毛のツヤ、毛色を目立たせたいコに。和・漢・洋の漢方・ハーブ・植物エキス配合の天然系素材100％のシャンプーです。シャンプーだけでトリートメント効果を得ることができ、短時間ですませたいシニア犬にもオススメ。漂白剤・化学合成の蛍光剤は無添加。天然成分による蛍光効果で白さを輝かせ、つややかな被毛に仕上げます。汚れが目立ちやすく、シャンプー頻度の高い白毛種でも安心してお使い頂けます。	朝鮮人参、椿、ザクロ、アケビ、ヨモギ、枇杷・枇杷葉、緑茶、アロエ、ヘチマ、深海鮫スクワレン、真珠プロテイン、海洋深層水ミネラル、ヒアルロン酸、コラーゲン、エラスチン、米糠、オリーブ、ラベンダー、カモミール、コンブ、ヒジキ、ノリ、ワカメ、ゴボウ、紫根、メリッサ、オノニス、甘草、ビロードアオイ、竹、タチジャコウソウ、ハマメリス、大豆、小豆、舞茸、椎茸、柚子、紫蘇、桜、胡麻、胡瓜、アミノ酸、ビタミンA、ビタミンD、ビタミンB群、ビタミンE、トコトリエノール、加脂保湿成分、脂肪酸系等毛質保護成分、脂肪酸系・アミノ酸系・ベタイン系洗浄成分 など※セトリモニウムクロリド（合成陽イオン界面活性剤）などの指定成分は使用しておりません。
問合先：INO株式会社 ☎043-309-4242 https://shop.ino-japan.com/				
	BIOGANCE ホワイトスノーシャンプー	15㎖＝275円 250㎖＝3,300円★ 1ℓ＝7,700円 4ℓ＝15,400円 希釈率：1～10倍 コンディショナーあり（ボリュームアップ・ダウン）	ホワイトまたはライトカラーの被毛に最適なシャンプーです。エルダーベリーエキスと矢車草エキスの配合により被毛本来の自然な発色を整えるカラーコンディショニングシャンプーです。天然の配合成分が優しく汚れを洗い落とし、美しい輝きを保ちます。	水、※1ラウリル硫酸アンモニウム、※1コカミドプロピルベタイン、※1ココグルコシド、※1エルダーベリーエキス、※1矢車草エキス、※1アロエベラエキス、プロビタミンB5、シーソルト、香料、※2クロルフェネシン、※2メチルイソアゾリノン（オーガニック認定内容：※1はフランス・エコサート認定成分、※2はドイツ・BDIH認定成分）
問合先：ISLE OF DOGS https://iodogs.jp/				
	アイルオブドッグス クチュールシャンプー No.16	250㎖＝2,700円 1,000㎖＝5,400円★ 3,800㎖＝10,800円 希釈率：～10倍	白やクリーム色のコートを引き立たせます。化学染料やブリーチ剤は含まず、光向上剤が光を屈折させ白色を引き立たせます。	水、ラウレス酸硫酸Na、コカミドDEA、アクリル酸アルキルコポリマー、ジステアリン酸PEG-3、月見草油、香料、DMDMヒダントイン、ブチルカルバミン酸ヨウ化プロピニル、クエン酸、塩化ナトリウム、ベンゾフェゾン4、紫色201号、青色1号

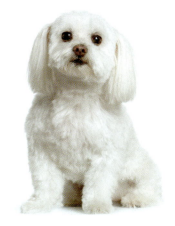

シャンプー（一般洗浄・美容用）

黒毛用

商品写真	商品名	容量・価格／希釈率／シリーズ商品	特長	主な成分
問合先：ドッグズセンス ☎0551-38-3051 https://www.dogs-sense.com/					
	クリスクリステンセン ブラックオンブラック カラーシャンプー	473ml＝5,500円★ 1,890ml＝19,800円 (2024/11現在) 原液	黒色の犬はもちろん、赤褐色から濃いほど色や濃い深色へ変化するマルチカラーの犬に。半永久的な色は毛や衣服、白いタオルなどに付着しません。効果は1ヶ月程度まで持続します。キューティクルを引き締めるために酸性に保たれ、色と光沢も増幅します。赤褐色や濃い黄褐色のマーキングは変色させません。トライカラーの被毛にお使いになる場合は、まずホワイトオンホワイトが白い毛のエリアにつけて泡立ててから、ブラックオンブラックを黒いもののエリアに使用してください。そうすることで白い毛のエリアはホワイトオンホワイトの泡に包まれていますので、ブラックオンブラックが付いてしまっても安心です。	純水、小麦タンパク質、アロエベラ、クエン酸、キンセンカ、カモミール、ウィッチヘーゼル、ニワトコ、セージ
問合先：INO株式会社 ☎043-309-4242 https://shop.ino-japan.com/					
	BIOGANCE ダーク・ブラック シャンプー	15ml＝275円 250ml＝3,300円★ 1ℓ＝7,700円 4ℓ＝15,400円 希釈率：1～10倍 コンディショナーあり（ボリュームアップ・ダウン）	ブラックまたはダークカラーの被毛に最適なシャンプーです。クルミ殻エキスの配合により艶を与え被毛本来の光沢感を保ちます。天然の配合成分が優しく汚れを洗い落とします。しっとりと柔らかく艶やかな仕上りに。	水、※1ラウリル硫酸アンモニウム、※1コカミドプロピルベタイン、※1ココグルコシド、※1クルミ殻エキス、※1アロエベラエキス、プロビタミンB5、シーソルト、香料、※2クロルフェネシン、※2メチルイソアゾリノン（オーガニック認定内容：※1はフランス・エコサート認定成分、※2はドイツ・BDIH認定成分）
問合先：ISLE OF DOGS https://iodogs.jp/					
	アイルオブドッグス クチュール シャンプー No.18	250ml＝2,700円★ 1,000ml＝5,400円 3,800ml＝10,800円 希釈率：～10倍	黒系色の皮毛に深みと輝きを与えるシャンプーです。化学染料は使用していません。黒や、黒に近いダークカラー、暗赤色寄りの毛色用です。	水、ラウレス酸硫酸Na、コカミドDEA、アクリル酸アルキルコポリマー、ジステアリン酸PEG-3、月見草油、ローヤルゼリーパウダー、ポリソルベート20、香料、DMDMヒダントイン、ブチルカルパミン酸ヨウ化プロピニル、クエン酸、塩化ナトリウム、ベンゾフェジン4、青色1号、黄色5号、赤色40号、青色2号、褐色201号
問合先：株式会社Plush Puppy Japan（プラッシュ パピー ジャパン）☎0285-22-7773 https://www.plushpuppyjapan.com/					
	ブラック オパール シャンプー	500ml＝6,160円 希釈率：1～2倍 （原液または1:1）	ブラックコート専用で、色褪せたコートを深みのあるブラックに仕上げます。	有機物（オーガニック成分）に植物源から抽出された有機的な染料などを配合

茶系色用

商品写真	商品名	容量・価格／希釈率／シリーズ商品	特長	主な成分
問合先：INO株式会社 ☎043-309-4242 https://shop.ino-japan.com/					
	BIOGANCE タウニー・アプリ コットシャンプー	15ml＝275円 250ml＝3,300円★ 1ℓ＝7,700円 4ℓ＝15,400円 希釈率：1～10倍 コンディショナーあり（ボリュームアップ・ダウン）	ブロンドまたはアプリコット系の被毛に最適なシャンプーです。天然ヘナの配合により被毛本来の自然な発色を整えるカラーコンディショニングシャンプーです。補修・スムージングのダブルアクションに優れ、柔らかくシルキーで艶やかな仕上りに。	水、※1ラウリル硫酸アンモニウム、※1コカミドプロピルベタイン、※1ココグルコシド、※1ヘナエキス、※1アロエベラエキス、プロビタミンA・B5、シーソルト、香料、※2クロルフェネシン、※2メチルイソアゾリノン（オーガニック認定内容：※1はフランス・エコサート認定成分、※2はドイツ・BDIH認定成分）
問合先：ISLE OF DOGS https://iodogs.jp/					
	アイルオブドッグス クチュール シャンプー No.17	250ml＝2,700円 1,000ml＝5,400円★ 3,800ml＝10,800円 希釈率：～10倍	茶系色の皮毛に深みと輝きを与えるシャンプーです。化学染料は使用していません。月見草オイルが皮毛の保湿バランスを整えます。ゴールド・茶系・赤毛の犬種にも使用でき、輝く毛色をサポートします。	水、ラウレス酸硫酸Na、コカミドDEA、アクリル酸アルキルコポリマー、ジステアリン酸PEG-3、月見草油、香料、DMDMヒダントイン、ブチルカルパミン酸ヨウ化プロピニル、クエン酸、塩化ナトリウム、ベンゾフェジン4、緑色201号、赤色227号、黄色4号

子犬用

シャンプー（一般洗浄・美容用） / 子犬用

商品写真	商品名	容量・価格／希釈率／シリーズ商品	特長	主な成分

問合先：株式会社昭和化学　☎03-3960-7291　http://falconet.jp/

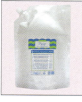

| | ハーブ＆ピュア ティアレス シャンプー | 1ℓ＝4,400円
希釈率：原液～10倍 | 皮膚に浸透しにくい植物性洗浄成分を使用し、万一目に入ってもしみないほど超低刺激です。トラブルがちな敏感肌やシャンプー負けしてしまう愛犬にも安心してご使用頂けます。子犬へのご使用は生後90日以降をおすすめ致します。無香料・無着色。 | アニオン界面活性剤（タウリン型・カルボン酸型）、両性界面活性剤（ヤシ由来）、アミノ酸系保湿成分、グリチルリチン酸2K、7種のハーブエキス（アロエベラ他） |

問合先：株式会社ニチドウ　☎03-3694-2710　http://www.jpd-nd.com/

| | ミラクルコート パピー シャンプー（仔犬用） | 3,000㎖＝14,080円
リンスあり | 人間のベビーシャンプーと同じ原料を使用していますので、敏感な子犬の皮膚・被毛をいたわりながらやさしく仕上げます。 | 両性界面活性剤、ヨークレシチン |

問合先：株式会社ハートランド　☎075-594-3773　https://www.zoic.jp/

| | ゾイック Nパピードール シャンプー | 300㎖＝2,310円
4,000㎖＝業務用★
リンスあり | デリケートな仔犬の皮膚、被毛のためのシャンプーです。仔犬はもちろん皮膚の弱い成犬やシニア犬にもお使いいただけます。ナツメの花の香りをイメージした、やさしいグリーンフローラルの香り。 | 低刺激アミノ酸系ベース、ナツメエキス、天然アミノ酸系活性剤、ヒアルロン酸、コラーゲン、シアバター、緑茶エキス |

問合先：レッドハート株式会社　☎0120-700-116　https://redheart.co.jp/

| | 犬猫用 トリートメント シャンプー 自然流 子犬用 | 2,000㎖＝15,400円
希釈率：3～15倍
コンディショナーあり | 子犬向き。和・漢・洋の漢方・ハーブ・植物エキス配合の天然系素材100％のシャンプーです。シャンプーだけでトリートメント効果を得ることができ、短時間ですませたい子犬のシャンプーにぴったり。子犬がゆったりリラックスできる香りでシャンプーを楽しい時間にします。 | 朝鮮人参、霊芝、紅花、椿、ザクロ、アケビ、ヨモギ、桃葉、枇杷・枇杷葉、緑茶、アロエ、ヘチマ、深海鮫スクワレン、真珠プロテイン、海洋深層水ミネラル、ハトムギプロテイン、ヒアルロン酸、コラーゲン、エラスチン、ウーロン茶、ハブ茶、ヨクイニン、米糠、オリーブ、ラベンダー、カモミール、ローマカミツレ、ユーカリ、コンブ、ヒジキ、ノリ、ワカメ、ゴボウ、ヤドリギ、紫根、メリッサ、オノニス、甘草、ビロードアオイ、クララ、アンズ、竹、ローズマリー、タチジャコウソウ、オドリコソウ、ハマメリス、大豆、小豆、舞茸、椎茸、柚子、紫蘇、桜、胡桃、胡麻、胡瓜、シクオイル、ノニ果汁、ライチ果汁、アミノ酸、ビタミンA、ビタミンD、ビタミンB群、ビタミンE、トコトリエノール、加脂保湿成分、脂肪酸系等毛質保護成分、アミノ酸系・ヤシ脂肪酸ベタイン系・ベニバナ脂肪酸系・タウリン系等の洗浄成分など |

問合先：INO株式会社　☎043-309-4242　https://shop.ino-japan.com/

| | BIOGANCE マイパピー シャンプー | 15㎖＝275円
250㎖＝3,300円★
1ℓ＝7,700円
4ℓ＝15,400円
希釈率：1～10倍
コンディショナーあり
（ボリュームアップ・ダウン） | カモミールエキス＆ウスベニタチアオイエキスを配合したマイルドな子犬に最適なシャンプーです。幼犬期の敏感肌にもおすすめ。柔らかくシルキーな仕上りに。 | 水、※1ラウリル硫酸アンモニウム、※1コカミドプロピルベタイン、※1ココクルコシド、※1スイートアーモンドオイル、※1ウスベニタチアオイエキス、※1カモミールエキス、プロビタミンB5、シーソルト、香料、※2クロルフェネシン、※2メチルイソチアゾリノン（オーガニック認定内容：※1はフランス・エコサート認定成分、※2はドイツ・BDIH認定成分） |

問合先：ISLE OF DOGS　https://iodogs.jp/

| | アイルオブドッグス ナチュラグジュアリー パピーシャンプー | 500㎖＝2,160円★
3,800㎖＝7,560円
希釈率：～15倍 | パラベン＆サルフェートを使用しない人と愛犬の皮膚に優しいシリーズ。目がしみにくい、子犬用シャンプーです。 | オレフィン（C14-16）スルホン酸Na、コカミドプロピルベタイン、デシルグルコシド、ラウリルグルコシド、ポリクオタニウム-7、グリセリン、ポリソルベート20、ポリソルベート80、DMDMヒダントイン |

シャンプー（一般洗浄・美容用）

全犬種用
短毛用
長毛用
白毛用
黒毛用
茶系色用
子犬用
特定犬種用
その他

特定犬種用

商品写真	商品名	容量・価格／希釈率／シリーズ商品	特長	主な成分
問合先：INO株式会社　☎043-309-4242　https://shop.ino-japan.com/				
	BIOGANCE テリア シークレットシャンプー	15㎖＝275円 250㎖＝3,300円★ 1ℓ＝7,700円 4ℓ＝15,400円 希釈率：1～10倍 コンディショナーあり （ボリュームアップ・ダウン）	テリア系の犬種／ウエスト・ハイランド・ホワイト・テリア、ワイアーフォックス・テリア、シュナウザーなどワイヤーコート系の犬種に最適なシャンプーです。セージエキス・ライム・トクサエキス配合。ワイヤー・コート独特の質感を損なわずに、優しく洗浄し栄養補給をすることができるシャンプーです。被毛のハリを求めるプードル等にもご使用できます。	水、※1ラウリル硫酸アンモニウム、※1コカミドプロピルベタイン、※1ココグルコシド、※1セージエキス、※1ライムエキス、※1トクサエキス、プロビタミンB5、シーソルト、香料、※2クロルフェネシン、※2メチルイソアゾリノン（オーガニック認定内容：※1はフランス・エコサート認定成分、※2はドイツ・BDIH認定成分）

その他

商品写真	商品名	容量・価格／希釈率／シリーズ商品	特長	主な成分
問合先：シグマテックインターナショナル株式会社　☎0120-712-128　https://www.lafancys.co.jp/index.html				
	ラファンシーズ トリートメント シャンプー NK-12	60㎖＝480円 200㎖＝2,640円 400㎖＝4,400円★ 4,000㎖＝16,280円 希釈率：3倍 リンスあり	ふんわりボリューム感を出すコ用。プードル、ポメラニアン、柴犬、パピヨンなど／ふんわりボリュームのあるスタイルを作ります。弱酸性（pH5前後）の処方。厳選された洗浄成分で皮膚、被毛をやさしく洗います。マリンコラーゲンP.P.T.配合。	水、ラウロイル加水分解シルクNa、ラウロイルアスパラギン酸Na、ココイルメチルタウリンNa、コカミドプロピルベタイン、ラウロイルメチルアラニンNa、コカミドメチルMEA、セテアレス-60ミリスチルグリコール、ジラウロイルグルタミン酸リシンNa、タウリン、シメン-5-オール、グルコシルルチン、グリチルリチン酸2K、加水分解ケラチン（羊毛）、加水分解コラーゲン、アルゲエキス、メリアアザジラクタ葉エキス、ハトムギ種子エキス、BG、塩化Na、クエン酸、オキシベンゾン-4、メチルパラベン、安息香酸Na、緑3、香料
	ラファンシーズ トリートメント シャンプー NK-18	60㎖＝480円 200㎖＝2,640円 400㎖＝4,400円★ 4,000㎖＝16,280円 希釈率：3倍 リンスあり	しっとり、まとまり感を出すコ用。ダックスフンド、チワワ、ラブラドール・レトリーバーなど／ソフトにしっとりしたスタイルを作ります。弱酸性（pH5前後）の処方。厳選された洗浄成分で皮膚、被毛をやさしく洗います。マリンコラーゲンP.P.T.配合。	水、ラウロイル加水分解シルクNa、ラウロイルアスパラギン酸Na、ココイルメチルタウリンNa、コカミドプロピルベタイン、コカミドメチルMEA、ラウロイルメチルアラニンNa、セテアレス-60ミリスチルグリコール、タウリン、グアーヒドロキシプロピルトリモニウムクロリド、シメン-5-オール、モナスカスエキス、グルコシルルチン、グリチルリチン酸2K、アルゲエキス、メリアアザジラクタ葉エキス、ハトムギ種子エキス、BG、加水分解コラーゲン、サピンヅストリホリアッス果実エキス、ポリクオタニウム-64、ジラウロイルグルタミン酸リシンNa、塩化Na、クエン酸、オキシベンゾン-4、メチルパラベン、安息香酸Na、香料
	ラファンシーズ ノン・F.P. シャンプー NK-12	200㎖＝2,530円★ 4,000㎖＝16,060円 希釈率：3倍 リンスあり	ふんわりボリューム感を出すコ用。プードル、ポメラニアン、柴犬、パピヨンなど／ふんわりボリュームのあるスタイルを作ります。弱酸性（pH5前後）の処方。厳選された洗浄成分で皮膚、被毛をやさしく洗います。マリンコラーゲンP.P.T.配合。無香料、法定色素無配合。	水、ラウロイル加水分解シルクNa、ラウロイルアスパラギン酸Na、ココイルメチルタウリンNa、コカミドプロピルベタイン、ラウロイルメチルアラニンNa、コカミドメチルMEA、セテアレス-60ミリスチルグリコール、ジラウロイルグルタミン酸リシンNa、タウリン、シメン-5-オール、グルコシルルチン、グリチルリチン酸2K、加水分解ケラチン（羊毛）、加水分解コラーゲン、アルゲエキス、メリアアザジラクタ葉エキス、ハトムギ種子エキス、BG、塩化Na、クエン酸、オキシベンゾン-4、メチルパラベン、安息香酸Na
	ラファンシーズ ノン・F.P. シャンプー NK-18	200㎖＝2,530円★ 4,000㎖＝16,060円 希釈率：3倍 リンスあり	しっとり、まとまり感を出すコ用。ダックスフンド、チワワ、ラブラドール・レトリーバーなど／ソフトにしっとりしたスタイルを作ります。弱酸性（pH5前後）の処方。厳選された洗浄成分で皮膚、被毛をやさしく洗います。マリンコラーゲンP.P.T.配合。無香料、法定色素無配合。	水、ラウロイル加水分解シルクNa、ラウロイルアスパラギン酸Na、ココイルメチルタウリンNa、コカミドプロピルベタイン、コカミドメチルMEA、ラウロイルメチルアラニンNa、セテアレス-60ミリスチルグリコール、タウリン、グアーヒドロキシプロピルトリモニウムクロリド、シメン-5-オール、グルコシルルチン、グリチルリチン酸2K、アルゲエキス、メリアアザジラクタ葉エキス、ハトムギ種子エキス、BG、加水分解コラーゲン、サピンヅストリホリアッス果実エキス、ポリクオタニウム-64、ジラウロイルグルタミン酸リシンNa、塩化Na、クエン酸、オキシベンゾン-4、メチルパラベン、安息香酸Na
	ラファンシーズ スーパー ナチュラル シャンプー	50㎖＝990円 200㎖＝3,300円★ 2,000㎖＝23,100円 希釈率：原液～2倍 リンスあり	子犬、敏感肌のコ用。低刺激性の処方で、敏感肌、アレルギー体質、皮膚の弱いパピー、キツンにおすすめのとてもマイルドなシャンプーです。洗顔用にも。特殊タンパク質マリンコラーゲンP.P.T.配合。弱酸性（pH5前後）、無香料、法定色素無配合処方。保湿成分が、乾燥肌にうるおいを与え、肌をしっとり保ちます。	水、ココイルグルタミン酸TEA、ラウラミドDEA、ココアンホ酢酸Na、BG、エタノールジオレイン酸PEG-120メチルグルコース、アルキル（C12-14）ジアミノエチルグリシンHCl、加水分解コラーゲン、ヒアルロン酸Na、グリチルリチン酸2K、セージ葉エキス、カミツレ花エキス、ポリクオタニウム-10、マカデミアナッツ脂肪酸エチル、シクロヘキサン-1,4-ジカルボン酸ビスエトキシジグリコール、クエン酸、EDTA-2Na、フェノキシエタノール、メチルパラベン

商品写真	商品名	容量・価格／希釈率／シリーズ商品	特長	主な成分
問合先：ドッグズセンス　☎0551-38-3051　https://www.dogs-sense.com/				
	クリスクリステンセン ゴールドオンゴールド カラーシャンプー	473㎖＝5,500円★ 1,890㎖＝19,800円 （2024/11現在） 原液	ブラウン、タン、ベージュなどの毛色を持つ犬種に、半永久的な色は半々なお届し、白いタオルなどに付着しません。効果は1ヶ月程度で持続します。キューティクルの引き締めのために酸性に保たれ、色と光沢を増幅します。ゴールドオンゴールドはゴールド、ブラウン、タン、ベージュなどの毛色を持つ犬種用にデザインされたカラートリートメントシャンプーです。ドライカラーの様にお使いになる場合は、ホワイトオンホワイトが白い毛色をエリアにつけて立てて行きます。ゴールドオンゴールドをその他のその毛色のエリアに使用してください。こうするとこと白いものエリアに過度にホワイトオンホワイトが含まれていますので、ゴールドオンゴールドが付いてしまっても安心です。	純水、小麦タンパク質、アロエベラ、クエン酸、キンセンカ、カモミール、ウィッチヘーゼル、ニワトコ、セージ

シャンプー（一般洗浄・美容用）

全犬種用
短毛用
長毛用
白毛用
黒毛用
茶系色用
子犬用
特定犬種用
その他

商品写真	商品名	容量・価格／希釈率／シリーズ商品	特長	主な成分
問合先：株式会社ハートランド ☎075-594-3773　https://www.zoic.jp/				
	ゾイック スーパー クレンジング	1,000㎖＝業務用	皮脂汚れ用に。シャンプーでは落とせないガンコな皮脂汚れも優れた洗浄力ですっきりと落とします。生分解性にも優れ、環境にも優しいクレンジングです。フレッシュフローラルブーケの香り。	クレンジング成分（低刺激ノニオンベース）、アニオン系洗浄成分配合
問合先：株式会社QIX（キックス）☎042-860-7462　https://www.qix.co.jp/				
	BASICS AFLOAT DOG ふっくら シャンプー	3,000㎖＝10,164円 希釈率：3倍 トリートメントあり	プードルやビションなどのカット犬種向き／泡立ちがよく、高い洗浄力で頑固な皮脂をしっかり取り除きます。被毛をダメージから守るヘマチン、11種類のアミノ酸が被毛をすこやかに保ちます。毛立ちよくふっくらと仕上がり、トリマーさんもハサミが入れやすい。厚生労働省認可の「化粧品原料規格品」を使用しているため、皮膚にやさしく安全です。アフロートDOG独自のフレグランスで楽しいバスタイムを。	洗浄成分（ラウレス硫酸Na、ラウラミドプロピルベタイン）、ヘマチン、ジラウロイルグルタミン酸リシンNa、ポリクオタニウム-61、加水分解ケラチン、アミノ酸類
	BASICS AFLOAT DOG しっとり シャンプー	3,000㎖＝10,164円 希釈率：3倍 トリートメントあり	被毛にパサつきがある犬、スムースコートやロングコート向き／被毛のうるおいを保ち、しっとりとまとまります。被毛をダメージから守るヘマチン、11種類のアミノ酸が被毛をすこやかに保ちます。厚生労働省認可の「化粧品原料規格品」を使用しているため、皮膚にやさしく安全です。アフロートDOG独自のフレグランスで楽しいバスタイムを。	洗浄成分（ココイルメチルタウリンNa、コカミドプロピルベタイン、ラウラミドプロピルベタイン等）、ヘマチン、ジラウロイルグルタミン酸リシンNa、ポリクオタニウム-61、ヒアルロン酸Na、アミノ酸類
問合先：INO株式会社 ☎043-309-4242　https://shop.ino-japan.com/				
	BIOGANCE 2in1 コンディショニング シャンプー	15㎖＝275円 250㎖＝3,300円★ 1ℓ＝7,700円 4ℓ＝15,400円 希釈率：1～10倍 コンディショナーあり （ボリュームアップ・ダウン）	クイックシャンプー／シャンプーとコンディショナーが1つになったシャンプーです。スイートアーモンドオイルのコンディショニング機能と静電気防止機能を備えたシャンプーです。	水、※1ラウリル硫酸アンモニウム、※1コカミドプロピルベタイン、※1ココグルコシド、※1スイートアーモンドオイル、ローヤルゼリー、プロビタミンB5、シーソルト、香料、※2クロルフェネシン、※2メチルイソアゾリノン（オーガニック認定内容：※1はフランス・エコサート認定成分、※2はドイツ・BDIH認定成分）

243

シャンプー（疾患用）

保湿・抗炎症
抗　菌
脂漏・フケ

シャンプー（疾患用〈薬用・コンディショニング用〉）

保湿・抗炎症

商品写真	商品名	容量・価格／希釈率	適した症状	特長	主な成分
問合先：株式会社アイレックス　☎06-6339-6306　https://www.ilex.ac/					
	ライフライン セラミド シャンプー	200g＝3,850円 1kg＝17,600円★ 2kg＝33,000円 希釈率：治療の場合は原液で使用 予防・美容の場合は2〜5倍希釈 ※セラミドシャンプーは質量が違うので重量表示としています。	皮膚バリアのバランスを壊し、皮膚表面上に過剰な細菌感染やマラセチア感染を起こしている状態に適応させています。皮膚バリア機能が低下している敏感肌体質や水分蒸散量が増加している乾燥肌体質のワンちゃん。	保湿、保湿・抗炎症、保湿・脂漏、脂漏、多汗の効果が期待できます。洗いやすく仕上がりがいい最高級のシャンプーです。超低刺激なので、トラブル肌のコも毎日洗えます。薬効の弱いものでは、抗菌・抗マラセチア性が皆無に等しく、治療としては問題外であり、また、薬効の強いものは効果的であっても、シャンプーのにくさやシャンプー後に皮膚バリアを損なうなど、かえって皮膚や被毛にダメージを与えてしまうこととなります。セラミドシャンプーは、非常に強い除菌力を持つシャンプーよりもさらに優れた効果を有しながら、バリアセラミド・リピジュア・セラキュート・各種脂肪酸を配合した角質間脂質を修復するスキンケアの要素もあわせ持ったシャンプーです。	アミノ酸系洗浄剤、高濃度バリアセラミド、リピジュア、セラキュート、脂肪酸（オメガ-3　オメガ-6　オメガ-9）
問合先：株式会社キリカン洋行　☎03-6718-4300　https://www.kirikan.com/					
	ダーマケア アロビーン シャンプー	250mℓ＝オープン価格 1,000mℓ＝オープン価格★ 希釈率：3〜5倍	とくにドライスキン、皮膚の弱いコ、子犬・子猫に適しています。	皮膚科専門の獣医師が開発した天然素材のダーマケアーシリーズ。オートミールとアロエベラ2つの保湿成分が皮膚と被毛をしっかり保湿します。	オートミール抽出物、アロエベラ
	EFA スキン コントロール シャンプー	236mℓ＝オープン価格 1ガロン＝オープン価格★ 希釈率：1倍（原液で使用）コンディショナーあり	ドライスキン、皮膚の弱いコの皮膚被毛に最適な低刺激性動物専用シャンプー＆コンディショナーです。	必須脂肪酸、必須アミノ酸、プロビタミンB5（DL-パンテノール）、緑茶エキスなど皮膚バリア機能のメンテナンスと艶やかで美しい被毛づくりの双方に有益な成分を含有する、動物専用スキンケア製品です。	アマニ油（多価不飽和脂肪酸オメガ-3、オメガ-6）、ブドウ種子油（オメガ-6）、必須アミノ酸（オートムギタンパク質、小麦タンパク質）、緑茶抽出物、ビタミンA、ビタミンD3、トコフェロール酢酸エステル(ビタミンE誘導体)、プロビタミンB5（DL-パンテノール）
問合先：株式会社グラッド・ユー　☎045-308-1100　https://www.nsdrive.com/					
	N's drive スキン シャンプー ※2025年初頭リニューアルの予定	1,000mℓ＝14,500円 希釈率：原液〜3倍まで可能 ※泡立ちが弱らないことが目安になります。	敏感肌やバリア機能の低下した皮膚。	・全犬種向け。 ・ヒューマングレード＝人用化粧品登録済。 ・敏感肌やバリア機能の低下した皮膚に適した安全性と機能性を備えた洗浄剤です。 ・皮膚を守るための泡切れの良さも特長です。 ・人用化粧品製造工場にて厳重な品質管理の基、製造されています。	水・ココイルグルタミン酸TEA・ラウロイルアスパラギン酸Na・ソルビトール・1,2-ヘキサンジオール・カプリリルグリコール
	N's drive home スキン シャンプー	300mℓ＝2,980円 希釈率：原液〜3倍まで可能 ※泡立ちが弱らないことが目安になります。	敏感肌。	・全犬種向け。 ・ヒューマングレード＝人用化粧品登録済。 ・犬の皮膚の汚れに適した植物由来のアミノ酸系洗浄成分で、皮膚の健康と艶やかな被毛を実現します。 ・犬の嗅覚に優しいラベンダー＆ローズマリーの天然香料によるほのかな香り。	水、ラウロイルアスパラギン酸Na、ココイルグルタミン酸TEA、ソルビトール、、BG、PEG-40水添ヒマシ油、ラベンダー油、ローズマリー油、1,2-ヘキサンジオール、カプリリルグリコール
問合先：日本全薬工業株式会社　☎024-945-2332　https://www.zenoaq.com/					
	デュクソS3 カーム シャンプー	200mℓ＝オープン価格 希釈率：1倍（原液で使用）デュクソS3 カームムースあり	敏感肌。	全犬種・猫種向き ・石鹸/ナノ粒子、硫酸塩/パラベン、フタル酸エステル、着色料不使用 ・低刺激香料、高い保湿力 ・皮膚常在細菌叢に配慮、pH調整 厳選された天然保湿成分オフィトリウムをデュクソS3シリーズ最高濃度に配合、皮膚の潤いをキープするとともに皮膚を健やかに保ちます。	オフィトリウム
	デュクソS3 セボシャンプー	200mℓ＝オープン価格 希釈率：1倍（原液で使用）デュクソS3 セボムースあり	脂性肌。	全犬種・猫種向き ・石鹸/ナノ粒子、硫酸塩/パラベン、フタル酸エステル、着色料不使用 ・低刺激香料、高い保湿力 ・皮膚常在細菌叢に配慮、pH調整 オフィトリウム＋ザクロから抽出された天然成分：セボリアンスが皮脂の調整をサポートします。	オフィトリウム セボリアンス
	オーツ シャンプー エクストラ	250mℓ＝オープン価格★ 4,000mℓ＝オープン価格 希釈率：1倍（原液で使用）	敏感肌や乾燥肌。	全犬種・猫種向き ・人工着色料等を含まない自然派シャンプーです。 ・皮膚に必要な油分を保ち、皮膚の乾燥を防ぐことで、乾燥によるフケや掻痒感を和らげます。 ・水分損失を防ぎ、皮膚や被毛に潤いを保ちます。 ・傷んだ被毛の修復を助けます。	オーツアベナンスラマイド、オーツβグルカン、加水分解オーツプロテイン

シャンプー（疾患用）

保湿・抗炎症

抗　菌

脂漏・フケ

商品写真	商品名	容量・価格／希釈率	適した症状	特長	主な成分
問合先：エランコジャパン株式会社　☎0120-162-419　https://elanco.co.jp					
	ヒノケア® for Professionals スキンケア シャンプー	200mℓ＝ オープン価格 希釈率：1倍 （原液で使用）	敏感肌のコの皮膚 バリアの健康維持 に。	・高機能保湿成分を、より高濃度に配合。 ・濃密な「泡」で吐出されるため泡立てる必要がなく、ダメージのある皮膚 　に余計な刺激を与えません。 ・リピジュア®が保護膜を形成し、外部からの刺激の侵入と、内部からの 　水分蒸散を抑制します。 ・高機能保湿成分が洗浄後も洗い流されず、角質内部にしっかり留まる 　ことが証明されています。	・リピジュア® ・セラキュート® ・持続型ヒノキチ 　オール ・グリチルリチン酸 　二カリウム ・ナイアシンアミド
問合先：株式会社ハートランド　☎075-594-3773　https://www.zoic.jp/					
	ゾイック 薬用シャンプー ※医薬部外品です。	300mℓ＝2,915円 3,000mℓ （1,500mℓ×2）＝ 業務用★ コンディショナーあり	フケ・かゆみのある コ、皮膚トラブルを 抱えたコ。	全犬種向け。 フケ・かゆみなどの皮膚トラブルを防止する抗炎症 剤配合の薬用シャンプーです。 ・有効成分：グリチルリチン酸ジカリウム（抗炎症剤） ・保湿成分：オウゴンエキス・ゲンチアナエキス・緑茶 　エキス フレッシュフローラルブーケの香り。	疎脂性アミノ酸系長剤配合ベース、グリチルリチン酸 ジカリウム、POEラウリルエーテル硫酸Na、ヤシ油 脂肪酸アルキルジメチルベタイン液、ラウリル酸アミドプロ ピルベタイン液、ラウリン酸ジエタノールアミド、ヒ ドロキシエチルセルロース、POEラウリル酸ジグリ セリル、チオ硫酸Na、エタノール、オウゴンエキス、 ゲンチアナエキス、緑茶エキス、pH調整剤、安息 香酸Na、フェノキシエタノール、パラベン、香料
問合先：株式会社ビルバックジャパン　https://jp.virbac.com/					
	アラダーム ドライスキン セボダーム®	250mℓ 希釈率：1倍 （原液で使用）	・乾性脂漏の素因があ 　りフケが出やすい肌。 ・乾燥肌。	・グリセロールと尿素による保湿効果。 ＊抗炎症効果は該当しない	ラウリル硫酸ナ トリウム、尿素、 グリセロール
	アデルミル®	250mℓ★、 2,500mℓ 希釈率：1倍 （原液で使用）	・アトピー素因などの 　アレルギーによる敏 　感肌。 ・敏感肌。	・セラミド、コレステロール、必須脂肪酸などの皮膚 　に必要な栄養成分が皮膚バリア機能の健康を維 　持。 ・糖類が微生物の定着しにくい皮膚環境の維持に 　寄与。 ・2種類の天然ハーブ抽出エキス配合で皮膚表面の 　常在菌（マイクロバイオーム）のバランスを整える。 ※国際的な犬のアレルギー性皮膚炎の治療ガイドラインに掲載。	セラミド、コレステロール、 必須脂肪酸（リノール酸、 γ-リノレン酸）、単糖類、 アルキルポリグルコシド、 ボルド葉抽出エキス、セイ ヨウナツユキソウ抽出 エキス、ピロクトンオラミ ン[香料不使用]
	アラダーム センシティブスキン エピスース®	250mℓ★、 2,500mℓ 希釈率：1倍 （原液で使用）	・乾燥によるかゆみを 　伴う肌。	・オートミールによる保湿。 ・糖類が微生物の定着しにくい皮膚環境の維持に 　寄与。 ・2種類の天然ハーブ抽出エキス配合で皮膚表面 　の常在菌（マイクロバイオーム）のバランスを整え 　る。	コロイド状オート ミール、単糖類、 ボルド葉抽出エキ ス、セイヨウ ナツユキソウ抽 出エキス
問合先：株式会社QIX（キックス）　☎042-860-7462　https://www.qix.co.jp/					
	BASICS DermCare 低刺激シャンプー	1kg＝11,858円 希釈率：1倍 （原液で使用） クレンジングオイル、 保湿剤あり	乾燥肌、フケ症、 脂漏症。	全犬種向き／乾燥肌、フケ症、脂漏症など皮膚 の弱い犬でも毎日洗えるアミノ酸系の低刺激シャン プー。200g規格の専用容器に詰め替えて使用し てください。泡で出てくるフォームタイプなので、皮 膚をこすることなく優しく汚れを落とすことができます。 同シリーズのクレンジングオイル、保湿剤と併せて3 ステップのスキンケアとしてお使いいただけます。	アミノ酸系洗浄成分、 ユズセラミド、ラベン ダーオイル、ローズマ リーオイル、ルイボス エキス、フラーレン、 ジラウロイルグルタミ ン酸リシンNa、ポリク オタニウム-51、他
問合先：株式会社ＳＫ　Ａｒｔ　info@skart-corp.co.jp　https://jppet.jp/					
	John Paul Pet オートミール シャンプー	500mℓ＝3,740円★ 3.78ℓ＝20,350円 原液使用	敏感肌・乾燥肌。	オートミール配合で、敏感肌を落ち着かせます。 乾燥肌を柔らかく潤わせ、保湿します。 香り：アロマティックアーモンドのような香り	水、オートミール、オレフィン（C 14-16）スルホン酸Na、コカ ミドプロピルベタイン、コカミド MIPA、塩化ナトリウム、フェ ノキシエタノール、グリセリン、 硫酸ナトリウム、エチルヘキシ ルグリセリン、クエン酸、フレ グランス、水酸化ナトリウム

245

シャンプー（疾患用）

保湿・抗炎症

抗　菌

脂漏・フケ

抗菌

商品写真	商品名	容量・価格／希釈率	適した症状	特長	主な成分
問合先：株式会社キリカン洋行　☎03-6718-4300　https://www.kirikan.com/					
	マラセブ®	250㎖＝オープン価格4,000円＝オープン価格★希釈率：1倍（原液で使用）	マラセチア皮膚炎が見られる場合に使用。※体重が1.5kg未満の犬、生後3ヵ月未満の犬、妊娠中および授乳中の犬には使用しない。	2つの有効成分がマラセチア皮膚炎の原因となる真菌・細菌の異常増殖を抑制します。動物用医薬品。	クロルヘキシジングルコン酸塩2.0%、ミコナゾール硝酸塩2.0%
	ノルバサン®シャンプー0.5	200㎖、236㎖＝オープン価格3,780㎖＝オープン価格★希釈率：1倍（原液で使用）	かゆみ、ベタベタ、臭いが気になる敏感肌のコ。	皮膚・被毛の洗浄および殺菌消臭に。コンディショナー入り。殺菌消臭効果があります。動物用医薬部外品。	クロルヘキシジン酢酸塩0.5%
問合先：日本全薬工業株式会社　☎024-945-2332　https://www.zenoaq.com/					
	メディダーム	200㎖＝オープン価格	マラセチア皮膚炎。	全犬種向き（動物用医薬品）・マラセチア皮膚炎に有効なピロクトンオラミン配合・安全性＆低刺激性・無香料タイプ・サルフェートフリー	ピロクトンオラミン
問合先：株式会社ハートランド　☎075-594-3773　https://www.zoic.jp/					
	ゾイック薬用シャンプーBO 1.0	1,500㎖＝業務用★専用ボトル（詰替用空容器）200㎖容器×7本（1セット）あり	雑菌の繁殖を抑えたいコ、脂性肌、皮膚トラブルを抱えたコ。	全犬種向け。殺菌剤配合の薬用シャンプーです。アミノ酸系洗浄剤配合。やさしく優れた洗浄力で、気になる汚れや臭いをすっきり落とします。泡立ちがよく指通りもなめらかで、ふんわりサラサラした仕上りです。カチオン化コンディショニング成分がすすぎ時、仕上り時にすべりを与え被毛のもつれや毛玉の発生を防止します。グリーンフローラルの香り。	イソプロピルメチルフェノール（100g中1.0g）アロエエキス、海藻エキス、緑茶エキス
問合先：フジタ製薬株式会社　https://www3.fujita-pharm.co.jp/contact/					
	薬用酢酸クロルヘキシジンシャンプー	250g2kg★	皮膚・被毛の洗浄及び殺菌消臭。	・グラム陽性菌を中心とした広い抗菌スペクトルを持つ酢酸クロルヘキシジンを0.5%配合。・汚れの洗浄、ふけの除去、一般細菌、2次感染菌の除菌、細菌性皮膚炎、膿皮症、乾性脂漏症の予備洗浄等に。・低刺激処方。・コンディショニング成分（保湿剤）配合。・動物用医薬部外品。	酢酸クロルヘキシジン
	薬用ヨードシャンプー	250㎖	皮膚被毛の清浄。体臭の除去。殺菌消臭。	・刺激性の少ない抗菌性シャンプー。・抗菌スペクトルが広いハロゲン系の消毒剤。・人のうがい薬や皮膚・粘膜の消毒剤としても使われるポビドン・ヨードを配合。・保湿剤としてアロエ・ベラ末を配合。・動物用医薬部外品。	ポビドン・ヨード

脂漏・フケ

シャンプー（疾患用）

保湿・抗炎症
抗　菌
脂漏・フケ

商品写真	商品名	容量・価格／希釈率	適した症状	特長	主な成分
問合先：株式会社昭和化学　☎03-3960-7291　http://falconet.jp/					
	ハーブ&ピュア皮フ病予防シャンプー	2ℓ＝9,020円 希釈率：原液〜3倍	角質のトラブルに伴うフケやかゆみなど。	全犬種向け。角質のトラブルに伴うフケやかゆみなどに有効な薬用シャンプーです。水溶性イオウとミクロジンクピリチオンの相乗効果で殺菌・洗浄します。ローズマリー・アルテメシアなど18種類の天然ハーブエキスを配合し弱酸性植物洗浄成分が皮膚・被毛をやさしく洗い上げます。動物用医薬部外品。	アニオン界面活性剤（ヤシ由来）、両性界面活性剤（ヤシ由来）、水溶性イオウ、ジンクピリチオン、18種のハーブエキス（アルテメシア他）、香料
	コペット薬用S&Zシャンプー	300mℓ＝2,090円 2ℓ＝8,580円★ 希釈率：原液〜3倍	細菌による炎症のただれや体臭。	全犬種向け。ミクロジンクピリチオン、水溶性イオウを有効成分とした殺菌・消毒洗浄シャンプーです。犬・猫の皮膚・被毛の細菌繁殖を抑えて清潔にし、細菌による炎症のただれや体臭を防ぎます。有効成分の相乗効果でフケ、かゆみ等を防止します。動物用医薬部外品。	アニオン界面活性剤（ヤシ由来）、両性界面活性剤（ヤシ由来）、水溶性イオウ、ジンクピリチオン、香料
	ハーブ&ピュアダニノミ取りリンスインシャンプー	2ℓ＝9,020円 希釈率：原液〜10倍	ダニとノミに対応。	全犬種向け。ノミ取り効果。防虫効果の高いラベンダーやヒノキ・ローズマリーなど18種類の天然ハーブエキスとアレスリンの相乗効果で、しつこいダニ・ノミ・シラミを駆除します。低刺激性アミノ酸系洗浄成分主体で、皮膚・被毛をやさしく守りながら素早く汚れを落とし洗い上げます。つけ置きは不要でゆっくりとマッサージするように使用いただけシャンプーだけで十分の効果が得られます。動物用医薬部外品。	アニオン界面活性剤（アミノ酸系・ヤシ由来）、アレスリン水溶性イオウ、コラーゲンP.P.T.、18種のハーブエキス（ラベンダー他）、香料
	コペットゼネラルシャンプー	300mℓ＝1,320円 2ℓ＝5,940円★ 希釈率：原液〜10倍	皮膚・被毛の消毒とノミ・シラミの防止。	全犬種向け。消毒・ノミ取り効果。皮膚・被毛にやさしい弱酸性の植物性洗浄成分と水溶性イオウ配合でしっかりと汚れを取り除き、pHバランスを整えます。抱水性エモリエント成分が、皮膚の水分蒸散を抑えてうるおいを保ちます。皮膚を柔らかくすることで健康な状態を維持し愛犬を守ります。動物用医薬部外品。	アニオン界面活性剤（ヤシ由来）、両性界面活性剤（ヤシ由来）、水溶性イオウ、アレスリン、香料
	コペットホワイトシャンプー	300mℓ＝1,320円 2ℓ＝5,940円★ 希釈率：原液〜10倍	皮膚・被毛の消毒とかゆみなど。	白毛用。消毒・ノミ取り効果。水溶性イオウの還元作用により、被毛の黄ばみを防ぎます。また、洗浄成分との相乗効果で、皮脂汚れもしっかり落としより自然な光沢ある白さに洗い上げます。皮膚・被毛を清浄にし、pHバランスを整えることで健康な状態を保ちます。動物医薬部外品。	アニオン界面活性剤（ヤシ由来）、両性界面活性剤（ヤシ由来）、水溶性イオウ、食用色素、香料

問合先：株式会社ビルバックジャパン　https://jp.virbac.com/					
	ケラトラックス®	200mℓ 希釈率：1倍 （原液で使用）	・乾性又は油性脂漏の素因がある犬。・脂っぽくフケが出やすい肌質の犬猫。・皮膚の過剰な細菌やマラセチアの洗浄。	・サリチル酸が角質層に浸透し、余分な角質をしっかり洗い流す。・糖類が微生物の定着しにくい皮膚環境の維持に寄与。・2種類の天然ハーブ抽出エキス配合で皮膚表面の常在菌（マイクロバイオーム）のバランスを整える。	サリチル酸ナトリウム、グルコン酸亜鉛、ビタミンB6、必須脂肪酸（リノール酸、γ-リノレン酸）、単糖類、アルキルポリグルコシド、ボルド葉抽出エキス、セイヨウナツユキソウ抽出エキス、ピロクトンオラミン、ティーツリーオイル

リンス等

リンス

商品写真	商品名	容量・価格／希釈率	特長	主な成分
問合先：有限会社キタガワ ☎072-801-7771　https://kitagawa7772.jp/				
	シャンメシャン 自然のリンス	シャンプーとセット（トライアルセット）各30ml＝1,100円 250ml＝2,750円★ 2,050ml（詰め替えパック）＝9,020円 希釈率：5〜15倍	シャンメシャン自然のリンスはホホバ油を主原料にした純植物性で、毛を弱酸性にし、しっとりさせ、つややかな毛を保ちます。／天然100％ですので人の手にもやさしく、肌の弱い方でも安心してお使いになれます。／ノミやダニの嫌がる天然ハーブエキスを使用しています。／何度か洗ううちにこしのある毛になっていくのがわかります。	天然ホホバ油、天然ハーブエキス（ローズマリー、ラベンダー、ユーカリ、セージ、カモミール、タイム）、ヒノキチオール
問合先：株式会社キンペックスインターナショナル ☎06-6997-1568　http://www.kinpex.co.jp/				
	ハッピー ラベンダーリンス ハッピー ローズリンス	50ml＝440円★ 200ml＝2,220円 1ℓ＝6,050円 4,000ml＝18,700円 希釈率：70倍〜100倍 ※写真は「ハッピーラベンダーリンス」です。	心安らぐラベンダーの香り、華やかなバラの香りがふんわりと包み込む、静電気によるもつれを防ぎ潤いのある美しい被毛にします。しっとりさせたい場合は濃いめにふんわりさせたい場合は薄めに調整して思い通りのスタイルに!!	イオン分解水、セトリモニウムクロリド、セトステアリルアルコール、グリセリン、サイクロメチコン＆ジメチコノール、アモジメチコン＆セトリモニウムクロリド＆トリデセス-13、加水分解ダイズタンパク、DMDMヒダントイン、クエン酸、香料、プロピレングリコール、ワイルドカモミール抽出液、プロピレングリコール＆5-ブロモ5-ニトロ-1、3-ジオキサン
	SP-4 コンディショナー リンス	200ml＝2,200円 業務用＝18,700円★ 希釈率：70倍〜100倍	皮膚・被毛に潤いを与える高品質リンスです。被毛をしなやかにし、美しい光沢を与えます。皮膚のキメを整えるカモミール配合で、やさしく被毛も保護します。低刺激で仔犬・仔猫にも安心です。プードルなどのボリューミーなふわふわスタイルからシーズーなどのつやのあるしっとりスタイルまで希釈倍率を変えて仕上がり自由自在。	イオン分解水、セトリモニウムクロリド、セトステアリルアルコール、グリセリン、サイクロメチコン＆ジメチコノール、アモジメチコン＆セトリモニウムクロリド＆トリデセス-13 、加水分解ダイズタンパク、DMDMヒダントイン、クエン酸、香料、プロピレングリコール、ワイルドカモミール抽出液、プロピレングリコール＆5-ブロモ5-ニトロ-1、3-ジオキサン
問合先：シグマテックインターナショナル株式会社 ☎0120-712-128　https://www.lafancys.co.jp/index.html				
	ラファンシーズ トリートメント リンスNK-22	60ml＝480円 200ml＝2,640円 400ml＝4,400円★ 4,000ml＝16,280円	オイル・フリーでさらっと豊かなボリューム、見事な毛ぶきとかい立の仕上がりです。自然な美しいツヤで、毛ぶきのよさが持続します。すすぎやすく、乾き上がりの早さが抜群です。	水、グリセリン、DPG、(C14-22)アルコール、セテアリルアルコール、ヒドロキシエチルセルロース、ベヘナミドプロピルジメチルアミン、(C12-20)アルキルグルコシド、コーンスターチ、PPG-1／PEG-1ステアラミン、セテアリルグルコシド、乳酸、ゼイン、(加水分解シルク／PGプロピルメチルシランジオール)クロスポリマー、加水分解ケラチン（羊毛）、ヒドロキシプロピルトリモニウム加水分解ケラチン（羊毛）、加水分解コラーゲン、グリチルリチン酸2K、メチルイソチアゾリノン、ジラウロイルグルタミン酸リシンNa、BG、ハトムギ種子エキス、アルゲエキス、オキシベンゾン-4、フェノキシエタノール、黄203、赤504、香料
	ラファンシーズ トリートメント リンスNK-33	60ml＝480円 200ml＝2,640円 400ml＝4,400円★ 4,000ml＝16,280円	保湿成分の働きでうるおいのあるソフトにしっとりと落ちついた仕上がりで、オイル・フリーでさらさら。自然な美しいツヤで、すすぎやすく、乾き上がりの早いタイプです。	水、グリセリン、DPG、(C14-22)アルコール、セテアリルアルコール、PPG-3カプリリルエーテル、(C12-20)アルキルグルコシド、PPG-1／PEG-1ステアラミン、セテアリルグルコシド、ヒドロキシエチルセルロース、ステアラミドプロピルジメチルアミン、塩化ヒドロキシプロピルトリモニウムデンプン、ポリクオタニウム-47、ポリクオタニウム-22、グアーヒドロキシプロピルトリモニウムクロリド、ベヘナミドプロピルジメチルアミン、(加水分解シルク／PGプロピルメチルシランジオール)クロスポリマー、グリチルリチン酸2K、メチルイソチアゾリノン、BG、ジヒドロキシプロピルアルギニンHCl、加水分解コラーゲン、ポリクオタニウム-64、ヒアルロン酸Na、ハトムギ種子エキス、アルゲエキス、ジラウロイルグルタミン酸リシンNa、ゼイン、オキシベンゾン-4、塩化Na、乳酸Na、乳酸、フェノキシエタノール、紫401、香料
	ラファンシーズ ノン・F.P. リンス NK-22	200ml＝2,530円★ 4,000ml＝16,060円	オイル・フリーでさらっと豊かなボリューム、見事な毛ぶきとかい立の仕上がりです。自然な美しいツヤで、毛ぶきのよさが持続します。すすぎやすく、乾き上がりの早さが抜群です。無香料、法定色素無配合。	水、グリセリン、DPG、(C14-22)アルコール、セテアリルアルコール、ヒドロキシエチルセルロース、ベヘナミドプロピルジメチルアミン、(C12-20)アルキルグルコシド、コーンスターチ、PPG-1／PEG-1ステアラミン、セテアリルグルコシド、乳酸、ゼイン、(加水分解シルク／PGプロピルメチルシランジオール)クロスポリマー、加水分解ケラチン（羊毛）、ヒドロキシプロピルリモニウム加水分解ケラチン（羊毛）、加水分解コラーゲン、グリチルリチン酸2K、メチルイソチアゾリノン、ジラウロイルグルタミン酸リシンNa、BG、ハトムギ種子エキス、アルゲエキス、オキシベンゾン-4、フェノキシエタノール
	ラファンシーズ ノン・F.P. リンス NK-33	200ml＝2,530円★ 4,000ml＝16,060円	保湿成分の働きでうるおいのあるソフトにしっとりと落ちついた仕上がりで、オイル・フリーでさらさら。自然な美しいツヤで、すすぎやすく、乾き上がりの早いタイプです。無香料、法定色素無配合。	水、グリセリン、DPG、(C14-22)アルコール、セテアリルアルコール、PPG-3カプリリルエーテル、(C12-20)アルキルグルコシド、PPG-1／PEG-1ステアラミン、セテアリルグルコシド、ヒドロキシエチルセルロース、ステアラミドプロピルジメチルアミン、塩化ヒドロキシプロピルトリモニウムデンプン、ポリクオタニウム-47、ポリクオタニウム-22、グアーヒドロキシプロピルトリモニウムクロリド、ベヘナミドプロピルジメチルアミン、(加水分解シルク／PGプロピルメチルシランジオール)クロスポリマー、グリチルリチン酸2K、メチルイソチアゾリノン、BG、ジヒドロキシプロピルアルギニンHCl、加水分解コラーゲン、ポリクオタニウム-64、ヒアルロン酸Na、ハトムギ種子エキス、アルゲエキス、ジラウロイルグルタミン酸リシンNa、ゼイン、オキシベンゾン-4、塩化Na、乳酸Na、乳酸、フェノキシエタノール
	ラファンシーズ スーパーナチュ ラルリンス	50ml ＝990円 200ml＝3,300円★ 2,000ml ＝23,100円	低刺激性の処方で、敏感肌、アレルギー体質、皮膚の弱いパピーキツンなどにおすすめのリンスです。特殊タン白質マリンコラーゲンP.P.T.配合。弱酸性（pH5前後）、無香料、法定色素無配合。ソフトに落ちついた仕上がりです。	水、セテアリルアルコール、PEG-10ヒマワリグリセリズ、グリセリン、アルキル(C-12, 14)オキシヒドロキシプロピルアルギニンHCl、加水分解コラーゲン、ヒアルロン酸Na、カミツレ花エキス、アラントイン、ポリクオタニウム-10、マカデミアナッツ脂肪酸エチル、クエン酸、BG、エタノール、フェノキシエタノール、メチルパラベン、プロピルパラベン

商品写真	商品名	容量・価格／希釈率	特長	主な成分
問合先：株式会社昭和化学　☎03-3960-7291　http://falconet.jp/				
	ハーブ&ピュア コンディショナー リンス	2ℓ＝7,700円 希釈率：原液～10倍	18種類の天然ハーブエキス、アミノ酸系保湿成分、オリジナルノンオイル処方でベタつかず、被毛をふんわりと立ち上がり良く仕上げます。レモングラス・カミツレ・セージなどのハーブエキスとコラーゲンP.P.T.の配合で、被毛にハリとコシを与えます。	カチオン界面活性剤 植物性ポリマー コラーゲンP.P.T. 18種のハーブエキス（レモングラス他） 香料
	コペット クリームリンス	300㎖＝1,320円 2ℓ＝5,940円★ 希釈率：原液～10倍	被毛に栄養分を補い、被毛をしなやかに保ちます。静電気や、毛玉・もつれを防ぎ汚れの再付着や変色等を防止します。水溶性イオウが臭いの元となる皮脂の酸化を抑え、皮膚を柔らかくすることで健康な状態を維持します。	カチオン界面活性剤、植物性過脂剤、ミネラルオイル、水溶性イオウ、香料
問合先：ドッグズセンス　☎0551-38-3051　https://www.dogs-sense.com/				
	アフターバス ファイナル リンス	473㎖＝5,280円 3,785㎖＝25,080円★ （2024/11現在） 原液	とくにコーミングやブラッシングを容易にし、被毛の乾燥に要する時間を大幅に短縮します。	純水、塩化ジセチルジモニウム、ヒドロキシエチルエチルセルロース、アップルサイダービネガー、PEG/PPG-18/18ジメチコン、レシチン、EDTAナトリウム、ケラチン、塩化ナトリウム、メトキシケイヒ酸オクチル、EDTA-4Na、メチルパラベン、プロピルパラベン、香料（パルファム）
問合先：株式会社ニチドウ　☎03-3694-2710　http://www.jpd-nd.com/				
	うるおう ミラクル ビューティ リンス	200㎖＝オープン価格	全犬種・猫種の被毛に対応した超低刺激リンスです。3種のオイルが被毛の美しさを際立たせた地肌の健康を健やかに保ちます。自宅でサロン品質の仕上がりを体感できるリンスです。	水、低刺激アミノ酸系コンディショニング成分、ウチワサボテン種子油、アルガンオイル、ヒキオコシ葉/茎エキス、セイヨウハッカ葉エキス、タイムエキス、ローズマリーエキス、ノバラエキス、ラベンダーエキス、セージエキス、カモミラエキス、ゴボウ根エキス、トウキンセンカエキス、チャ葉エキス、トウモロコシ由来消臭成分、アロエベラエキス、クロレラエキス、カッコンエキス、植物性スクワラン、シア脂、ホホバ油、マカデミアナッツ油、オリーブ油、ローズヒップ油、海水ミネラル、高級パフューム
	ミラクルコート クリームリンス （香水入り）	400㎖＝2,160円 3,000㎖＝14,080円★	静電気を防ぎ、なめらかな感触を被毛に残し、ふんわりと仕上げます。	オリーブアルコールの誘導体、両性界面活性剤、P.P.Tポリペプタイド分子量、ミンクオイル、フランス製香水

リンス等

リンス

コンディショナー

トリートメント

スタイリング剤

パック

クレンジングオイル

249

リンス等

リンス
コンディショナー
トリートメント
スタイリング剤
パック
クレンジングオイル

商品写真	商品名	容量・価格／希釈率	特長	主な成分
問合先：株式会社ハートランド ☎075-594-3773 https://www.zoic.jp/				
	ゾイック N パピドール リンス	300ml＝2,310円 4,000ml★ 希釈率:原液	デリケートな仔犬・仔猫の皮膚、被毛のためのリンスです。シャンプーとペアユースでふんわり軽い仕上がりになります。仔犬はもちろん皮膚の弱い成犬やシニア犬にもお使いいただけます。ナツメの花の香りをイメージした、やさしいグリーンフローラルの香り。	ナツメエキス、カチオン化コンディショニング成分、コンディショニング成分、ヒアルロン酸、コラーゲン、シアバター、緑茶エキス
	ゾイック N ホワイトニング リンス	300ml＝2,310円 4,000ml★ 希釈率:原液	被毛にかがやきとすべりを与え、被毛本来の美しい色調に仕上げます。シャンプーとペアユースでご使用いただくとより効果的です。全毛色の犬種、猫種にご使用いただけます。サルビアの花の香りをイメージした、清潔感のあるマイルドフローラルの香り。	サルビアエキス、カチオン化コンディショニング成分、コンディショニング成分、ヤシ油由来オイル、ヒアルロン酸、コラーゲン、緑茶エキス
	ゾイック N ショート リンス	300ml＝2,310円 4,000ml★ 希釈率:原液	中・短毛の成犬・成猫に最適なリンスです。シャンプーとペアユースでツヤとハリのあるサラッとした軽い仕上がりになります。ダブルコート犬やドッグショー用として最適です。ハイビスカスの花の香りをイメージした、華やかなフルーティフローラルの香り。	ハイビスカスエキス、カチオン化コンディショニング成分、コンディショニング成分、ヒアルロン酸、コラーゲン、シアバター、緑茶エキス
	ゾイック N ロング リンス	300ml＝2,310円 4,000ml★ 希釈率:原液	長毛の成犬・成猫に最適なリンスです。シャンプーとペアユースでうるおいのあるしっとりとした仕上がりで、毛並みにまとまりとツヤをあたえます。ドッグショー用として最適です。キンセンカの花の香りをイメージした、落ち着きのあるフローラルムスクの香り。	トウキンセンカエキス、カチオン化コンディショニング成分、コンディショニング成分、ヒアルロン酸、コラーゲン、シアバター、緑茶エキス

商品写真	商品名	容量・価格／希釈率	特長	主な成分
問合先：有限会社ワンクスクリエイション ☎072-631-1179 https://wanx.co.jp/				
	プロフェム アルトリーム リンス	50ml ＝990円 200ml ＝3,850円 1,000ml ＝9,900円 3,000ml ＝18,150円★ 希釈率:原液〜10倍	ふんわりと柔らかく綿帽子のようなスタイリングを創るボリュームアップシリーズ。被毛の外部を保護し、豊かなボリュームでとても可愛いスタイリングが長持ちします。ウェルシュ・コーギーなどのグルーミング犬種にも最適。	精製水、グリセリン、ステアリン酸グリセリル(SE)、ステアラルコニウムクロリド、加水分解コラーゲン、加水分解ローヤルゼリータンパク、リン酸2Na、セタノール、ポリソルベート60、ポリクオタニウム-11、チャ乾留液、ナツメ果実エキス、ホップ花エキス、イソプロパノール、クエン酸、クエン酸Na、ベンザルコニウムクロリド、フェノキシエタノール、メチルクロロイソチアゾリノン、メチルイソチアゾリノン、青色1号、香料
	プロフェム エスチュア リンス	50ml ＝990円 200ml ＝3,850円 1,000ml ＝9,900円 3,000ml ＝18,150円★ 希釈率:原液〜10倍	被毛の外部を保護し、ふんわりとして毛先が落ち着くスタイリングボリュームを持たせながら、サラッと毛先に落ち着きのあるスタイリングを創ります。おもに飾り毛のある犬種に最適なミドルコート（中毛）用のシリーズ。	精製水、ステアリン酸グリセリル(SE)、グリセリン、エチルヘキサン酸セチル、ステアラルコニウムクロリド、加水分解コラーゲン、加水分解ローヤルゼリータンパク、アモジメチコン、セトステアリルアルコール、セトリモニウムクロリド、ヒドロキシエチルセルロース、ペンテト酸5Na、ポリソルベート60、グルコサミン、リシンHCl、タウリン、ジステアリン酸グリコール、チャ乾留液、ナツメ果実エキス、ホップ花エキス、イソプロパノール、クエン酸、クエン酸Na、ベンザルコニウムクロリド、フェノキシエタノール、メチルクロロイソチアゾリノン、メチルイソチアゾリノン、赤102号、黄色4号、香料

リンス等

商品写真	商品名	容量・価格／希釈率	特長	主な成分
	プロフェム スーパー モイストリンス	50㎖ =990円 200㎖ =3,850円 1,000㎖ =9,900円 3,000㎖ =18,150円★ 希釈率:原液～10倍	被毛の外部を保護し、しっとり落ち着いたスタイルに仕上がります。刺激低減成分の配合で低刺激性をより一層レベルUP！・弱酸性(pH5前後)、ノンオイル処方。もつれにくく、汚れにくくなるように被毛を保護。・自然環境に優しい生分解性にすぐれた成分の使用。	精製水、ステアリン酸グリセリル(SE)、グリセリン、加水分解コラーゲン、加水分解カゼイン、加水分解ローヤルゼリータンパク、ステアラルコニウムクロリド、エチルヘキサン酸セチル、セトステアリルアルコール、アモジメチコン、ヒドロキシエチルセルロース、ポリソルベート60、ベンテト酸5Na、グルコサミン、リシンHCl、タウリン、ジステアリン酸グリコール、チャ乾留液、ナツメ果実エキス、ホップ花エキス、イソプロパノール、クエン酸、クエン酸Na、ベンザルコニウムクロリド、フェノキシエタノール、メチルクロロイソチアゾリノン、メチルイソチアゾリノン、黄4、青1、香料
	プロフェム ブリスル リンス	50㎖ =990円 200㎖ =3,850円 1,000㎖ =9,900円 3,000㎖ =18,150円★ 希釈率:原液～10倍	被毛の外部を保護し、極度の細い被毛や軟毛あるいは、毛量が少なくてふわっとしたボリュームが出にくいプードルなどのコートにしっかりとしたハリとコシを与えます。剛毛系のテリアのコートをバリッと硬く仕上げる時に使用するシリーズ。ブラッキングをしたテリアやシュナウザー等に最適。	精製水、ステアリン酸グリセリル(SE)、グリセリン、加水分解コラーゲン、加水分解ローヤルゼリータンパク、ステアラルコニウムクロリド、リン酸2Na、ジステアリン酸グリコール、ポリソルベート60、アモジメチコン、ポリクオタニウム-11、チャ乾留液、ナツメ果実エキス、ホップ花エキス、イソプロパノール、クエン酸、クエン酸Na、ベンザルコニウムクロリド、フェノキシエタノール、メチルクロロイソチアゾリノン、メチルイソチアゾリノン、赤色102号、青色1号、香料
	プロフェム スキンケア リンス	50㎖ =1,210円 200㎖ =3,850円 1,000㎖ =11,000円 3,000㎖ =19,800円★ 希釈率:原液～10倍	無香料、無着色、弱酸性(pH5 前後)処方。被毛の外部を保護します。黒砂糖エキス、ホウセンカエキス配合など、正常な皮膚の状態を維持しながら豊かな潤いを与え、皮膚トラブルの起こりにくい、健康で美しい皮膚を保ちます。	精製水、エチルヘキサン酸セチル、黒砂糖エキス、ホウセンカエキス、加水分解ローヤルゼリータンパク、プロパンジオール、ステアラミドプロピルジメチルアミン、PPG-1/PEG-1ステアラミン、セタノール、ヒドロキシフェニルプロパミド安息香酸、ベタイン、乳酸、ベンザルコニウムクロリド、ブチルカルバミン酸ヨウ化プロピニル
	プロフェム ベーシック リンス	50㎖ =880円 3,000㎖ =11,000円★ 9,000㎖ =27,500円 希釈率:原液～10倍	リンスは被毛の外部を保護します。刺激低減成分「加水分解ローヤルゼリータンパク」を新配合。全犬種全描種にご使用いただけます。微香性ですので、香りの苦手な方にもご使用いただけます。	水、ステアリン酸グリセリル(SE)、加水分解ローヤルゼリータンパク、パルミチン酸イソプロピル、ステアラルコニウムクロリド、グリセリン、アモジメチコン、セトステアリルアルコール、ベタイン、セトリモニウムクロリド、ヒドロキシエチルセルロース、EDTA-2Na、グルコサミン、リシンHCl、フェノキシエタノール、ブチルカルバミン酸ヨウ化プロピニル、香料

問合先:株式会社ＳＫ　Ａｒｔ　info@skart-corp.co.jp

商品写真	商品名	容量・価格／希釈率	特長	主な成分
	オートミール リンス	500㎖ =3,740円★ 3.78ℓ =20,350円	アロエベラ、オートミールが、コンディションを整えながら落ち着かせ、潤いを与えます。柔らかく滑らかで、ブラッシングしやすい被毛に仕上げます。香り:アロマティックアーモンドのような香り	水、オートミール、アロエベラエキス、セタノール、フェノキシエタノール、塩化ステアラルコニウム、ステアリルアルコール、エチルヘキシルグ
	アワプヒ シャンプー	500㎖ =3,740円	豊かな水分補給で、つやを与えます。ハワイ産アワプヒエキスとプロビタミンB5配合で、保湿と輝きを与えます。香り:ジンジャーグリーンティーマンゴー	水、アワプヒエキス、オレフィン(C14-16)スルホン酸Na、コカミドプロピルベタイン、コカミドMIPA、塩化ナトリウム、フェノキシエタノール、グリセリン、トリメチルシロキシアモジメチコン、グアーヒドロキシプロピルトリモニウムクロリド、パンテノール、硫酸ナトリウム、(C11-15)パレス-7、エチルヘキシルグリセリン、クエン酸、(C12-16)パレス-9、トリデセス-12、水酸化ナトリウム、ビスアミノPEG／PPG-41／3アミノエチルPG-プロピルジメチコン、フレグランス、PEG-12ジメチコン

問合先:有限会社PKBジャパン　☎06-6965-2986　https://www.pkb.co.jp/

商品写真	商品名	容量・価格／希釈率	特長	主な成分
	ZYMOX リンス	360㎖＝2,970円	天然酵素配合で皮膚のバリア機能をサポート、シャンプー後の清浄な状態をより長く維持し、皮膚・被毛にうるおいをあたえます。ZYMOXシャンプーや薬用シャンプーとあわせてご利用ください。ぬるま湯に溶かして使用すればすすぎ不要です。	水、セトリモニウムクロリド、シクロメチコン、ビタプロテイン、ビオチン、リゾチーム、ラクトフェリン、ラクトペルオキシダーゼ、グルコン酸亜鉛、ヨウ化カリウム、天然香料

コンディショナー

リンス等

商品写真	商品名	容量・価格／希釈率	特長	主な成分
問合先：株式会社キリカン洋行 ☎03-6718-4300　https://www.kirikan.com/				
	EFAスキン コントロール コンディショナー	236㎖＝オープン価格★ 3.78ℓ＝オープン価格	必須脂肪酸、必須アミノ酸、プロビタミンB5（DL-パンテノール）、緑茶エキスなど皮膚バリア機能のメンテナンスと艶やかで美しい被毛づくりの双方に有益な成分を含有する、動物専用スキンケア製品です。ドライスキン、皮膚の弱い子の皮膚被毛に最適です。	アマニ油（多価不飽和脂肪酸オメガ-3、オメガ-6）、ブドウ種子油（オメガ-6）、必須アミノ酸（オートムギタンパク質、小麦タンパク質）、緑茶抽出物、ビタミンA、ビタミンD3、トコフェロール酢酸エステル（ビタミンE誘導体）、プロビタミンB5（DL-パンテノール）、アロエベラ
問合先：株式会社たかくら新産業　☎0120-828-290　https://takakura.co.jp/				
	A.P.D.C. ティーツリー コンディショナー	250㎖ ＝1,760円 500㎖ ＝2,860円 5,000㎖ ＝15,950円★ 希釈率：1（原液）〜5倍 コンディショナーあり	ほどよいしっとり感と、ツヤのある仕上がりにこだわったコンディショナーです。被毛や皮膚のうるおいを保つ紅藻エキス＆植物性ヒアルロン酸が、ナチュラルに毛並みと皮膚のコンディションを整えます。また、贅沢に使用したエッセンシャルオイルの香りも魅力。乾燥後も爽やかなティーツリーの香りが持続します。	ティーツリーオイル、紅藻エキス、ヒアルロン酸ナトリウム、ユーカリオイル、ローズマリーオイル、ラベンダーオイル、シトロネラオイル、ビタミンE、香料、保存料 など
	A.P.D.C. ボリューム アップコンディ ショナー	250㎖ ＝1,760円 500㎖ ＝2,860円 5,000㎖ ＝15,950円★ 希釈率：1（原液）〜5倍 コンディショナーあり	植物性アミノ酸と天然キトサン、マンゴー種子バターなどを配合し、健康的なボリューム感を実現しました。被毛にハリ・コシと弾力感を与え、しっかりと立ち上がったボリューム感のある仕上がりは、プードルのようなカーリーコートからテリアなどのワイヤーコートの犬種にオススメ。乾燥後には、爽やかなティーツリーの香りが持続します。	マンゴー種子バター、植物性アミノ酸、キトサン、ユーカリオイル、ローズマリーオイル、ラベンダーオイル、ティーツリーオイル、シトロネラオイル、ブレンドエッセンシャルオイル、香料、保存料　など
	made of Organics オーガニック ドッグ コンディショナー モイストリペア	50㎖ ＝1,320円 350㎖ ＝3,300円★ 1,500㎖ ＝9,900円 コンディショナーあり	栄養豊富なオーガニック植物成分を贅沢に配合した天然由来成分100％の犬用コンディショナー。オーガニックココナッツオイルとオーガニックアロエベラを中心に、上質なオイルが皮膚と被毛に潤いを与え、被毛のダメージを補修します。	※アロエベラ液汁、水、セテアリルアルコール、トリ（カプリル／カプリン酸）グリセリル、※ヒマワリ種子油、ベヘントリモニウムクロリド、※ココナッツオイル、※アルニカ花オイル、ヤシ油アルキルグルコシド、ココナッツフレグランスオイル、バニラフレグランスオイル、ココナッツナチュラルフレーバー、バニラナチュラルフレーバー、※アルガンオイル、プロビタミンB5、※カモミール花／葉エキス、※カレンデュラ花エキス、※アルニカ花エキス、クローブ油、トコフェロール、香料、クエン酸、ソルビン酸K ※はオーガニック成分です。
問合先：ドッグズセンス　☎0551-38-3051　https://www.dogs-sense.com/				
	デイトゥデイ モイスチャ ライジング コンディショナー	473㎖＝5,060円 3,785㎖＝24,200円★ （2024/11現在） 希釈率：原液〜8倍	無駄な抜け毛を抑え、自然なコートカラーを保ってください。	純水、チェリーバーク、レモングラス、ブルーカモミール、ラベンダー、菜種オイル、月見草オイル、ローズヒップ、マンゴーオイル、セテアリルアルコール、ベヘントリモニウムメトサルフェート、クエン酸、香料
	スペクトラム ワン コンディショナー コース アンド ラフコート	473㎖＝5,500円★ 3,785㎖＝27,720円 （2024/11現在） 希釈率：原液〜8倍	キャンペーン中のショードッグのコート管理や、トリミングサロンでのスタイリングのために、特別に設計されたプロ仕様の製品です。ハードコートのテリアはもちろん、より正確なカットが要求されるプードル、ビション・フリーゼ、ベドリントン・テリア等の犬種、ハリやコシが無くなってしまったダブルコートの犬種、ペットカットやサマーカットを施した犬種まで、様々なシチュエーションでご使用頂けます。	純水、水酸化エチルセルロース、プロピルパラベン、メチルパラベン、テトラナトリウムEDTA、りんご酢、レシチン、セチルアルコール、PEG/PPG-20/15 ジメチコン、ケラチン、塩化ナトリウム、香料
	スペクトラム テン コンディショナー ソフト アンド ドロップ コート	473㎖＝5,500円★ 3,785㎖＝27,500円 （2024/11現在） 希釈率：原液〜8倍	ストレートコートや軽いウェービーコートを持つ犬種のために設計され、パサつきや縮れを抑えて、滑らかさと輝きを与えます。ドロップコート犬種はもちろん、セターやゴールデン・レトリーバーのような飾り毛を持つ犬種への部分使用もおすすめです。	純水、テトラナトリウムEDTA、ステアラミドプロピルジメチルアミン、グルタミン酸、クエン酸、ステアリルアルコール、セチルアルコール、シクロペンタシロキサン、ジメチコン、パンテノール、加水分解アマランスプロテイン、香料

リンス
コンディショナー
トリートメント
スタイリング剤
パック
クレンジングオイル

252

リンス等

リ ン ス
コンディショナー
トリートメント
スタイリング剤
パ ッ ク
クレンジングオイル

商品写真	商品名	容量・価格／希釈率	特長	主な成分
問合先：株式会社ニチドウ ☎03-3694-2710　http://www.jpd-nd.com/				
	ミラクル トリマーズ コンディショナー	3,000mℓ＝オープン価格	天然植物由来成分の保湿力を巧みに応用した極めて刺激性の少ないプロフェッショナル用製品です。保湿力に優れた「21種類の植物抽出エキス」と被毛を集中ケアする「Wヒアルロン酸」を独自のバランスで配合したことによりうるおいのある美しい被毛に洗い上げます。清潔感のあるグリーンフローラル調の香りです。	水、低刺激アミノ酸系コンディショニング成分、グリチルリチル酸2K、ヒアルロン酸Na、加水分解ヒアルロン酸、ハス胚芽エキス、メリアアザジラクタ葉エキス（ニーム）、チャ葉エキス、アルニカエキス、オドリコソウエキス、オランダカラシエキス、カミツレ花エキス、クレマティス葉エキス、ゴボウエキス、スギナエキス、セイヨウオトギリソウ花/葉/茎エキス、セイヨウキズタ葉/茎エキス、セイヨウナツユキソウ花エキス、トウキンセンカ花エキス、ニンニクエキス、ヒバマタエキス、フユボダイジュ花エキス、マツエキス、ヤグルマギク花エキス、ローズマリーエキス、ローマカミツレ花エキス、香料
	ペットエステ スパ　マッド コンディショナー	3,000mℓ＝15,356円	仔犬から成犬まで全ての犬種に使用できるほどの極めて低刺激なコンディショナーです。世界各地の泥成分配合により、毛穴に詰まった老廃物や汚れをしっかりと取り除き、地肌（被毛を作り出す環境）を清浄化し、つややかで美しい被毛に仕上げます。	世界各地で産出される泥成分、死海のミネラル塩、プロポリス、コムギ胚芽油、ローズヒップ油、セイヨウノコギリソウエキス、セージエキス、カモミラエキス、アルテアエキス、タイムエキス、メリッサエキス、オノニスエキス、スギナエキス、セロリエキス、フキタンポポエキス
問合先：株式会社ハートランド　☎075-594-3773　https://www.zoic.jp/				
	ゾイック ポゼスクリア コンディショナー	3,000mℓ（1,500mℓ×2）希釈率：原液	美しいツヤと輝きを与えます。クリアコート成分の働きで色鮮やかさがさらにアップします。植物性毛玉防止成分が静電気の発生、被毛のもつれや毛玉を防止します。ベタつきのないノンオイル処方で、ふんわり軽い仕上がりです。フレッシュフローラルブーケの香り。	クリアコート成分、植物性毛玉防止成分、柿エキス、オウゴンエキス
	ゾイック ポゼスモイスト コンディショナー	3,000mℓ（1,500mℓ×2）希釈率：原液	美しいツヤと輝きを与えます。クリアコート成分の働きで色鮮やかさがさらにアップします。傷んだ被毛を補修します。静電気の発生、被毛のもつれや毛玉を防止。クリームタイプ処方でおちつきのあるしっとりとしなやかな仕上がりです。長毛種向き。フレッシュフローラルブーケの香り。	クリアコート成分、柿エキス、オウゴンエキス、ホホバオイル、カチオン化ケラチン
	ゾイック ポゼスマーマル コンディショナー	3,000mℓ（1,500mℓ×2）希釈率：原液	デリケートなペットのための低刺激コンディショナー。毛玉を防ぎ、ノンオイル処方でベタつきがなくふんわり軽い仕上がりです。無着色無香料。	コンフリーエキス、柿エキス、オウゴンエキス、天然ハーブ
	ゾイック ポゼス薬用 コンディショナー *医薬部外品	300mℓ＝2,915円 3,000mℓ（1,500mℓ×2）★ 希釈率：原液	・フケ・かゆみなどの皮膚トラブルを防止する抗炎症剤（グリチルリチン酸ジカリウム）配合の薬用コンディショナー。・皮膚や毛髪のモイスチュアバランスを整えます。・静電気、毛玉を防ぎ、おちつきのあるなめらかな仕上がり。・フレッシュフローラルブーケの香り。・繰り返し使用しても被毛の黄ばみもなく、また薬くささもありません。	グリチルリチン酸ジカリウム、セタノール、トリ（カプリル・カプリン酸）、グリセリル、パルチミン酸イソプロピル、ホホバ油、チャ乾留液、ゲンチアナエキス、オウゴンエキス、1.3-ブチレングリコール、ステアリン酸ジエチルアミノエチルアミド、POEセチルエーテル、エタノール、pH調整剤、パラベン、香料
問合先：株式会社ビルバックジャパン　https://jp.virbac.com/				
	ヒュミラック®	250mℓ 希釈率：原液〜40倍 【スプレー使用時】原液 【かけ流し使用時】 1ℓのぬるま湯に本品25mℓ（ボトル本体のキャップ約3杯分）	高い保湿力で知られる尿素を配合したコンディショナー。ドライスキンの皮膚に直接スプレーできます。シャンプー後の乾燥対策には、ぬるま湯に加え全身にまんべんなくかけ流しての使用がおすすめ。どちらの使い方も、洗い流す必要はありません。	尿素、乳酸、グリセリン、プロピレングリコール
問合先：株式会社リフレックス　☎03-3917-4630　http://www.reflex.co.jp/				
	C-DERM スキン&ヘアー コンディショナー	237mℓ＝4,741円 946mℓ＝16,731円★ 希釈率：1〜2倍	天然植物成分が、穏やかにケア。皮膚とコートのコンディションを健やかに整えるコンディショナーです。	アロエベラ、ウィッチヘーゼルウォーター、セージ

253

リンス等

リンス
コンディショナー
トリートメント
スタイリング剤
パック
クレンジングオイル

商品写真	商品名	容量・価格／希釈率	特長	主な成分
問合先：INO株式会社　☎043-309-4242　https://shop.ino-japan.com/				
	BIOGANCE グリスヘアー コンディショナー	15㎖ =275円 250㎖ =3,300円★ 1ℓ =7,700円 4ℓ =15,400円 希釈率：1〜10倍	栄養補給・絡み防止・ソフトニングのトリプルアクション成分が深く浸透し、柔らかく美しい被毛を保ちます。	水、※1シアバターオイル、※1ホホバオイル、※1アボカドオイル、※1エクストラヴァージンココナツオイル、※1グアーヒドロキシプロプルトリウムクロリド、香料、※2クロルフェネシン、※2メチルイソチアゾリノン、※1クエン酸（オーガニック認定内容：※1はフランス・エコサート認定成分、※2はドイツ・BDIH認定成分）
	BIOGANCE エクストラ ボリューム コンディショナー	15㎖ =275円 250㎖ =3,300円★ 1ℓ =7,700円 4ℓ =15,400円 希釈率：1〜10倍	シルクプロテイン&ビタミンEの配合により、ボリューム感のあるふんわりとした仕上がりが特徴のコンディショナーです。栄養補給成分が被毛にしっかり浸透して被毛本来の健康的なコンディションを保ちます。	水、※1加水分解シルクプロテイン、※1プロビタミンE、※1シアバター、※1グアーヒドロキシプロプルトリウムクロリド、香料、※2クロルフェネシン、※2メチルイソチアゾリノン、※1クエン酸（オーガニック認定内容：※1はフランス・エコサート認定成分、※2はドイツ・BDIH認定成分）
	BIOGANCE アップル ボリューム コンディショナー	15㎖ =275円 250㎖ =3,300円★ 1ℓ =7,700円 4ℓ =15,400円 希釈率：1〜10倍	リンゴの香り。シルクプロテイン&ビタミンEの配合によりボリューム感のあるふんわりとした仕上がりが特徴のコンディショナーです。栄養補給成分が被毛にしっかり浸透して被毛本来の健康的なコンディションを保ちます。	水、※1加水分解シルクプロテイン、※1プロビタミンE、※1シアバター、※1グアーヒドロキシプロプルトリウムクロリド、香料、※2クロルフェネシン、※2メチルイソチアゾリノン、※1クエン酸（オーガニック認定内容：※1はフランス・エコサート認定成分、※3はドイツ・BDIH認定成分）
問合先：株式会社Plush Puppy Japan（プラッシュ パピー ジャパン）　☎0285-22-7773　https://www.plushpuppyjapan.com/				
	ナチュラル シルクプロテイン コンディショナー	100㎖ =1,430円 250㎖ =3,080円 500㎖ =4,730円★ 1,000㎖ =7,590円 5,000㎖ =27,720円	コートに潤いを与えやわらかく、もつれにくくします。静電気を減らし、かさばったコートを押さえコートに輝きを与えます。コートの状態に応じて、スウィッシーコートやブロードライ クリームと混ぜて使用することもできます。有機物（オーガニック素材）のシルクアミノ酸と植物エキスを配合しています。	・シルクアミノ酸 ・ベヘントリモニウムメトサルフィート：菜種油から抽出されたコンディショニング剤 ・精製水 ・クエン酸：Phコントロール
	サロン フォーミュラ コンディショナー	5,000㎖=15,120円 希釈率：10〜20倍	軽い仕上がりに出来るため、カットをする前やコートのボリュームを落としたくない場合に適しています。希釈して使用するため経済的なので、様々な犬種を取り扱うトリミングサロンや犬舎で使用するのに最適です。	・精製水 ・セチルステアリルアルコール-植物由来の油に由来する天然もの ・レモン ・香料
	コート レスキュー	250㎖=3,024円★ 1,000㎖=7,668円 希釈率：原液〜10倍	ダメージを受けたコートにプロテインを注入して集中的に補修し、健康的な状態に戻します。表面的に補修するのではなくダメージの根本を改善します。ダメージ補修材です。	・カオリン ・アーモンドオイル ・桂皮 ・キャスターオイル ・大豆プロテイン ・海草抽出物
	シーブリーズ オイル	140㎖=3,564円★ 1,000㎖=14,688円 希釈率：2ℓで小さじ1杯	コンディショナーの代わりに使用することもでき、コートに健康的な輝きを与えます。ラッピングの前に使用するとコートのもつれを防ぐことができ、オスのおしっこのかかる部分に使用するとコートの変色を防ぐこともできます。	・ヒマワリ油 ・ジオクチルコハク酸 ・ミリスチン酸磯プロピル ・月見草オイル ・プロピルパラベン ・パイン香料

リンス等

- リンス
- コンディショナー
- トリートメント
- スタイリング剤
- パック
- クレンジングオイル

問合先：株式会社QIX ☎042-860-7462　https://www.qix.co.jp/

商品写真	商品名	容量・価格／希釈率	特長	主な成分
	TQコンディショナー ボリュームアップ	3ℓ=12,100円 希釈率:5〜20倍 仕上げ用シャンプー、下洗いシャンプーあり	毛の表面のキューティクルを引き締めハリやコシを蘇らせる！軽い仕上がりでごわつかないので、よりカットしやすくなります。	水、BG、グリセリン、パルミチン酸エチルヘキシル、セタノール、セテス-6、ベヘントリモニウムメトサルフェート、ステアルトリモニウムクロリド、シクロペンタシロキサン、ジメチコン、アモジメチコン、ホホバ種子油、シア脂、トウキンセンカ、アルニカ花、セイヨウノコギリソウ、EDTA-2Na、メチルパラベン、プロピルパラベン、香料 他
	TQコンディショナー ヘアコントロール	3ℓ=12,100円 仕上げ用シャンプー、下洗いシャンプーあり	被毛をスムースにし、抜け毛や毛玉・もつれを簡単に取り除くことができます。無香料ですので、薬用シャンプーを使用するワンちゃんにも安心してお使いいただけます。	水、グリセリン、BG、セタノール、パルミチン酸エチルヘキシル、セテス-6、セテス-15、シア脂、ホホバ種子油、ジメチコン、ベヘントリモニウムメトサルフェート、トウキンセンカ花、アルニカ花、セイヨウノコギリソウ、EDTA-2Na、メチルパラベン、プロピルパラベン、紫401、青1他
	TQコンディショナー 全犬種	3ℓ=オープン価格 希釈率:5〜20倍 仕上げ用シャンプー、下洗いシャンプーあり	トリートメント成分が被毛1本1本をコートし、しっかり栄養を閉じ込めてコーティングします。デリケートな皮膚をいたわるとともに、潤いも与え上品でつやのある仕上がりに。シャンプーだけでは、補えない皮膚・被毛の保護、毛玉防止に効果があり、サラサラでふんわりとした輝く毛つや、手触りもとてもグッドです。	水、ステアリルアルコール、セタノール、グリセリン、パルミチン酸エチルヘキシル、ジメチコン、アモジメチコン、ベヘントリモニウムクロリド、ステアルトリモニウムクロリド、シア脂、エタノール、セテス-15、EDTA-2Na、メチルパラベン、プロピルパラベン、フェノキシエタノール、香料 他

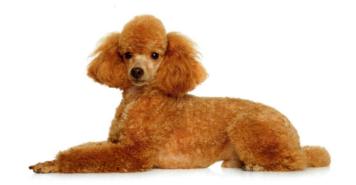

トリートメント

商品写真	商品名	容量・価格／希釈率	特長	主な成分
問合先：株式会社昭和化学　☎03-3960-7291　http://falconet.jp/				
	ハーブ＆ピュア トリートメント	1ℓ＝4,400円 希釈率：原液〜10倍	天然ハーブエキスとオリーブオイルを配合し、被毛にたっぷりとうるおいを与えます。被毛を1本1本やさしく包み込み、摩擦や静電気を防ぎ、毛玉やもつれの出来にくい美しい被毛を持続させます。速乾性処方によりブロー時間を短縮し負担を軽減します。	カチオン界面活性剤、アミノ酸系保湿成分、オリーブオイル、ミネラルオイル、コラーゲンP.P.T.、18種のハーブエキス（タイム他）、香料
	ドッグラック プロ トリートメントRP	2ℓ＝6,050円 希釈率：原液〜10倍	Wプロテイン配合（シルク＆パール）でシャンプーだけでは補いきれない皮膚・被毛の保護、毛玉防止や艶やかさUPに効果を発揮し、ふんわりサラサラの被毛に仕上げます。持続性のあるローズピンクの華やかな香り。専用ポンプ付。	カチオン界面活性剤、アミノ酸系保湿成分、オリーブオイル、ミネラルオイル、シルクP.P.T.、真珠P.P.T.、ハチミツ、ローズ水、香料
問合先：株式会社ニチドウ　☎03-3694-2710　http://www.jpd-nd.com/				
	ミラクルHG トリートメント	240㎖＝3,300円★ 1ℓ＝オープン価格	様々な被毛を対象に開発されたUp・Down対応の新トリートメント。	毛髪類似成分（ケラチン・セラミド）
問合先：株式会社ハートランド　☎075-594-3773　https://www.zoic.jp/				
	ゾイック ファーメイクEX トリートメント S	1,000g 希釈率：原液	被毛にツヤとやわらかさをあたえます。被毛の絡まりや毛玉を防止し、なめらかに仕上げ、持続させます。	オイルコート成分、ケラチンPPT,CMC類似成分（1）、メドウラクトン、アルガンオイル、シアバター、緑茶エキス、パワーヒアルロン酸、マルチコラーゲン、サクラ葉エキス
	ゾイック ファーメイクEX トリートメント A	1,000㎖ 希釈率：原液	被毛を良好なコンディションに整えます。ふんわり軽やかに仕上げ、持続させます。	ケラチンPPT、カチオン化コンディショニング成分、CMC類似成分（1）、コートポリマー、緑茶エキス、パワーヒアルロン酸、マルチコラーゲン、サクラ葉エキス
	ゾイック マチュア トリートメント ミスト ハリコシケア	200㎖＝3,080円 400㎖＝業務用 希釈なし原液使用	被毛にハリとコシを与えるトリートメントミスト。カシヤケラチンとオイルコート成分により、ふんわりなめらかな質感に仕上がります。さらにドライヤーの風通しを良くすることでドライング時間を短縮。ドライヤーの熱で浸透力が高まるPPTにより、被毛の内部からもケアします。	加水分解ケラチン[カシミヤヤギ]、ジメチコン[ジヒドロキシメチルシリルプロポキシ]ヒドロキシプロピル加水分解ケラチン 他
	ゾイック マチュア トリートメント ミスト さらツヤケア	200㎖＝3,080円 400㎖＝業務用 希釈なし原液使用	被毛をつやか＆さらさらにするトリートメントミスト。オイルコート成分により被毛にツヤとすべりをあたえ、くし通しをスムーズにします。さらにドライヤーの風通しを良くすることでドライング時間を短縮。ドライヤーの熱で浸透力が高まるPPTにより、被毛の内側からもケアします。	アモジメチコン、[ジヒドロキシメチルシリルプロポキシ]ヒドロキシプロピル加水分解ケラチン 他
	ゾイック カシミヤタッチ トリートメント	1,000㎖＝業務用 希釈無し原液使用	カシミヤ由来ケラチン配合でふんわりとやわらかさを両立。被毛を良好なコンディションに整えます。被毛を補修しながら滑りをあたえます。被毛、皮膚にうるおいをあたえます。	カシミヤ由来ケラチン、カチオン化コンディショニング成分、リン脂質誘導体（CMC類似成分）、マルチコラーゲン、吸着型ヒアルロン酸、緑茶エキス 他

リンス等

リンス
コンディショナー
トリートメント
スタイリング剤
パック
クレンジングオイル

商品写真	商品名	容量・価格／希釈率	特長	主な成分
問合先：株式会社QIX（キックス） ☎042-860-7462 https://www.qix.co.jp/				
	BASICS AFLOAT DOG プレミアム トリートメント	3kg＝23,859円 希釈率：原液〜3倍	最高級の保湿成分・ヒアルロン酸を配合。／化粧品にも使用されている天然セラミドを配合。／プラチナと銀による高い抗菌化効果と消臭効果。／天然植物エキスによる紫外線防止効果。／「疑似キューティクル」と呼ばれる補修成分を配合。／宮村氏オリジナルブレンドの爽やかなフレグランス。	ヒアルロン酸Na、セラミド、プラチナナノコロイド、銀、オウゴンエキス　他
	BASICS AFLOAT DOG しっとり トリートメント	3kg＝10,164円 希釈率：原液〜3倍	ジラウロイルグルタミン酸リシンNaが髪の内部まで浸透しダメージを補修。／リピジュア®が髪の表面を潤し指通りとツヤを良くします。／ヒアルロン酸Naを配合し被毛の潤いとまとまりを保ち、触り心地の良い仕上がりに。／被毛の健康を保つオーガニック植物エキス®ローズマリー葉エキス配合。／9種類のハーブエキスとアロエベラ液汁でツヤと潤いのある健康な被毛へ導きます。／しっとりシャンプーとの併用でまとまりやすくし通りなめらかな仕上がりに。／気品あるアロマティックフローラルの香り。	ジラウロイルグルタミン酸リシンNa、ポリクオタニウム-61、ヒアルロン酸Na、ハーブエキス類（アルニカ花エキス、オドリコソウ花エキス、オランダガラシエキス、ローズマリーエキス、セイヨウキズタエキスなど）、アロエベラ液汁、ジメチコン　他
	BASICS AFLOAT DOG ふっくら トリートメント	3kg＝10,164円 希釈率：原液〜3倍	ジラウロイルグルタミン酸リシンNaが髪の内部まで浸透しダメージを補修。／リピジュア®が髪の表面を潤し指通りとツヤを良くします。／加水分解ケラチンでハリとコシのある健康な被毛へ導きます。／被毛の健康を保つオーガニック植物エキス®ローズマリー葉エキス配合。／9種類のハーブエキスとオリーブ果実油で健康な被毛へ導きます。／ふっくらシャンプーとの併用でごわつきを解消し、ボリューム感ある軽い仕上がりに。／気品あるアロマティックフローラルの香り。	ジラウロイルグルタミン酸リシンNa、ポリクオタニウム-61、加水分解ケラチン、ハーブエキス類（アルニカ花エキス、オドリコソウ花エキス、オランダガラシエキス、ローズマリーエキス、セイヨウキズタエキスなど）、オリーブ果実油、ジメチコン　他
問合先：有限会社ワンクスクリエイション ☎072-631-1179 https://wanx.co.jp/				
	プロフェム アルトリーム トリートメント	50mℓ＝1,980円 1,000mℓ＝21,780円★ 希釈率：原液〜3倍	ふわふわとしたスタイルに仕上がります。刺激低減成分の配合で低刺激性をより一層レベルUP！ 弱酸性（pH5前後）、ノンオイル処方。被毛の内部を補修し、弾力を与え、ボリュームのある被毛へ。	加水分解コラーゲン、精製水、加水分解ケラチン（羊毛）、加水分解シルク、加水分解ローヤルゼリータンパク、BG、ラウレス-12、キサンタンガム、タウリン、PEG-12 ジメチコン、クエン酸、ベンザルコニウムクロリド、ブチルカルバミン酸ヨウ化プロピニル
	プロフェム エスチュア トリートメント	50mℓ＝1,980円 1,000mℓ＝21,780円★ 希釈率：原液〜3倍	被毛の内部を補修し、適度な弾力と保湿を与え、ふんわりとしなやかな仕上がり。おもに飾り毛のある犬種に最適なミドルコート（中毛）用のシリーズ。	精製水、加水分解コラーゲン、加水分解ローヤルゼリータンパク、ステアリン酸グリセリル（SE）、エチルヘキサン酸セチル、グリセリン、アルキル（C12,14）オキシヒドロキシプロピルアルギニンHCl、ミリスチン酸ミリスチル、セタノール、アモジメチコン、ステアラミドエチルジエチルアミン、ステアルトリモニウムクロリド、ヒドロキシエチルセルロース、セスキオレイン酸ソルビタン、グルコサミン、リシンHCl、タウリン、ナツメ果実エキス、ホップ花エキス、クエン酸、フェノキシエタノール、ブチルカルバミン酸ヨウ化プロピニル
	プロフェム スーパー モイスト トリートメント	50mℓ＝1,980円 1,000mℓ＝21,780円★ 希釈率：原液〜3倍	やわらかで肌触りのよい、シルクのような美しさに仕上げる、愛犬・愛猫用のヘアケアトリートメントです。被毛の内部を補修し、サラサラと柔らかで、しなやかな落ち着きと、重みのあるスタイリングを作ります。自然環境に優しい生分解性に優れた成分を使用しており、被毛と皮膚を安全にしっかりと洗浄します。	精製水、加水分解コラーゲン、加水分解ローヤルゼリータンパク、ステアリン酸グリセリル（SE）、ミネラルオイル、グリセリン、ステアラルコニウムクロリド、セタノール、アモジメチコン、ヒドロキシエチルセルロース、グルコサミン、リシンHCl、タウリン、ナツメ果実エキス、ホップ花エキス、クエン酸、フェノキシエタノール、ブチルカルバミン酸ヨウ化プロピニル

スタイリング剤

商品写真	商品名	容量・価格／希釈率	特長	主な成分
問合先：シグマテックインターナショナル株式会社　☎0120-712-128　https://www.lafancys.co.jp/index.html				
	ラファンシーズ ブラッシュ アップコンディショナー	60mℓ＝1,100円 180mℓ＝2,530円★ 400mℓ＝4,400円	オイル・フリーなのでベタつかず、ふんわりとさらさらした仕上がりの静電気防止ブラッシングローション。もつれ、からみを予防。ドライヤーの熱やブラッシングの摩擦による損傷も予防。	水、BG、クレアチン、グリセリン、ベタイン、ジヒドロキシプロピルアルギニンHCl、(加水分解シルク／PGプロピルメチルシランジオール)クロスポリマー、加水分解コラーゲン、加水分解ケラチン(羊毛)、(メタクリル酸グリセリルアミドエチル/メタクリル酸ステアリル)コポリマー、加水分解シルク、ココイルアルギニンエチルPCA、加水分解ヒアルロン酸、グリチルリチン酸2K、オレイン酸ポリグリセリル-10、クエン酸、クエン酸Na、メチルパラベン
問合先：株式会社昭和化学　☎03-3960-7291　http://falconet.jp/				
	ドッグラック イージー ブラッシングRP	200mℓ＝2,200円 希釈率:原液	ローズピンクの香りのブラッシングスプレーです。数回スプレーし、ブラッシングするだけなので大変簡単・便利です。11種のアミノ酸・シルクプロテイン・天然保湿成分・Wローズ成分を配合し、被毛の静電気を抑えて自然なツヤを与えます。弱酸性処方。	ローズ水 ノバラエキス シルクP.P.T. アミノ酸(11種) エタノール 香料
	ドッグラック イージー ブラッシングPG	200mℓ＝2,200円 希釈率:原液	ピンクグレープフルーツの香りのブラッシングスプレーです。数回スプレーし、ブラッシングするだけなので大変簡単・便利です。11種のアミノ酸・シルクプロテイン・天然保湿成分・Wグレープフルーツ成分を配合し、被毛の静電気を抑えて自然なツヤを与えます。弱酸性処方。	グレープフルーツシードエキス グレープフルーツ果実エキス シルクP.P.T. アミノ酸11種 エタノール 香料
問合先：株式会社たかくら新産業　☎0120-828-290　https://takakura.co.jp/				
	A.P.D.C. グルーミング スプレー	125mℓ＝1,540円 250mℓ＝2,145円★	長い被毛は切れ毛防止に、ふんわりした被毛には毛玉防止に。ブラッシング前にスプレーすれば、保護成分が静電気を抑えて、ブラシの通りをスルリとなめらかに。また、シャンプー前に使用すれば、毛玉除去にも効果を発揮します。健康的でツヤのある仕上がりに加えて、ティーツリーの爽やかな香りが持続するので、あまりシャンプーができない寒い季節や介護中の犬などのデイリーケアにもオススメです。	ティーツリーオイル、ユーカリオイル、ローズマリーオイル、シトロネラオイル、ラベンダーオイル、紫外線防止成分、ヘアコンディショニング成分、香料、保存料 など
	made of Organics オーガニック ドッグ グルーミングスプレー フラッフィ	50mℓ＝1,320円 150mℓ＝1,870円★	天然由来成分100％。天然のシリコンオイルといわれるブロッコリーシードオイルを配合し、天然植物成分で静電気を防止し、ふんわりとさらさらに仕上げるグルーミングスプレー。いつでもシャンプー仕立てのようなさらふわな被毛に。	※アロエベラ液汁、水、ヤシ油アルキルグルコシド、ココナッツフレグランスオイル、トリ(カプリル／カプリン酸)グリセリル、ブロッコリー種子油、※コメヌカ油、※ヒマワリ種子油、※グリセリン、クエン酸、※チャ葉エキス、※カモミール花/葉エキス、※ウルチカジオイカエキス、※カレンデュラ花エキス、バニラフレグランスオイル、ココナッツナチュラルフレーバー、バニラナチュラルフレーバー、プロビタミンB5、※ココナッツオイル、香料、ソルビン酸K ※はオーガニック成分です。

商品写真	商品名	容量・価格／希釈率	特長	主な成分
問合先：ドッグズセンス　☎0551-38-3051　https://www.dogs-sense.com/				
	アイスオンアイス フィニッシング スプレー （濃縮タイプあり）	473mℓ（スプレー） ＝6,050円 473mℓ（濃縮タイプ） ＝15,400円★ （2024/11現在） 希釈率（濃縮タイプ）：16倍	すすぎのいらない多目的のコートコンディショナー兼フィニッシングスプレーです。古くからあるシリコーン製品とは違い、水溶性の製品で、一本一本の被毛の外側に防護膜を形成するとともに水分量を維持します。べたつかず泥や埃、雨、尿などが被毛に染み込むのを防ぎ、日焼け防止剤を含んでいますので、紫外線による被毛の退色も防げます。	純水、シメチルエマルジョン、シクロメチコン、dimethicone opolyol、乳化剤、DMDM ヒダントイン
	プレシャスドロップ ドロップコート リーブインケラチン セラピー	473mℓ（スプレー）＝ 4,840円 473mℓ（濃縮タイプ） ＝10,560円★ （2024/11現在） 希釈率（濃縮タイプ）：約4倍	ケラチンタンパク質とラベンダーのエッセンシャル オイルを配合したリーブインコンディショナーです。毛玉、不必要な縮れ、切れ毛を防ぎ、被毛の一本一本に潤いを与え、ドロップコート犬種の被毛に要求される最高のショーコンディションを実現できます。	純水、セトリモニウムクロリド、ステアリン酸グリセリル、イソプロピルパルミテート、ステアリルアルコール、セチルアルコール、シクロペンタシロキサン、シクロテトラシロキサン、ジメチコノール、アセトアミドMEA、ケラチンアミノ酸、ラベンダーエッセンシャルオイル、ジソジウムEDTA、プロポリレングリコール、トコフェリルアセテート、香料
	ジャスト ディバイン ブラッシング スプレー	473mℓ（スプレー） ＝4,950円 473mℓ（濃縮タイプ） ＝11,880円★ （2024/11現在） 希釈率（濃縮タイプ）：約4倍	加水分解シルクプロテインを含み、傷んだコートを蘇らせ、リフレッシュさせます。	脱イオン水、ポリクォート、デクスパンテノール、加水分解シルク、加水分解小麦タンパク質、ポリソルベート20、チェリーブラッサム香料、メチルイソチアゾリノン/カトンCG、インクロミンBD、ポレクトロン430、乳酸、加水分解大豆タンパク質
	コレストラル チョークヘルパー＆ コンディショニング クリーム	226g＝5,500円 453g＝6,600円★ （2024/11現在）	チョークパウダーの下地として最良の仕上がりを助ける画期的な商品です。被毛のパサつき、乾燥が見られる犬、猫に対して失われた水分を補うディープコンディショナーとして使用できます。	ステアリル・アルコール、ステアリン酸グリセリル、ラウリル硫酸ナトリウム、プロピレン・グリコール、コレステロール、ラノリン、クエン酸、ミネラルオイル、香料、パラベン
問合先：株式会社ニチドウ　☎03-3694-2710　http://www.jpd-nd.com/				
	ミラクル ブラッシング	220mℓ＝2,200円	毛球防止・静電気防止に効果がある、ミンクオイル配合のブラッシングスプレー。	ミンクオイル、カチオン界面活性剤、シリコンオイル誘導体、P.P.T.

リンス等

リンス
コンディショナー
トリートメント
スタイリング剤
パック
クレンジングオイル

リンス等

リンス
コンディショナー
トリートメント
スタイリング剤
パック
クレンジングオイル

商品写真	商品名	容量・価格／希釈率	特長	主な成分
問合先：株式会社ハートランド　☎075-594-3773　https://www.zoic.jp/				
	ゾイック ファーメイクEX プロテクター S	400㎖ 希釈率:原液	被毛のダメージを補修し、うるおいをあたえます。被毛にすべりと美しいツヤをあたえ、持続させます。	ケラチンPPT、オイルコート成分、ヒートアクティブPPT、アミノ酸、緑茶エキス、エイジツエキス、サクラ葉エキス
	ゾイック ファーメイクEX エッセンス A	400㎖ 希釈率:原液	被毛のダメージを補修します。エアリーな被毛に仕上げ、持続させます。	ケラチンPPT、ヒートアクティブPPT、複合型ケラチンPPT、CMC類似成分(1)、特殊コンディショニング成分、緑茶エキス、エイジツエキス、サクラ葉エキス
	ゾイック ファーメイクEX エッセンス モイスト　A	400㎖ 希釈率:原液	被毛にすべりをあたえます。しっとりとしたうるおいのある被毛に仕上げ、持続させます。	ケラチンPPT、ヒートアクティブPPT、複合型ケラチンPPT、CMC類似成分(1)、CMC類似成分(2)、特殊コンディショニング成分、緑茶エキス、エイジツエキス、サクラ葉エキス
	ゾイック カシミヤタッチ エッセンス	400㎖＝業務用 希釈無し原液使用	カシミヤ由来ケラチン配合でふんわりとやわらかさを両立。被毛にしなやかさと滑りをあたえます。被毛を効果的に補修します。被毛、皮膚にうるおいをあたえます。	カシミヤ由来ケラチン、オイルコート成分、ヒートアクティブ®PPT、リン脂質誘導体、緑茶エキス 他 ※「ヒートアクティブ/HEATACTIVE」は株式会社成和化成の登録商標です。
問合先：有限会社ワンクスクリエイション　☎072-631-1179　https://wanx.co.jp/				
	プロフェム エアリーミスト	50㎖＝1,320円 150㎖＝3,080円★ 1,000㎖＝8,800円	極度の細い被毛や軟毛、あるいは毛量が少なくボリューム感が出にくいコートにスプレーしてブロー仕上げをするだけで、サラサラで持続したボリューム感あるスタイルを創り、紫外線、ドライヤーの熱、静電気からも被毛を守ります。毛をしっかり立たせるのでカットスプレーとして使うことで、カットがしやすくなり効率がアップします。またもつれほぐしとしてもご使用いただけます。	精製水、ガラクトアラビナンヒドロキシプロピルトリモニウムクロリド、ポリウレタン-48、(ジメチルアクリルアミド/アクリル酸ヒドロキシエチル/アクリル酸メトキシエチル)コポリマー、ハス花エキス、BG、ラウレス-12、PEG-12ジメチコン、エタノール、チャ乾留液、クエン酸、フェノキシエタノール、ブチルカルバミン酸ヨウ化プロピニル、香料
	プロフェム フリーミスト	50㎖＝990円 150㎖＝2,750円★ 1,000㎖＝8,250円	紫外線やドライヤーの熱から皮膚や被毛を守り、汚れやもつれを防止するブラッシングローション。サラサラとした艶のあるコートを創ります。普段のブラッシング、シャンプーの後のドライング時、お散歩前やお散歩帰り、乾燥がひどい時にお使い下さい。	精製水、エタノール、ラウレス-12、セトリモニウムクロリド、PEG-12ジメチコン、加水分解コラーゲン、(ジメチルアクリルアミド/アクリル酸ヒドロキシエチル/アクリル酸メトキシエチル)コポリマー、ポリクオタニウム-48、ハス花エキス、パンテノール、クエン酸、クエン酸Na、ベンザルコニウムクロリド、フェノキシエタノール、ブチルカルバミン酸ヨウ化プロピニル、香料
問合先：INO株式会社　☎043-309-4242　https://shop.ino-japan.com/				
	BIOGANCE ニュートリ・リス ブラッシング ローション	50㎖＝1,320円 250㎖＝3,850円★ 1,000㎖＝11,000円	ノン・オイリー＆静電気防止タイプのブラッシングローションです。天然マンゴーエキスの配合により被毛のコンディションを整え、潤いある艶やかな状態に保ちます。シャンプーの後や、毎日のブラッシングにお使い頂く事で、もつれ・絡みの防止に効果があります。	水、プロピレングリコール、セトリモニウムクロライド、マンゴー果実エキス、PEG-20ソルビタンモノラウレート、アモジメチコン、香料、ジメチコンコポリオール、安息香酸、デヒドロ酢酸

リンス等

リンス
コンディショナー
トリートメント
スタイリング剤
パック
クレンジングオイル

商品写真	商品名	容量・価格／希釈率	特長	主な成分
問合先：株式会社Plush Puppy Japan（プラッシュ パピー ジャパン）☎0285-22-7773　https://www.plushpuppyjapan.com/			
	ボリューマイジングスプレー	500㎖＝4,730円	コートのボリュームが足りないときや換毛期などスプレーして乾かすだけで簡単にボリュームを出す事ができます。見た目だけでなく、さわり心地も自然な仕上がりです。	・精製水 ・ベトミトリウムメトサレフェート-菜種油 ・クエン酸 ・小麦 ・ステアリン酸 ・ヤシ油 ・香料 ・コラーゲン
	ボリューマイジングクリーム	225g＝5,060円	コートにボリュームを出したいときに使用してください。コートのボリュームが足りないときや、ダブルコートの換毛期などにも最適です。見た目だけではなく、触り心地も自然に仕上がります。	・純水 ・ベトミトリウムメトサレフェート-菜種油 ・クエン酸 ・小麦 ・ステアリン酸 ・ヤシ油 ・香料 ・コラーゲン
	OMGレディトゥユーズ	100㎖＝1,210円 250㎖＝2,750円 500㎖＝4,290円 1000㎖＝5,830円 OMGコンセントレート濃縮タイプ 500㎖＝11,330円	ブラッシングの前にスプレーするとコートのダメージを防ぎます。もつれも簡単にとることができ、スタイリング剤なども落とすことができます。	・フェノキシエタノール ・ジメチコン ・香料 ・精製水
	ブロードライクリーム	225g＝4,510円 500g＝9,570円	ブロー、ドライングの時にコートをドライヤーの熱から守り、コートを柔らかくしてかさばり抑え、コートをもつれにくくします。この商品を使うと乾燥時間が、短縮され早く乾きます。	・精製水 ・グリセリン-大豆油 ・セチルアルコール ・PVP ・シクロメチコン ・ハイドロトリウムQM一小麦タンパク質
	パフィードック	250g＝3,740円	コートを立ち上げた状態を強力に保つムースです。	・純水 ・変性アルコール ・ポリクオタニウム-10 ・香料
	リバイバコート	250g＝3,740円 希釈率：2倍	コートに潤いを与えもつれにくくします。コートが乾燥しているときに簡単に潤いを与えることができます。	・純水 ・フキタンポポエキス ・スギナエキス ・パントテン酸カルシウム ・イノシトール ・小麦
	シャイン＆コーム	250㎖＝5,830円	まったくべた付かずに瞬時コートに自然で健康的なつやと輝きを与える、最高の仕上げ用スプレーです。	・シクロメチコン ・ジオクチルコハク酸 ・ジメチコン ・ビサボロール-カモミールの精油
	スウィッシーコート	225g＝5,940円 希釈率：16～66倍	コートをスムーズにストレートにして静電気を抑え、コートをまとまりやすくします。うねりが気になるところに部分的に使用することもできます	・サトウキビ糖蜜 ・グリセリン-植物源からの保湿剤 ・精製水 ・フェニルトリメチコン ・天然脂肪酸 ・アカシヤの花精油
問合先：株式会社QIX　☎042-860-7462　https://www.qix.co.jp/			
	TQブラッシングスプレー	200㎖＝2,640円★ 500㎖＝4,400円	ブラシやコームの摩擦を軽減し、被毛を保護します。コンディショナーと同じ香りなので、仕上がりを邪魔しません。	水、エタノール、BG、ステアルトリモニウムクロリド、PEG-60水添ヒマシ油、ジメチコン、チャ葉エキス、カキタンニン、メチルパラベン、香料 他

パック

商品写真	商品名	容量・価格／希釈率	特長	主な成分
問合先：ドッグズセンス ☎0551-38-3051　https://www.dogs-sense.com/					
	スペクトラム テン ハイプロパック トリートメント	473㎖＝6,050円 （2024/11現在）	乾燥し、脆く、傷ついたコートに究極のコンディションをもたらします。	純水、ステアラミドプロピルジメチルアミン、CETETH-2、PG8ジステアレート、ステアリン酸グリコール、セチルアルコール、ステアリルアルコール、ベニバナ油、加水分解ケラチン、ケラチンアミノ酸、アロエエキス、香料

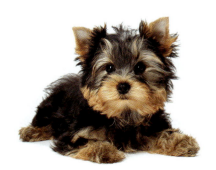

クレンジングオイル

商品写真	商品名	容量・価格／希釈率	特長	主な成分
問合先：株式会社グラッド・ユー ☎045-308-1100　https://www.nsdrive.com/				
	クリーニング オイル	1,000mℓ＝14,500円	ヒューマングレード＝人用化粧品登録済　通常のシャンプーでは落とせない犬体表の有害な固形油脂≒ワックスエステルをクレンジング理論によって融解します。	エチルヘキサン酸セチル、トリ（カプリル酸/カプリン酸）グリセリル、テトラオレイン酸ソルベス-30、ホホバ種子油

問合先：株式会社QIX（キックス）　☎042-860-7462　https://www.qix.co.jp/				
	BASICS DermCare クレンジング オイル	1ℓ＝18,634円	頑固な皮脂落としに、シャンプー前のファーストステップ。	ホホバオイル、テトラオレイン酸ソルベス、パルミチン酸エチルヘキシル、アスタキサンチン類似体（ヘマトコッカスプルビリアス油）　他
	BASICS ナノベイジング プロ	300mℓ＝8,261円	シャンプー前にベタつく皮脂汚れをナノサイズに分解し、スッキリ落とすプレベイジング剤です。皮脂汚れが落ちることで、仕上げシャンプー、トリートメントの効果を最大限に発揮します。	植物系成分（PEG-3コカミド、デシルグルコシド、コカミドプロピルベタイン）、アミノ酸系成分（ココイルメチルタウリンNa、ココイルグルタミン酸Na、ココイルアラニンNa、ラウロイルシルクアミノ酸K）
	BASICS ベイジング ヘルパー0	1ℓ＝－	耳・指先などのしつこい汚れをさっと落とすクレンジングオイルです。シャンプー前の乾いた被毛（汚れている部分）に付けた後はそのまま洗うだけ。シー・ズー、キャバリア・キング・チャールズ・スパニエル、アメリカン・コッカー・スパニエルなどの耳、指先、脇、内股のギトギト汚れや短頭種などのお顔のシワの間の汚れに。	ミネラルオイル、ラウリン酸メチルヘプチル、界面活性剤（テトラオレイン酸ソルベス-30、オレス-2）、トコフェロール、防腐剤（フェノキシエタノール）
	BASICS ベイジング ヘルパー1	1kg＝8,261円	下洗いシャンプー前のファーストステップに、このひと手間でワンランク上の仕上がりになります。顔周りの下洗いとしても使うことができ、さっぱり仕上がりとフワフワが長持ちします。	水、重炭酸ナトリウム、岩塩、グリチルリチン酸2K、セチルピリジニウムクロリド

リンス等

リンス
コンディショナー
トリートメント
スタイリング剤
パック
クレンジングオイル

外用剤

保湿

商品写真	商品名	容量・価格	特長	主な成分
問合先：共立製薬株式会社　https://www.kyoritsuseiyaku.co.jp/				
	アイプクリーム	19.5g	主成分であるアセチルヒドロキシプロリンは、コラーゲンの主要成分であるヒドロキシプロリンをアセチル化したもので、良好な溶解性、浸透性および高い保湿性を有しています。	2.5％アセチルヒドロキシプロリン（Acetylhydroxyproline）、防腐剤（パラベン）
問合先：株式会社キリカン洋行　☎03-6718-4300　https://www.kirikan.com/				
	エルミドラスプレー	300㎖＝オープン価格	リポソームカプセルの働きで、成分がすばやく角層に浸透し、効果を持続させます。美的効果にも着目した新しいタイプの犬猫用の保湿剤。シャンプー後の皮膚保湿能の補整や、乾燥が気になる時のかゆみ対策として。枝毛や裂毛などの被毛ダメージのケア。美しいツヤ、ハリ、コシのある丈夫な被毛づくりに。	リポソーム、グルコン酸亜鉛、D-パンテノール、エピロビウム（ヤナギランエキス）、グリセリン、プロピレングリコール、シクロデキストリン、脱イオン水
問合先：株式会社グラッド・ユー　☎045-308-1100　https://www.nsdrive.com/				
	N's drive スポットバリア	50㎖＝2,500円	ヒューマングレード＝人用化粧品登録済　高機能と高い安全性の集中保湿ゲルです。動物用保湿剤で十分な保湿をしながらべたつかないという特性を両立させました。	アルカリイオン水、BG、グリセリン、DPG、セラミド1、セラミド3、セラミド6II、フィトスフィンゴシン、ヒアルロン酸Na、水溶性コラーゲン、ジフェニルジメチコン、トリオクタノイン、ミリスチン酸、ポリグリセリル-10、カルボマー、キサンタンガム、コレステロール、ラウロイル乳酸Na、1,2-ヘキサンジオール、カプリリルグリコール、クエン酸、クエン酸Na、フェノキシエタノール
	N's drive home スキンバリア	300㎖＝2,980円 希釈率：2～5倍	ヒューマングレード＝人用化粧品登録済　バリア機能に有効な潤い成分がべたつくことなく速やかに浸透し、皮膚を守ります。犬の嗅覚に優しいラベンダー＆ローズマリーの天然香料によるほのかな香りも特徴です。	水、ラフィノース、ヒアルロン酸Na、グリセリン、BG、ポリグリセリル-10、PEG-60水添ヒマシ油、カルボマー、ラベンダー油、ローズマリー油、1,2-ヘキサンジオール、カプリリルグリコール、フェノキシエタノール
	N's drive スキンバリア	1,000㎖＝14,500円 希釈率：5～15倍	ヒューマングレード＝人用化粧品登録済　有効な油性成分としてセラミド類を、また天然保湿成分としてヒアルロン酸Naを贅沢に配合した保湿剤です。セラミド類は健康な皮膚と同等の配合比を達成し、より高い効果を期待できます。	水、ヒアルロン酸Na、加水分解ヒアルロン酸Na、アセチルヒアルロン酸Na、ヒアルロン酸クロスポリマー-2-Na、ラフィノース、コレステロール、エチルヘキシルグリセリン、セラミドNP、セラミドAP、セラミドEOP、フィトスフィンゴシン、ヘキサカルボキシメチルジペプチド-12、ペンチレングリコール、カプリリルグリコール、キサンタンガム、ラウロイルラクチレートNa、BG、カルボマー、水酸化K、1,2-ヘキサンジオール、フェノキシエタノール
	N's drive スキンバリア・ヴィア	150㎖＝3,800円 60g＝2,100円 500㎖＝9,800円 希釈率：原則原液のまま塗布	高機能保湿成分を贅沢に配合し、皮膚バリア機能をサポート、皮膚に潤いを与えます。十分な保湿をしながらもベタつかないという特性を両立させました。	水、ラフィノース、カプリリルグリコール、BG、エチルヘキシルグリセリン、ヒアルロン酸Na、セラミドNP、セラミドAP、フィトスフィンゴシン、カルボキシメチルフェニルアミノカルボキシプロピルホスホン酸メチル、セラミドEOP、コレステロール、ラウロイルラクチレートNa、キサンタンガム、カルボマー、水酸化K、1,2-ヘキサンジオール、フェノキシエタノール
問合先：株式会社昭和化学　☎03-3960-7291　http://falconet.jp/				
	ハーブ＆ピュア パウ＆ノーズ ローション	60㎖＝1,296円	ハーブエキスと天然保湿成分（ハチミツ・ヒアルロン酸）を配合し、カサカサして硬くなった足裏やお鼻にうるおいを与えコンディションを整えます。成分が全て食品添加物なので舐めても安心。ニオイの少ない新処方で使用後も足先を舐めにくく、効果が持続します。日々のお手入れは、ペットとのコミュニケーションや足裏の保護、フローリングでのスリップ防止に役立ちます。	ハチミツ グリセリン ヒアルロン酸Na アロエエキス セージエキス 植物性基剤

外用剤

保　湿
被毛質改善
炎症緩和・抗菌
防　虫
サンスクリーン
変色防止（涙ヤケ）
消　臭
創傷保護
冷感スプレー
芳香剤

商品写真	商品名	容量・価格	特長	主な成分
問合先：株式会社たかくら新産業　☎0120-828-290　https://takakura.co.jp/				
	A.P.D.C.モイスチャーミスト	125㎖＝1,540円	乾燥による皮膚トラブル対策に！有用成分配合の保湿ミスト保湿効果にこだわった犬用の化粧水。有用成分ピロクトンオラミン配合で、皮膚も清潔に保ちます。乾燥しがちな冬場はもちろん、低刺激なので、敏感肌や高齢犬、パサつきがちな被毛にもオススメです。皮膚にやさしい植物成分で、一日に何回使用しても安心です。	ユーカリオイル、ティーツリーオイル、ローズマリーオイル、ラベンダーオイル、マカダミアナッツオイル、ベジタブルグリセリン、アラントイン、ピロクトンオラミン、保存料 など
	A.P.D.C.ポウ＆エルボウローション	125㎖＝1,980円	肉球や肘を保湿・保水し、コンディションを整え、快適に保つローションには、天然の保湿成分をたっぷり配合しました。浸透性が高く、つけた後は、ふっくらと水分を含んだ肉球に。床やカーペットがべとつくこともありません。皮膚にやさしい保湿成分なので、お腹など被毛の薄い部分の使用もオススメです。	マンゴー種子バター、ベジタブルグリセリン、カレンデュラエキス、グレープフルーツ種子エキス、ティーツリーオイル、ラベンダーオイル、マカダミアナッツオイル、ビタミンE 、保存料 など
問合先：日本全薬工業株式会社　☎024-945-2332　https://www.zenoaq.com/				
	オーツダーマルカーム	125㎖＝オープン価格	全犬種・猫種向き・天然保湿成分により乾燥を防ぎ、皮膚・被毛の潤いを保ちます。・毎日使用しても安心です。・潤いを保つため、使用後は洗い流さず、自然乾燥させて下さい。	オーツアベナンスラマイド
	デュクソS3セボムース	150㎖＝オープン価格	・ベタベタ肌にお困りでシャンプーの手間を減らしたい方へ・用途に合わせてシャンプー・ムースの2タイプの使い分けができます。・厳選された天然保湿成分オフィトリウムが、皮膚の潤いをキープするとともに皮膚を健やかに保ちます。・ザクロから抽出された天然成分：セボリアンスが皮脂の調整をサポートします。	オフィトリウムセボリアンス
問合先：株式会社ビルバックジャパン　https://jp.virbac.com/				
	アラダームダーム-ワン®	2㎖×6ピペット	セラミド、コレステロール、必須脂肪酸などの皮膚に必要な栄養成分が皮膚バリア機能の健康を維持します。2種類の天然ハーブ抽出エキス配合で皮膚表面の常在菌（マイクロバイオーム）のバランスを整えます。	セラミド1、セラミド3、セラミド6、コレステロール、脂肪酸、単糖類、ボルド葉抽出エキス、セイヨウナツユキソウ抽出エキス

外用剤

保　湿

被毛質改善

炎症緩和・抗菌

防　虫

サンスクリーン

変色防止（涙ヤケ）

消　臭

創傷保護

冷感スプレー

芳香剤

商品写真	商品名	容量・価格	特長	主な成分
問合先：株式会社QIX（キックス）　☎042-860-7462　https://www.qix.co.jp/				
	BASICS DermCare モイスチャ ライズ	1kg　11,858円	ナノレベルまで微細化したこんにゃくセラミドが皮膚の奥深くに浸透し、潤いをキープします。	複合セラミド※1、フラーレン、ジラウロイルグルタミン酸リシンNa、ポリクオタニウム-51　他 ※1複合セラミド：ユズセラミド、セラミドNP、セラミドNG、セラミドAP、セラミドEOP
	BASICS DermCare モイスチャ ライズフォーム	150g　2,794円	・皮膚をやさしくケアする低刺激な泡タイプの保湿剤。 ・泡が皮膚にしっかりと馴染むので持続して潤いを閉じ込めます。 ・薬用シャンプー後の保湿剤としてもおすすめ。	複合セラミド※1、フラーレン、ジラウロイルグルタミン酸リシンNa、ポリクオタニウム-51 ※1複合セラミド：ユズセラミド、セラミドNP、セラミドNG、セラミドAP、セラミドEOP
	BASICS 高濃度セラミド モイスチャー スプレー	200㎖　2,288円	角質層のセラミドを補い、皮膚のうるおいを保ち被毛も健やかに保つ全身用保湿スプレーです。セラミド、オリゴノール®、チューベロース多糖体を配合し皮膚の健康的なバリア機能を保ちます。ドライヤーの熱で傷んだ被毛を補修するシルクプロテイン配合。	水、BG、グリセリン、ユズ果実エキス、チューベロース多糖体、ラウロイルグルタミン酸ジ（フィトステリル/オクチルドデシル）、システイン/オリゴメリックプロアントシアニジン、ヒアルロン酸Na、ポリグルタミン酸、（ジヒドロキシメチルシリルプロポキシ）ヒドロキシプロピル加水分解シルク、グリチルリチン酸2K　他
	BASICS 高濃度セラミド ボディジェル	150㎖　3,300円	ユズセラミドとオリゴノール®をバランスよく配合した全身用保湿ジェルです。広範囲に伸びやすく馴染みやすいジェルタイプで、肉球などの集中ケアにおすすめです。	水、BG、グリセリン、1,2-ヘキサンジオール、グリチルリチン酸2K、ヒアルロン酸Na、ユズ果実エキス、シャクヤク根エキス、トウキ根エキス、ハトムギ種子エキス、スサビノリエキス、クズ根エキス、アロエベラ葉エキス、クロレラエキス　他

問合先：株式会社リフレックス　☎03-3917-4630　http://www.reflex.co.jp/				
	C-DERM フット バームジェル	58㎖＝4,158円	パットを清潔に保ち、潤いを与えて保護します。夏場の熱くなったアスファルトの上の散歩や、アレルギーによりパットの状態が悪い時におすすめです。植物エキスが足裏を抗菌ケアし健やかに保ちます。	コンドルス、甘草の根、タンニン、ペクチン、メンソール、クロルキシレノール

問合先：株式会社Plush Puppy Japan（プラッシュ パピー ジャパン）　☎0285-22-7773　https://www.plushpuppyjapan.com/				
	プロテイン コート バーム	200㎖＝5,060円	コートに潤いを与え、静電気を抑えます。ロングコートに最適です。	純水、グリセリン-植物由来、セテアリルアルコール、スリスチン酸イソプロピル、オクチルメトキシシンナメート、クエン酸、香料

被毛質改善

外用剤

保　湿
被毛質改善
炎症緩和・抗菌
防　虫
サンスクリーン
変色防止（涙ヤケ）
消　臭
創傷保護
冷感スプレー
芳香剤

商品写真	商品名	容量・価格	特長	主な成分
問合先：株式会社Plush Puppy Japan（プラッシュ パピー ジャパン）　☎0285-22-7773　https://www.plushpuppyjapan.com/				
	ピクシー ダスト	110g＝4,620円	太陽やライトの下できらきらと光るきめの細かい白色パウダーです。すべてのカラーに使用でき、コートを健康的に輝かせます。	タルク、白色顔料、紫外線吸収剤、虹色の鉱物

外用剤

炎症緩和・抗菌

商品写真	商品名	容量・価格	特長	主な成分
問合先：株式会社キリカン洋行　☎03-6718-4300　https://www.kirikan.com/					
	ペプチベットフォームソリューション	100mℓ＝オープン価格	ウォーターレスタイプで使いやすいアルコールフリーのスキンケアフォームです。抗菌薬やシャンプー療法との併用、インターバルケアにも最適です。最新のスキンプロテクト テクノロジーでかゆみを抑え、皮膚と被毛を清潔にしてバリア機能を補正します。	AMP2041（抗菌ペプチド）、クロルヘキシジングルコン酸塩、Tris-EDTA、グリセロホスホイノシトールリシン（ヒマワリ由来）、プロピレングリコール、グリセリン、精製水
問合先：日本全薬工業株式会社　☎024-945-2332　https://www.zenoaq.com/					
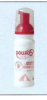	デュクソS3カームムース	150mℓ＝オープン価格	・敏感肌にお困りでシャンプーの手間を減らしたい方へ ・用途に合わせてシャンプー・ムースの2タイプの使い分けができます。 ・厳選された天然保湿成分オフィトリウムをデュクソS3シリーズ最高濃度に配合、皮膚の潤いをキープするとともに皮膚を健やかに保ちます。	オフィトリウム
問合先：株式会社QIX（キックス）　☎042-860-7462　https://www.qix.co.jp/					
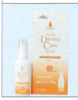	BASICSベッツダーマケアスプレー	50mℓ＝1,529円	動物病院でチョット消毒が必要な際に使用されるクロルヘキシジン。そして、消毒後の負担のかかった皮膚の治癒を早くするための保湿剤、両方の作用で、傷治療を簡単に行います。	水、ポリクオタニウム-51、クロルヘキシジングルコン酸塩、セチルピリジニウムクロリド
問合先：株式会社リフレックス　☎03-3917-4630　http://www.reflex.co.jp/					
	C-DERMクールスポッツ	スプレー S（58mℓ）＝3,619円 スプレー M（119mℓ）＝6,710円★ ジェル（58mℓ）＝4,906円	オールナチュラルの植物成分のみで作られた、皮膚ケアのスプレー＆ジェル。一時的な痒みや、熱や赤みを持った皮膚を優しくケアします。	コンドルス、甘草の根、りんごペクチン、タンニン、カンフル
問合先：HiltonHerbsJapan　☎03-3483-1455　https://hiltonherbs.shop-pro.jp/					
	アロエベラ	500mℓ＝7,040円	オーガニックのアロエから取った濃縮液。火傷やちょっとした傷、虫さされ、あれ・かさつきや傷跡など、皮膚の問題にはそのまま塗って使用します。便秘時には内服できます。	2倍濃縮アロエベラエキス
	バイバイイッチローション	250mℓ＝5,060円★ 500mℓ＝8,800円	皮膚のカサつきや荒れ、炎症を抑え、こしのある健康な毛並みを取り戻して維持する効果に優れています。べたつきのない使用感で香りの良いローションです。	アロエベラエキス、ココナッツオイル、MSM、ローズマリー精油、レモングラス精油

外用剤

炎症緩和・抗菌

保湿 / 被毛質改善 / 防虫 / サンスクリーン / 変色防止（涙ヤケ）/ 消臭 / 創傷保護 / 冷感スプレー / 芳香剤

商品写真	商品名	容量・価格	特長	主な成分
問合先：有限会社PKBジャパン ☎06-6965-2986　https://www.pkb.co.jp/			
	ZYMOX スキンスプレー	60㎖＝2,750円	アロエベラやグリセリンが皮膚の乾燥を防ぎます。天然酵素配合で皮膚を清浄に保ちます。飼い主の手を汚さず広範囲の使用に便利なスプレータイプです。	グリセリン、精製水、プロピレングリコール、ベンジルアルコール、安息香酸ナトリウム、グルコン酸亜鉛、ラウリルサルコシン酸ナトリウム、アロエベラ、グルコースオキシダーゼ、ラクトペルオキシダーゼ、ラクトフェリン、リゾチーム、ヨウ化カリウム、ヒドロキシエチルセルロース
	ZYMOX スキンクリーム	28㎖＝2,750円	アロエベラやグリセリンが皮膚の乾燥を防ぎます。天然酵素配合で皮膚を清浄に保ちます。局部への使用に適しているクリームタイプです。	ポリメタクリル酸グリセリル、グリセリン、精製水、プロピレングリコール、ベンジルアルコール、ミリスチン酸イソプロピル、デキストロース、二酸化チタン、グルコン酸亜鉛、ヨウ化カリウム、ラクトペルオキシダーゼ、グルコースオキシダーゼ、リゾチーム、ラクトフェリン、アロエベラ

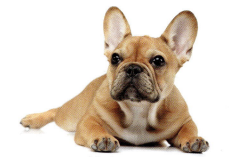

外用剤

保湿
被毛質改善
炎症緩和・抗菌
防虫
サンスクリーン
変色防止（涙ヤケ）
消臭
創傷保護
冷感スプレー
芳香剤

防虫

商品写真	商品名	容量・価格	特長	主な成分
問合先：株式会社たかくら新産業　☎0120-828-290　https://takakura.co.jp/				
	A.P.D.C. ニーム＆ シトロネラ スプレー	125㎖＝1,540円	虫が嫌がる植物成分のアロマ虫よけ。 蚊やマダニは、重い感染症を運んでくることがあります。虫が嫌いな植物の香りを効果的にブレンド。安全な成分で幼犬にも使えます。	ニームエキス、シトロネラオイル、ユーカリオイル、ティーツリーオイル、ペニーロイヤルオイル、マカデミアナッツオイル、レモン香料、バニリン、エタノール、紫外線防止成分、保存料 など
	made of Organics オーガニック ドッグ アウトドア スプレー モスガード	50㎖ ＝1,320円 150㎖ ＝1,870円★	ハーブの香りでいつものお散歩も安心！ オーガニック認定ACOを取得した、ケミカルな成分に負けない天然由来成分100％のモスガード！	※アロエベラ液汁、水、ヤシ油アルキルグルコシド、※シトロネラ油、クエン酸、※ローズゼラニウム葉油、※ラベンダー油、※ニアウリ油、ソルビン酸K、※グリセリン、香料、※カモミール花/葉エキス、※カレンデュラ花エキス、※ニーム油、※タイム花/葉油 ※はオーガニック成分です。

サンスクリーン

商品写真	商品名	容量・価格	特長	主な成分
問合先：株式会社QIX（キックス）　☎042-860-7462　https://www.qix.co.jp/				
	BASICS AFLOAT DOG UV＆ブラッシュ アップミスト	200g＝2,794円	・ワレモコウエキスで紫外線からのダメージを軽減。 ・ジラウロイルグルタミン酸リシンNaの高浸透力で、被毛の内部を修復。 ・高分子ケラチンがキューティクルのダメージ部を修復。 ・擬似キューティクルと呼ばれる補修成分で、キューティクルを再形成。	ワレモコウエキス、ジラウロイルグルタミン酸リシンNa、トレハロース、コラーゲン、アロエエキス、ベタイン、セラミド、高分子ケラチン、8種類のアミノ酸　他

変色防止（涙ヤケ）

商品写真	商品名	容量・価格	特長	主な成分
問合先：株式会社キリカン洋行　☎03-6718-4300　https://www.kirikan.com/				
	POクレンジン グローション	120㎖＝オープン価格	涙液で汚れた犬・猫の眼の周りを洗浄するローションです（PO＝Periocular）。植物由来の成分を配合した中性・低刺激処方で安心してお手入れできます。	主成分:アロエ、ハマメリス水、ヤグルマギク花水 糖質由来洗浄成分:ラウリルグルコシド、(カプリリル/カプリル)グルコシド 被毛コンディショニング成分:コカミドプロピルベタイン
問合先：INO株式会社　☎043-309-4242　https://shop.ino-japan.com/				
	BIOGANCE クリーンアイ・ ローション	100㎖＝2,420円	アルコールフリータイプの低刺激性。pHは中性なので、デリケートな部分に安心してご使用いただけます。天然ローズウォーター＆矢車菊の花エキスが、細菌の繁殖を抑えて、衛生的に保てます。また、涙やヨダレによる黄ばみを除去します。	水、矢車菊の花抽出エキス、グリセリン、バラ香水、クロルフェネシン、ポリアミドプロピルビグアニド、コカミドプロピルベタイン、塩化ナトリウム、プロピレングリコール、メチルイソチアゾリノン、ゲラニオール、シトロネロール、クエン酸、ソルビン酸カリウム、安息香酸ナトリウム

消臭

商品写真	商品名	容量・価格	特長	主な成分
問合先：株式会社たかくら新産業　☎0120-828-290　https://takakura.co.jp/				
	A.P.D.C. デオエチケット スプレー	125㎖＝1,540円	香りにこだわったスプレーで、爽やかな香りが持続します。はじめはやわらかい石けんのような、その後は、エッセンシャルオイルのハーバルで爽やかな香りが持続します。梅雨や湿気の多い季節や、トリミングとトリミングの間に、シャンプーをあまりできないシニア犬に。家の中はもちろん、外出時にもオススメです。	ティーツリーオイル、ユーカリオイル、ローズマリーオイル、ラベンダーオイル、シトロネラオイル、リモネン、グリセリン、重曹、エタノール、紫外線防止成分、香料、保存料 など
問合先：株式会社QIX（キックス）　☎042-860-7462　https://www.qix.co.jp/				
	BASICS デオドライザー ミスト	200g＝2,343円	・銅イオンで臭いの元となる雑菌の対策。 ・被毛にツヤや柔軟性を与えるCMC成分で被毛組織をケア。 ・ベタインで静電気対策。 ・宮村氏オリジナルブレンドの爽やかなフレグランス。	グルコン酸銅、加水分解ケラチン、8種類のアミノ酸、CMC成分、加水分解コラーゲン　他
問合先：株式会社Plush Puppy Japan（プラッシュ パピー ジャパン）　☎0285-22-7773　https://www.plushpuppyjapan.com/				
	オドー モンチャー	175㎖＝3,600円	消臭効果もありバクテリアなども除菌する、爽やかな香りのフレグランスです。	サトウキビの糖蜜、純水、ひまし油、トリエタノールアミン、イソステアリン酸、ジプロピレングリコール、乳酸ナトリウム、トリフェロール、香料

外用剤

保　湿
被毛質改善
炎症緩和・抗菌
防　虫
サンスクリーン
変色防止（涙ヤケ）
消　臭
創傷保護
冷感スプレー
芳香剤

外用剤

保　湿
被毛質改善
炎症緩和・抗菌
防　虫
サンスクリーン
変色防止（涙ヤケ）
消　臭
創傷保護
冷感スプレー
芳香剤

創傷保護

商品写真	商品名	容量・価格	特長	主な成分
問合先：HiltonHerbsJapan　☎03-3483-1455　https://hiltonherbs.shop-pro.jp/				
	フィトバーム	60g＝4,620円 100g＝6,160円 250g＝11,000円	荒れた皮膚を癒し、和らげるスキンクリーム。軽い擦り傷や切り傷、火傷、火膨れ、虫刺され、かゆみ、湿疹、古傷部分の毛の発育など幅広くお使いいただける万能クリームです。舐めても心配ありません。	カレンデュラ浸出液（マリーゴールド）、ハイペリカム浸出液、ステアリン酸グリセリル（SE）、カレンデュラインフューズオイル（マリーゴールド浸油）、プロポリスインフューズドオイル（浸出油）、アーモンドオイル、グリセリン、プロポリス　チンキ、エチルアルコール、シアバター、ハチミツ、ハイペリカム浸油、フェノキシエタノール、小麦胚芽オイル、カルボマー、ソルビン酸カリウム、ベンジルアルコール、トコフェリル酢酸（ビタミンE）、ミルラ　エッセンシャルオイル、ティーツリーオイル

冷感スプレー

商品写真	商品名	容量・価格	特長	主な成分
問合先：株式会社たかくら新産業　☎0120-828-290　https://takakura.co.jp/				
	A.P.D.C. クールミスト	125㎖＝1,540円	メンソールリキッドが皮膚表面を冷やし、ひんやり感を持続させるスプレーです。夏場のお散歩や、高温になりやすい車の中など、暑がっている時にオススメです。	無農薬ティーツリーオイル・ハイドロゾル（芳香蒸留水）、メンソールリキッド、ペンチレングリコール　など
問合先：HiltonHerbsJapan　☎03-3483-1455　https://hiltonherbs.shop-pro.jp/				
	ウィッチ ヘーゼル 蒸留水	500㎖＝7,920円	アメリカマンサクの蒸留液。冷却、止血、耳ややわらかい場所の掃除、急な炎症を冷やすときに。	ウィッチヘーゼル蒸留水

芳香剤

商品写真	商品名	容量・価格	特長	主な成分
問合先：株式会社ハートランド ☎075-594-3773　https://www.zoic.jp/			
	ゾイックファーメイクフレグランス（フルーティフローラル、ウッディフローラル）	37mℓ＝3,190円 ※写真は「フルーティフローラル」です。	・持続する高貴な香り。・香りのリラクゼーション。[成分]大環状ムスク（ガラクソリド）：フルーティフローラル／ウッディフローラル ・ペットにもヒトにも使えるフレグランス。	エタノール、水、香料、チャ乾留液、緑茶エキス
	ゾイックコロン（エナジーポム、アロマティックフルール、リラックスサボン、シャイニーペシュ、バウンシーカシス、フィーリングプラント）	27mℓ＝2,530円 ※写真は「エナジーポム」です。	ワンちゃんが嫌がらない、心地よい香りを選定 ワンちゃんの優れた嗅覚を考慮した強さの香り 化粧品基準※に沿った香料を使用 防腐剤不使用（パラベンフリー） ※化粧品用香料として使用が禁止されている香料成分を使用しない基準	ダマスクローズオイル 他

外用剤

保湿
被毛質改善
炎症緩和・抗菌
防虫
サンスクリーン
変色防止（涙ヤケ）
消臭
創傷保護
冷感スプレー
芳香剤

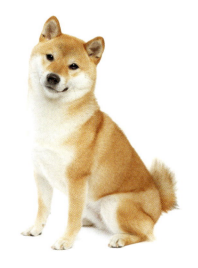

イヤーケア

商品写真	商品名	容量・価格	特長	主な成分
問合先：共立製薬株式会社　https://www.kyoritsuseiyaku.co.jp/				
	シルピナ	10㎖	「シルピナ」はヨウ化銀を主成分とする動物用のイヤークリーナーです。	ヨウ化銀錯塩
問合先：株式会社キリカン洋行　☎03-6718-4300　https://www.kirikan.com/				
	トリス-EDTAオチックPLUS	120㎖＝オープン価格	・pH調整剤とキレート剤を含有することで、耳道内環境を局所抗菌薬治療に適した弱アルカリ性に維持。 ・アルコールフリー処方。	トリス（ヒドロキシメチル）アミノメタン（pH調整剤）、エデト酸四ナトリウム（EDTA・キレート剤）、モノラウリン酸ポリオキシエチレンソルビタン（低刺激性洗浄成分）
	ノルバサンオチック	118㎖＝オープン価格 473㎖＝オープン価格★	・洗浄成分と耳垢軟化成分を含有し、さらっとした使用感。 ・耳道内の過度な湿潤を防ぐ。	ポリオキシエチレンオクチルフェニルエーテル、プロピレングリコール、イソプロピルアルコール
問合先：株式会社昭和化学　☎03-3960-7291　http://falconet.jp/				
	ハーブ＆ピュアイヤーローション	150㎖＝1,296円	18種のハーブ配合の低刺激洗浄剤でペットの耳内部の汚れをやさしく落とします。オーガニックパルマローザ（天然精油）配合で耳の中を清潔に保ちます。食品添加物洗浄剤を使用してるので万一、舐めても安心。ヒアルロン酸・保湿アミノ酸配合で、うるおいを与え耳内部のコンディションを整えます。	オーガニックパルマローザ油 ハーブエキス（アロエ、緑茶・カミツレ等18種） ヒアルロン酸Na グリチルリチン酸2K ローヤルゼリー ハチミツ アミノ酸系保湿成分 エタノール
	ハーブ＆ピュアイヤーリペアゲル	60㎖＝1,296円	ティーツリーの3倍以上の強力な抗菌効果があるオーガニックパルマローザ（天然精油）配合で耳の中を清潔に保ちます。爽やかなアロマ効果で気になる臭いもすっきり解消します。アミノ酸等の保湿成分が耳内のコンディションを整え、ベタつきを抑えます。耳内トラブル等の早期発見に役立ちます。	オーガニックパルマローザオイル オリーブオイル ミネラルオイル アロエベラ葉エキス アミノ酸系保湿成分 グリチルリチン酸2K エタノール ゲル基剤
問合先：株式会社ハートランド　☎075-594-3773　https://www.zoic.jp/				
	ゾイックナチュラルモードイヤーローション	190㎖＝2,530円	・ノンアルコール ・ココナッツオイル誘導体が耳内の汚れをしっかりと落とします。 ・カモミールの香り	緑茶エキス・柿エキス・ホップエキス・ワレモコウエキス・ココナッツオイル誘導体

イヤーケア

商品写真	商品名	容量・価格	特長	主な成分
問合先：日本全薬工業株式会社 ☎024-945-2332 https://www.zenoaq.com/				
	オーツ イヤー クリーナー	125㎖＝オープン価格	・天然のオーツ（カラス麦）であるアベナンスラマイドを抽出し、イヤークリーナーの主成分としました。 ・低刺激性のため、毎日使っても安心です。	オーツアベナンスラマイド
	ソノティクス	118㎖＝オープン価格	愛犬・愛猫へのやさしさと使いやすさを追求 ・2種の耳垢溶解成分（エトキシジグリコール・カプリロカプロイルマクロゴール-8 グリセリドEP）が素早く耳垢を取り除きます。 ・耳の保湿（グリセリン）や皮脂を調整する成分（カプリロイルグリシンとウンデシレノイルグリシン）を配合しています。 ・アルコールフリー、パラベン（防腐剤）フリー、無香料で耳に対する刺激をできるだけ少なくしています。	エトキシジグリコール、カプリロカプロイルマクロゴール-8 グリセリドEP、ポリソルベート80、カプリロイルグリシン、ウンデシレノイルグリシン、グリセリン、トロメタミン、精製水
問合先：株式会社ビルバックジャパン https://jp.virbac.com/				
	エピオティック	125㎖ 250㎖★	・高い洗浄力で耳垢を除去します。 ・EDTAおよびPCMX配合。 ・外耳道にやさしい低刺激性（中性・アルコールフリー）。 ・2種類の天然ハーブ抽出エキス配合で皮膚表面の常在菌（マイクロバイオーム）のバランスを整えます。	サリチル酸、ドキュセートナトリウム、PCMX（パラクロロメタキシレノール）、EDTA（エチレンジアミン四酢酸）、単糖類、ボルド葉抽出エキス、セイヨウナツユキソウ抽出エキス、精製水
	ベッツケア イヤー クリーナー	125㎖	・日々のお手入れに適したイヤークリーナー。 ・シトラスの爽やかな香り。	塩化ナトリウム、フェノキシエタノール、シトラス抽出物、精製水
問合先：株式会社QIX（キックス） ☎042-860-7462 https://www.qix.co.jp/				
	PE イヤー クレンジング	100㎖＝2,310円	・耳道内の皮脂（ベタツキ）により、洗浄剤や点耳薬が有用に作用しない場合に。 ・皮脂の剥離と洗浄を効果的に実現。 ・施術後も爽やかな状態が持続するグレープフルーツの香り。	スルホコハク酸ジエチルヘキシルNa:5% コメヌカ発酵液、グリセリン:10%
	PE EDTA イヤークリーナー 無香料/ ライムミントの香り	200㎖＝2,200円 商品写真は無香料のものを掲載	・EDTAが細胞の細胞壁に存在するカルシウムイオンやマグネシウムイオンなどと結合することにより、細菌の細胞壁を弱体化します。 ・耳垢を軟化、除去しやすくします。耳道内を清潔に保ちます。	サリチル酸Na:2g EDTA-2Na:0.24g
	BASICS イヤー クレンジング	200㎖＝－	トリミングサロンでの新たなオプションに。耳垢を軟らかくし、イヤークリーナーの効果を最大限引き出す耳専用のクレンジング。爽やかなグレープフルーツの香り。	水、コメヌカ発酵液、グリセリン、スルホコハク酸ジエチルヘキシルNa、エタノール、テトラオレイン酸ソルベス-30、PEG-60水添ヒマシ油、ヒノキチオール、グレープフルーツ種子エキス　他
	BASICS 無香料 イヤークリーナー	200㎖＝1,936円	・EDTA・サリチル酸配合の新しいタイプのイヤークリーナー。 ・耳垢を軟らかくして除去しやすくします。 ・アルコール・パラベン（防腐剤）不使用なので低刺激。	水、サリチル酸ナトリウム、EDTA-2Na、ph調整剤

イヤーケア

商品写真	商品名	容量・価格	特長	主な成分
問合先：株式会社リフレックス ☎03-3917-4630 http://www.reflex.co.jp/				
	C-DERM イヤークレンザー	119㎖＝3,619円★ 946㎖（詰替用）＝24,090円	健康な耳を健やかに保ち、耳のトラブルを優しくケアする、ナチュラルな耳用洗浄液です。	コンドルスクリスプス（カラゲナン）、甘草の根、タンニン、ペクチン
問合先：有限会社ワンクスクリエイション ☎072-631-1179 https://wanx.co.jp/				
	ハグパップ イヤーフレッシュ	25㎖＝660円 150㎖＝2,750円★ 1,000㎖＝9,240円	刺激のあるアルコール不使用。敏感でデリケートな皮膚にも安心な低刺激成分を厳選して使用。皮膚と同じ弱酸性でお肌に優しい（pH5.0 前後）。	精製水、カテキン、プロピレングリコール、グレープフルーツシード、リンゴ酸、ローズマリー精油、ラベンダー精油、クエン酸ナトリウム、パラベン
問合先：INO株式会社 ☎043-309-4242 https://shop.ino-japan.com/				
	BIOGANCE クリーンイヤーローション	100㎖＝2,420円★ 1,000㎖＝15,400円	ノンオイルタイプが使用感抜群。オイルが含まれていないので拭き取り楽々。皮膚の弱い子でも安心して使用できます。	水、ニホンハッカ抽出エキス、ローズマリーエキス、グリセリン、クロルフェネシン、PPG-1-PEG-ラウリルグリコールエーテル、コカミドプロピルベタイン、塩化ナトリウム、プロピレングリコール、ゲラニオール、メチルイソチアゾリノン、乳酸、ポリアミドプロピルビグアニド
問合先：JOHN PAUL PET https://jppet.jp/				
	John Paul Pet 耳＆目 ウェットシート	業務用価格については直接お問い合わせください。	マイクロファイバーによる抜群のクレンジング効果。アロエベラエキスによる保湿効果や天然塩化ナトリウム（海水）によるクレンジング効果が◎。無香料で、デリケートな耳と目を安心してケアできます。	水、アロエベラエキス、クエン酸、ココアンホジ酢酸2ナトリウム、塩化ナトリウム、ポリアミノプロピルビグアニド
問合先：有限会社PKBジャパン ☎06-6965-2986 https://www.pkb.co.jp/				
	ZYMOX イヤープロテクター極	37㎖＝4,950円	・バイオフィルムをリデュースする新酵素を配合 ・5つの天然酵素配合耳道清浄剤 ・抗生剤やステロイド無配合 ・耐性菌出現の懸念なく幼齢にも使用可能 ・イヤークリーナーで事前洗浄不要 ・1日1回のシンプルステップが動物と飼い主の負担を軽減	プロピレングリコール、グリセリン、ベンジルアルコール、ヒドロキシプロピルセルロース、精製水、デキストロース、ヨウ化カリウム、βグルカナーゼ、セルラーゼ、ムタナーゼ、デキストラナーゼ、リゾチーム、ラクトペルオキシダーゼ、ラクトフェリン、D-マンノース、グルコースオキシダーゼ
	ZYMOX イヤープロテクター	37㎖＝3,850円 118㎖＝8,250円	・3つの天然酵素配合耳道清浄剤 ・抗生剤やステロイド無配合 ・耐性菌出現の懸念なく幼齢にも使用可能 ・イヤークリーナーで事前洗浄不要 ・1日1回のシンプルステップが動物と飼い主の負担を軽減	グリセリン、脱イオン水、ヒドロキシプロピルセルロース、ベンジルアルコール、ヨウ化カリウム、デキストロース、プロピレングリコール、グルコースオキシダーゼ、リゾチーム、ラクトペルオキシダーゼ、ラクトフェリン
	ZYMOX イヤークリーナー	118㎖＝2,420円	日常的な耳のお手入れに有用です。定期的に使用することで外耳道を清潔に保ちます。薬剤使用前の事前洗浄にも最適です。便利なスクリューノズル。	精製水、グリセリン、ココグルコシド、プロピレングリコール、ベンジルアルコール、ラクトペルオキシダーゼ、ラクトフェリン、リゾチーム、グルコースオキシダーゼ、グルコン酸亜鉛

入浴剤

商品写真	商品名	容量・価格	特長	主な成分
問合先：株式会社キンペックスインターナショナル　☎06-6997-1568　http://www.kinpex.co.jp/				
	ハッピー＆バスタイム入浴液バラの香り（シリーズ：ラベンダーの香り）	200mℓ＝2,750円★ 1,000mℓ＝11,000円 4,000mℓ＝36,300円	シャンプー前の約10分間入浴で、皮膚の汚れや余分な皮脂、雑菌、ニオイの元を浮かせて落とすペット用入浴液。バラの香りが入浴タイムを楽しくします。	シダの化石成分（アクリルアミド、アクリル酸ナトリウム）　グレープフルーツシード成分（抗菌剤）　ベンザルコニウム（防腐剤、陽イオン性界面活性剤）　アルコール（品質保持に必要最低限の量）　コポリマー　蒸留水　香料他
問合先：株式会社ハートランド　☎075-594-3773　https://www.zoic.jp/				
	炭酸泉EX	1箱24袋入り 1袋（A包:18g B包:27g）	ワンちゃん・ネコちゃんのための炭酸入浴パウダーです。2包式炭酸パウダーであっという間に炭酸泉が出来上がります。毛穴より細かい炭酸がペットの体のすみずみまでゆきわたり、乾燥しやすい皮膚にうるおいをあたえます。成分にこだわり、ペットの皮膚への優しさを追求しました。	A剤:クエン酸、リンゴ酸、シリカ B剤:炭酸水素Na、海塩、炭酸Na、シリカ、ココイルイセチオン酸Na、加水分解コラーゲン、ライム果汁、オレンジ果汁、ヒアルロン酸Na、レモン果汁、ナツメ果実エキス、サンザシエキス、リンゴ果実エキス、グレープフルーツ果実エキス、水、BG
問合先：株式会社リフレックス　☎03-3917-4630　http://www.reflex.co.jp/				
	アニマー湯プラス	200mℓ＝2,530円★ 1,000mℓ＝11,000円	シャンプーだけでは落ちにくい毛穴の奥の汚れを落とし、天然成分で皮膚とコートをケアする温泉入浴剤です。天然の別府温泉成分に、プロポリスや生薬を配合。フケやかゆみ、トラブルを持つ肌を穏やかにケアします。シャンプー前に入浴すると、天然成分が皮膚や毛穴の汚れを浮かせシャンプー効果がUP。仕上がりもツヤツヤになります。硫黄の香りで虫除けにも。お散歩時に薄めたアニマー湯で拭いたりスプレーするとより効果的です。	硫黄温泉成分、甘草、醋柳、人参、プロポリス、浄水
問合先：株式会社QIX（キックス）　☎042-860-7462　https://www.qix.co.jp/				
	BASICSベイジングヘルパー2	825g	お湯にサッと溶ける粉末タイプの炭酸入浴剤です。キャップ1杯でベイジングをスピーディにし、皮膚と被毛を健やかにします。	炭酸水素ナトリウム、クエン酸、スクロース、クエン酸カルシウム、グリチルリチン酸2K、ビタミンC
	BASICS DermCareダーマモイストバス	3ℓ＝26,378円	保湿、洗浄がこれ1剤で可能な全身スキンケアが出来る保湿入浴剤です。やさしく汚れを落としながら、皮膚の水分・油分を補い保ちます。オイル主体の成分で低刺激なので薬用シャンプーの合間にも使えます。	ミネラルオイル、オレス-5、コメ胚芽油、水、香料、イソステアリン酸コレステリル、セラミドNP、ホホバ種子油、カプリリルグリコール、ヒアルロン酸Na、フェノキシエタノール、カラスムギ穀粒エキス（オーツ麦エキス）、ユーカリ葉エキス、ローマカミツレ花エキス、トウキンセンカ花エキス　他

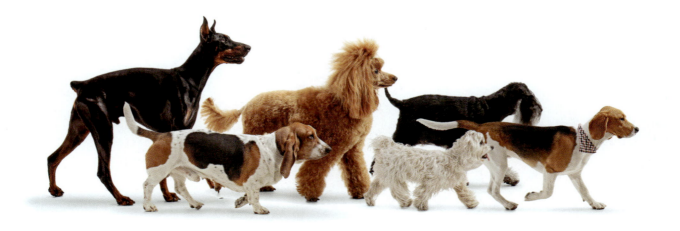

索 引

あ

赤み …… 67, 75, 98, 108, 109, 110, 111, 112, 122, 128, 129, 137, 143, 159, 165, 170, 171, 176, 189, 203, 215, 221

汗 …… 9, 18, 19, 21, 26, 47, 53, 66, 99, 103, 106, 117, 119, 123, 134, 135, 137, 138, 139, 144, 145

アーチ状 …… 66

アトピー性皮膚炎 …… 11, 27, 37, 39, 41, 51, 57, 58, 60, 87, 88, 89, 91, 92, 95, 98, 99, 101, 102, 114, 116, 119, 141, 142, 216, 217, 221, 222

アポクリン汗腺 …… 8, 9, 15, 18, 19

アミノ酸系 …… 28, 29, 30, 114, 138, 148, 154, 155, 162, 198

アミノ酸系界面活性剤 …… 29, 30, 114, 115, 116, 123, 132, 139, 147, 199

アルカリ性 …… 19, 28, 29, 30, 32, 139, 149

アレルギー検査 …… 87, 95, 113, 118, 120

アレルギー性疾患 …… 11, 99, 101, 157, 216, 223

アレルゲン …… 7, 13, 25, 40, 50, 58, 87, 95, 99, 106, 117, 118, 222

アレルゲン特異的IgE検査 …… 87, 118

アレルゲン特異的皮内試験 …… 87

アロエベラ …… 115, 148, 155

安静時エネルギー要求量 …… 49

い

硫黄 …… 27, 148, 155, 161, 162, 208, 209

硫黄泉 …… 32, 132, 133, 147, 148, 154, 155, 161, 162, 178, 208, 209

育毛 …… 25, 42, 43, 179, 186, 192, 197, 198, 199, 204, 210, 211

維持期エネルギー要求量 …… 50

萎縮 …… 67, 73, 90, 189, 203

痛み …… 17, 43, 55, 75, 78, 89, 100

一次毛 …… 14, 15

犬疥癬 …… 79, 98, 99, 101, 168, 169, 172

イヌセンコウヒゼンダニ …… 78, 168, 172

異物 …… 13, 18, 56, 57, 58, 89, 217, 221, 222

う

ウッド灯 …… 77, 177

え

膿 …… 21, 57, 66, 69, 72, 83, 89, 96, 137, 150, 152, 153, 159, 160, 185

栄養 …… 43, 48, 50, 71, 100, 124, 157, 198, 200

栄養管理 …… 25, 116, 124, 134, 222

栄養障害 …… 50

エクリン汗腺 …… 9, 19

エネルギー要求量 …… 49, 50

エラスチン線維 …… 12

炎症 …… 13, 42, 47, 57, 70, 71, 75, 90, 92, 95, 99, 125, 135, 163, 200, 219, 221, 222

炎症細胞 …… 81, 82, 221

お

黄金毛症 …… 210, 213

オーツ関連物質 …… 115, 148, 155

オートミール …… 115, 117, 148, 155

オヤツ …… 50, 62, 106, 106, 114, 125

オレイン酸 …… 41

温浴 …… 32, 139

か

外因性の汚れ …… 26

外環境 …… 6, 9, 13, 14, 25, 26, 37, 38, 40, 53, 56, 58, 99, 141, 163, 168, 173

外耳 …… 13, 19, 56, 57, 58, 88, 112

外耳炎 …… 57, 58, 83, 89, 105, 112, 131, 145, 153, 216, 217, 218, 219, 220, 221, 223, 224

外耳道 …… 56, 57, 89

外傷 …… 67, 72, 95, 98, 100, 200, 204

海藻エキス …… 51

外部寄生虫 …… 53, 76, 78, 94, 113, 114

界面活性剤型洗浄剤 …… 25, 26, 28, 32, 33, 34

潰瘍 …… 67, 72, 73, 81, 86

外用エアゾール …… 45

外用剤 …… 19, 25, 26, 27, 36, 37, 39, 42, 44, 45, 46, 47, 53, 55, 77, 88, 93, 95

外用散剤 …… 47

外用療法 …… 25, 44, 47, 53, 90

外力 …… 9, 12, 13

かき壊し …… 98, 112, 116, 165, 166, 168, 172

角化異常症 …… 11, 100, 101, 217

角化細胞 …… 10, 11, 38, 69, 81, 116

角質 …… 9, 10, 11, 26, 27, 32, 39, 49, 54, 69, 72, 99, 103, 116, 134, 139, 209

角質細胞間脂質 …… 11, 38, 103, 139

角質軟化剤 …… 39, 133, 139, 148, 172

かけ流しタイプ …… 35, 116

かさぶた …… 21, 66, 69, 72, 76, 86, 98, 108, 137, 165, 170, 176, 203, 204

279

過酸化ベンゾイル ······ 132, 133, 148, 154, 155, 161, 162

加水分解食 ······ 50

カチオン界面活性剤 ······ 30

痂皮 ······ 67, 72, 83, 176

カビ ······ 103, 173

花粉 ······ 41, 53, 99, 102, 116

かゆみ ······ 13, 21, 36, 39, 44, 47, 50, 51, 61, 62, 64, 66, 74, 90, 92, 95, 98, 99, 100, 101, 103, 107, 112, 113, 114, 115, 116, 117, 122, 125, 127, 128, 134, 137, 142, 143, 150, 159, 164, 165, 169, 170, 171, 174, 176, 181, 185, 189, 193, 197, 203, 207, 210, 215, 221

ガラス直接押捺 ······ 81

顆粒層 ······ 10, 82

加齢 ······ 53, 54, 70, 120, 200, 201, 204

汗管 ······ 19

環境アレルゲン ······ 87, 99, 102, 103, 112, 114, 115, 116, 118, 134, 140, 147, 154

環境管理 ······ 25, 117, 124, 134, 140, 222

環境性疾患 ······ 100, 200

環状 ······ 66

乾性脂漏症 ······ 119, 124, 127, 133, 134

汗腺 ······ 8, 9, 13, 18, 19, 49, 53, 56, 69, 139

感染症 ······ 60, 61, 69, 90, 91, 92, 99, 100, 101, 141, 204, 217

乾燥 ······ 6, 9, 11, 36, 37, 38, 44, 47, 53, 81, 108, 115, 117, 122, 123, 163

乾燥肌 ······ 71, 99, 103, 119, 120, 122, 123, 124

換毛 ······ 17, 53

き

基剤 ······ 28, 30, 44, 45, 47, 53, 123, 133

寄生虫 ······ 21, 57, 61, 74, 76, 78, 99, 156, 166

季節 ······ 17, 19, 37, 47, 53, 62, 71, 106, 124, 142, 150, 192, 200, 204

季節性脱毛症 ······ 98, 100, 192

基礎エネルギー要求量 ······ 49

基礎代謝 ······ 49

基底層 ······ 10

基底膜 ······ 11, 70

休止期 ······ 16

休止期毛 ······ 79, 80

丘疹 ······ 67, 68, 69, 83

キューティクル ······ 15, 29

狭窄 ······ 57, 219, 222

局面 ······ 67, 70, 189

虚血 ······ 98, 100, 200, 201, 203, 204

巨大メラニン塊 ······ 183

く

駆虫薬 ······ 21, 90, 94, 162, 164, 166, 168, 169, 173

クッシング症候群 ······ 17, 186

グラム染色 ······ 82

グリチルリチン酸ニカリウム ······ 115, 148, 155

クリーム ······ 19, 27, 44, 45, 47, 53, 55, 93, 116, 123, 133, 208

クレンジング剤 ······ 25, 26, 27, 31, 32, 33, 36, 116, 132, 147

グロムス装置 ······ 13

クロルキシレノール ······ 155, 162

クロルヘキシジン ······ 95, 116, 132, 133, 139, 147, 148, 150, 154, 155, 161, 162, 178

け

系統的除外診断 ······ 113

系統的対応 ······ 221, 222

経表皮水分蒸散量 ······ 27, 88

外科手術 ······ 162, 191, 199

毛刈り後脱毛症 ······ 100, 210, 211

外科療法 ······ 95

血液検査 ······ 191

血液循環 ······ 25, 32, 35, 49, 100

結節 ······ 67, 69, 82, 83

血流改善 ······ 42, 43, 53, 123, 139, 199, 200, 204

血流障害 ······ 100, 200

毛の矮小化 ······ 182

ゲル剤 ······ 44, 45

牽引性脱毛症 ······ 100, 210

減感作療法 ······ 87, 90, 95, 117

原発疹 ······ 66, 67, 70, 71, 83, 86

こ

抗アレルギー剤 ······ 149

抗ウイルス薬 ······ 90, 95

高温多湿 ······ 21, 53, 125, 134, 140, 141, 142, 147, 150, 154, 220, 222

高級アルコール系界面活性剤 ······ 30, 116, 132, 139, 147

抗菌作用 ······ 18, 139, 147, 154, 161

抗菌成分配合シャンプー ······ 116, 139, 150

抗菌ペプチド ······ 116, 154

抗菌薬 ······ 21, 68, 90, 93, 136, 140, 141, 150, 156, 162, 218, 222

抗菌療法 ······ 83, 113, 156

膠原線維 ······ 12

交差反応 ······ 114, 117

抗酸化剤 ······ 45

甲状腺 ······ 17, 125, 186, 187, 188, 189, 190

甲状腺機能低下症 ······ 17, 131, 186, 187, 191, 199, 200, 217

甲状腺ホルモン ······ 17, 186, 188

抗真菌薬 ······ 21, 90, 93, 125, 134, 142, 149, 174, 178

鉤爪 ······ 54

好中球 ······ 81, 82

紅斑 ······ 67, 83, 191

抗ヒスタミン剤 ‥‥‥ 87, 92, 117

酵母様真菌 ‥‥‥ 20, 21

黒色被毛毛包形成異常症 ‥‥‥ 98, 100, 182, 183, 199

鼓室 ‥‥‥ 56

鼓膜 ‥‥‥ 56, 57, 58, 89, 219, 221, 222

コーミング ‥‥‥ 33, 36, 168

コメド ‥‥‥ 71, 159, 189, 190

コラーゲン ‥‥‥ 13, 39, 41, 49, 123

コラーゲン線維 ‥‥‥ 12

コールタール ‥‥‥ 133

コロニー ‥‥‥ 85

さ

細菌 ‥‥‥ 19, 21, 30, 69, 81, 82, 83, 93, 95, 99, 103, 139, 149, 217, 218, 221, 222

細菌検査 ‥‥‥ 82, 83, 84, 93

細菌培養同定検査 ‥‥‥ 83, 84, 138, 153, 160

細胞外マトリックス ‥‥‥ 12

細胞間脂質成分 ‥‥‥ 39, 115, 123, 133, 148, 154, 155, 162, 198, 199

細胞診 ‥‥‥ 81, 82, 83, 84, 131, 138, 146, 153, 160

細網線維 ‥‥‥ 12

組織球 ‥‥‥ 13

殺菌 ‥‥‥ 25, 42

殺菌作用 ‥‥‥ 19, 41

殺ダニ作用 ‥‥‥ 32

サプリメント ‥‥‥ 51, 62, 117, 154, 161, 182, 194, 197, 199, 204

サブローデキストロース寒天培地 ‥‥‥ 84

サマーカット ‥‥‥ 41, 210, 211, 212

左右対称 ‥‥‥ 74, 107, 110, 112, 120, 126, 131, 136, 143, 145, 150, 153, 157, 164, 170, 181, 183, 187, 193, 195, 201

左右非対称 ‥‥‥ 74

サリチル酸 ‥‥‥ 58, 116, 132, 133, 139, 148, 154, 155, 161, 162, 172, 208, 209, 222

サンスクリーン ‥‥‥ 25, 41, 53

酸性 ‥‥‥ 30, 32, 154

散歩 ‥‥‥ 25, 46, 52, 61, 74, 101, 106, 117, 164, 208

残留 ‥‥‥ 32, 34, 35

し

耳介 ‥‥‥ 45, 56, 57, 89, 112, 114, 172, 181, 183, 185

紫外線 ‥‥‥ 6, 9, 11, 15, 25, 40, 41, 53, 61, 77, 211

耳管 ‥‥‥ 56

弛緩部 ‥‥‥ 56

色素沈着 ‥‥‥ 41, 49, 70, 189, 191, 194, 197

色素斑 ‥‥‥ 67, 70

耳鏡検査 ‥‥‥ 57, 88, 89

耳孔 ‥‥‥ 56, 57, 89, 112

耳垢 ‥‥‥ 56, 57, 58, 89, 112, 131, 145, 219, 221, 222, 223, 224

耳垢検査 ‥‥‥ 218

耳垢腺 ‥‥‥ 56, 57, 217

脂質 ‥‥‥ 11, 19, 26, 38, 48, 49, 51, 125, 134, 141, 142, 147

耳小骨 ‥‥‥ 56

自浄作用 ‥‥‥ 56, 57

脂腺 ‥‥‥ 8, 9, 15, 18, 49, 53, 56, 99, 125, 126, 217

湿疹 ‥‥‥ 61

耳道内視鏡検査 ‥‥‥ 57, 58, 89

シードスワブ ‥‥‥ 83

紫斑 ‥‥‥ 67

脂肪酸エステル系 ‥‥‥ 23, 30, 39

脂肪組織 ‥‥‥ 9

耳毛 ‥‥‥ 56, 58, 89, 219, 220, 221, 222

シャンプー ‥‥‥ 24, 25, 26, 27, 28, 29, 30, 31, 32, 33, 34, 35, 36, 37, 39, 45, 47, 61, 62, 93, 95, 100, 106, 114, 115, 116, 117, 123, 125, 132, 133, 136, 138, 139, 141, 142, 147, 148, 150, 154, 155, 161, 162, 164, 168, 172, 178, 198, 199, 205, 208, 209, 210, 215

シャンプー後毛包炎 ‥‥‥ 100, 215

主因 ‥‥‥ 216, 217, 218, 219, 220, 221, 222, 224

集合性 ‥‥‥ 66

柔軟作用 ‥‥‥ 47

樹状細胞 ‥‥‥ 13

主食 ‥‥‥ 62, 106, 114, 117

出血 ‥‥‥ 13, 17, 49, 54, 55, 72, 78, 90, 159, 160, 161, 162

主薬 ‥‥‥ 45

腫瘤 ‥‥‥ 67, 69, 82

松果体ホルモン ‥‥‥ 17

常在微生物 ‥‥‥ 20, 21, 26, 99, 141, 146, 149, 156, 187, 189, 191

脂溶性ビタミン ‥‥‥ 49

消毒薬 ‥‥‥ 95, 154, 222

上皮移動 ‥‥‥ 56, 58, 219, 222

上皮移動障害 ‥‥‥ 219, 222

除去食 ‥‥‥ 204, 222

除去食試験 ‥‥‥ 50, 114, 117, 146, 221, 222

食塩泉 ‥‥‥ 32, 115, 116, 123, 139, 148, 155, 198, 199

触毛 ‥‥‥ 15

食物アレルギー ‥‥‥ 39, 50, 57, 87, 89, 98, 99, 101, 102, 103, 105, 106, 107, 111, 112, 113, 114, 117, 118, 120, 142, 145, 147, 150, 153, 154, 163, 204, 216, 217, 221, 222

食物アレルゲン ‥‥‥ 99, 103, 106, 112, 117, 118

食物負荷試験 ‥‥‥ 114

女性ホルモン ‥‥‥ 17, 187

シラミ ‥‥‥ 76

自律神経 ‥‥‥ 13

脂漏症 ‥‥‥ 11, 19, 21, 57, 58, 71, 98, 99, 100, 101, 108, 112, 115, 116, 119, 124, 125, 126, 127, 128, 130, 131, 132, 133, 134, 135, 136, 138, 140, 141, 142, 143, 145, 146, 147, 148, 149, 150, 189, 190, 199, 216, 217, 221, 222, 223, 224

脂漏性皮膚炎 ⋯⋯ 141

新奇タンパク食 ⋯⋯ 50, 113

真菌 ⋯⋯ 21, 61, 93, 95, 99, 101, 141, 173, 217

真菌培養検査 ⋯⋯ 177

親水基 ⋯⋯ 29, 30

診断指標 ⋯⋯ 114, 142

浸透作用 ⋯⋯ 29, 34

浸透性 ⋯⋯ 39, 44, 45, 47

真皮 ⋯⋯ 8, 9, 10, 11, 12, 13, 16, 43, 49, 56, 67, 68, 69, 70, 72, 163

真皮成分 ⋯⋯ 54, 55

親油基 ⋯⋯ 29

す

水性 ⋯⋯ 53

水性製剤 ⋯⋯ 57, 58

水性成分 ⋯⋯ 45, 47

水中油型 ⋯⋯ 44, 47

垂直耳道 ⋯⋯ 56, 57, 58, 83, 112

水分 ⋯⋯ 6, 11, 12, 13, 19, 25, 27, 29, 32, 36, 38, 39, 47, 69, 88, 103, 119, 120, 134, 138

水分蒸散量測定器 ⋯⋯ 88

水平耳道 ⋯⋯ 56, 57, 58, 83, 89, 112, 222

水疱 ⋯⋯ 67, 69, 72, 81

水溶性ビタミン ⋯⋯ 49

水流 ⋯⋯ 34, 57

スギ花粉 ⋯⋯ 53, 106

スクレーピング検査 ⋯⋯ 78, 160, 172

すすぎ ⋯⋯ 32, 33, 34, 35

ステータス ⋯⋯ 48

ステロイド ⋯⋯ 73, 86, 90, 91, 92, 106, 114, 117, 125, 134, 136, 140, 142, 149, 156, 157, 164, 168, 169, 173, 174, 187, 221

ストレス ⋯⋯ 15, 25, 35, 52, 53, 103, 135

スプレー ⋯⋯ 35, 44, 47, 116, 123, 133, 166

スライドガラス ⋯⋯ 67, 78, 79, 81, 82, 85, 89

スワブ採取 ⋯⋯ 82

せ

生活改善 ⋯⋯ 25

生検トレパン ⋯⋯ 86

性腺 ⋯⋯ 186, 187

清掃 ⋯⋯ 25, 117, 166, 172, 178, 222

生体水溶性高分子 ⋯⋯ 39, 115, 116, 123, 148, 155, 162, 198, 199

静置時間 ⋯⋯ 35

成長期 ⋯⋯ 16, 17, 157

成長期毛 ⋯⋯ 79, 80

成長ホルモン ⋯⋯ 17

性ホルモン ⋯⋯ 186, 188, 189, 191

性ホルモン失調 ⋯⋯ 187, 191, 199, 217

精油 ⋯⋯ 51

石鹸 ⋯⋯ 26, 29, 137

石鹸系 ⋯⋯ 28, 29, 30, 133, 148, 208, 209

セラミド ⋯⋯ 11, 27, 39, 103, 115, 116, 123, 139, 148, 155

線維 ⋯⋯ 7, 9, 12, 13, 43, 49

線維芽細胞 ⋯⋯ 12

洗浄 ⋯⋯ 11, 24, 25, 26, 27, 28, 29, 31, 32, 33, 34, 36, 37, 38, 39, 40, 47, 53, 55, 56, 57, 58, 83, 89, 106, 114, 115, 116, 120, 123, 125, 132, 133, 138, 142, 147, 150, 157, 161, 168, 172, 178, 208, 215, 218, 219, 220, 224

線状 ⋯⋯ 66

染色 ⋯⋯ 82

全層生検 ⋯⋯ 86

前庭 ⋯⋯ 56

剪毛 ⋯⋯ 86, 100, 211

そ

素因 ⋯⋯ 216, 217, 219, 220, 222

増悪因 ⋯⋯ 216, 217, 219, 220, 222

爪甲 ⋯⋯ 54

即時型アレルギー ⋯⋯ 87, 118

続発疹 ⋯⋯ 66, 67, 70, 71, 72

た

退行期 ⋯⋯ 16

代謝 ⋯⋯ 26, 49, 125, 131, 141, 142, 146, 149, 150, 153, 187

大分生子 ⋯⋯ 85

タオルドライ ⋯⋯ 36

多価アルコール ⋯⋯ 39, 115, 116, 123, 148, 155, 162, 198, 199, 205

多汗症 ⋯⋯ 21, 98, 99, 101, 119, 134, 135, 136, 138, 139, 140, 141, 149, 150, 153, 154, 155, 156

蛇行状 ⋯⋯ 66

脱毛 ⋯⋯ 17, 21, 60, 67, 71, 74, 79, 90, 98, 108, 111, 128, 129, 143, 150, 151, 152, 159, 161, 165, 170, 176, 179, 180, 181, 183, 185, 187, 189, 190, 191, 192, 194, 195, 197, 199, 200, 203, 204, 207, 210, 211, 212, 213, 221

脱毛症 ⋯⋯ 60, 70, 80, 86, 98, 100, 179, 182, 183, 184, 192, 194, 195, 197, 198, 199, 210, 211, 213, 214

脱毛症X ⋯⋯ 98, 100, 194, 195

ダブル洗浄 ⋯⋯ 32, 57

ダニ ⋯⋯ 21, 103

ターンオーバー ⋯⋯ 10, 11, 49, 56, 71, 99, 124, 125, 141, 169

炭酸泉 ⋯⋯ 32, 115, 116, 123, 139, 148, 154, 155, 198, 199, 204, 205

淡色被毛脱毛症 ⋯⋯ 80, 98, 100, 182, 183, 184, 199

弾性線維 ⋯⋯ 12

男性ホルモン ⋯⋯ 17, 19, 187

単糖類 ⋯⋯ 115, 148, 155

タンパク質 ⋯⋯ 11, 25, 29, 48, 49, 50, 114, 117, 199

単発性 ······ 66
短毛種 ······ 17, 80, 211, 215

ち

遅延型アレルギー ······ 87, 118
知覚神経 ······ 13
地図状 ······ 66
中耳 ······ 56, 57, 89, 219, 222
中性脂肪 ······ 12, 13
超音波検査 ······ 191
腸内環境 ······ 102
長毛種 ······ 17, 41, 80, 211, 212

つ

爪 ······ 49, 52, 54, 55, 62, 203
爪切り ······ 54, 55
ツメダニ ······ 76

て

低温浴 ······ 32
ティーツリーオイル ······ 154, 155, 162
剃毛 ······ 17, 100, 211, 215
手作り食 ······ 50
添加物 ······ 45, 50
天然物 ······ 29, 30
天然保湿因子 ······ 39, 115, 116, 123, 139, 148, 155, 162, 198, 205

と

導管 ······ 18
糖質 ······ 19, 25, 48, 49, 125, 134, 141, 142, 147
塗布量 ······ 45, 46, 47,
ドライイング ······ 36, 37, 106, 120, 142
ドライヤー ······ 36, 37
トリクロロ酢酸 ······ 132, 133, 148

な

内因性の汚れ ······ 26, 41
内耳 ······ 56
内分泌失調 ······ 17, 98, 100, 186, 194, 195, 197, 199, 217, 221, 222
軟化作用 ······ 39, 58, 133, 147
軟膏 ······ 27, 44, 46, 47, 53, 55, 123

に

ニキビダニ ······ 20, 21, 78, 79, 80, 94, 99, 113, 114, 156, 157, 159, 160, 161, 162, 187, 198
ニキビダニ症 ······ 156, 157, 161, 162
肉球 ······ 9, 11, 19, 18, 45, 54
二次毛 ······ 14, 15
乳化作用 ······ 29, 34

乳剤性ローション ······ 47
乳酸 ······ 39, 45, 132, 139
乳酸エチル ······ 139, 154, 155, 162
乳酸菌 ······ 51
乳酸菌製剤 ······ 117, 154, 161
乳汁分泌ホルモン ······ 17
入浴 ······ 25, 26, 27, 32, 33, 35, 39, 43, 45, 47, 53, 115, 116, 117, 123, 132, 133, 139, 147, 148, 154, 155, 157, 161, 162, 168, 172, 178, 197, 198, 199, 200, 204, 205, 208, 209
入浴剤 ······ 27, 31, 32
ニューメチレンブルー染色 ······ 82
尿検査 ······ 191
尿素 ······ 39, 116, 123, 133, 139, 147, 148, 172, 208, 209
二硫化セレン ······ 132, 133, 148

ね

ネコノミ ······ 163
熱傷 ······ 95, 98, 100, 200, 204
粘膜 ······ 18, 44, 47, 66, 75, 95

の

膿疱 ······ 67, 69, 72, 81, 83, 150
膿皮症 ······ 21, 83, 98, 99, 101, 136, 149, 150, 155, 156, 157, 183, 185
ノニオン界面活性剤 ······ 30, 32
ノミ ······ 21, 53, 61, 74, 76, 77, 79, 94, 99, 101, 105, 113, 114, 141, 160, 163, 164, 166, 167, 168, 169, 172, 174, 204
ノミアレルギー性皮膚炎 ······ 77, 79, 98, 99, 101, 105, 163, 164
ノミ刺症 ······ 163
ノミとり櫛 ······ 76
ノミとり櫛検査 ······ 76, 77
ノミとりシャンプー ······ 61, 164

は

ハウスダストマイト ······ 99, 103, 106, 117
白斑 ······ 67, 70
パターン脱毛症 ······ 98, 100, 179
波長 ······ 41
パップ剤 ······ 47
ハーブ ······ 32, 51
針吸引 ······ 82, 83
腫れ ······ 55, 57, 66, 68, 69, 75, 82, 98, 112, 150, 152, 159, 161, 189, 190, 223
瘢痕 ······ 67, 73, 203, 212
斑状 ······ 66
パンチ生検 ······ 86

283

ひ

ヒアルロン酸 ⋯⋯ 12, 13, 27, 39, 123

皮下組織 ⋯⋯ 8, 9, 12, 13, 67, 69, 86

皮脂 ⋯⋯ 9, 18, 19, 21, 25, 26, 27, 29, 32, 36, 42, 43, 47, 49, 53, 66, 71, 99, 103, 106, 116, 117, 119, 120, 123, 124, 125, 132, 133, 138, 141, 147, 148, 150, 223

皮脂膜 ⋯⋯ 9, 15, 18, 19, 26, 27, 33, 38, 43, 47, 49, 103, 119

微生物 ⋯⋯ 6, 7, 20, 21, 26, 40, 45, 55, 58, 81, 82, 95, 99, 141, 146, 149, 156, 163, 168, 173, 187, 189, 191

ヒゼンダニ ⋯⋯ 21, 61, 68, 74, 78, 94, 99, 101, 113, 114, 141, 160, 168, 169, 170, 171, 172, 174

ビタミン ⋯⋯ 7, 25, 48, 49, 51, 117, 134, 199, 204, 222

ビタミンD合成促進作用 ⋯⋯ 41

必須脂肪酸 ⋯⋯ 51, 117, 134, 222

ヒノキチオール ⋯⋯ 154, 155, 162

皮膚炎 ⋯⋯ 36, 41, 44, 67, 68, 92, 115, 117, 125, 134, 135, 141, 142, 164, 169, 174, 210, 215, 224

皮膚押捺塗抹検査 ⋯⋯ 131, 138, 146

皮膚科学的検査 ⋯⋯ 76, 86, 114

皮膚強化食 ⋯⋯ 117, 124, 222

皮膚糸状菌 ⋯⋯ 21, 61, 77, 78, 79, 80, 84, 85, 93, 99, 141, 173, 174, 175, 176, 177, 178

皮膚糸状菌症 ⋯⋯ 77, 84, 85, 98, 99, 101, 173, 174, 176

皮膚生検 ⋯⋯ 86

皮膚掻爬物直接鏡検 ⋯⋯ 77, 78, 79, 82, 85, 160, 172

皮膚バリア機能 ⋯⋯ 6, 9, 10, 11, 14, 21, 26, 27, 29, 39, 51, 88, 103, 106, 108, 114, 116, 117, 119, 125, 132, 138, 142, 147, 149, 156, 179, 198, 199

皮膚病理組織学的検査 ⋯⋯ 86

標的状 ⋯⋯ 66

表皮 ⋯⋯ 8, 9, 10, 11, 13, 14, 15, 32, 38, 56, 68, 69, 70, 71, 72, 78, 86, 99, 124, 125, 141, 149, 179

病理検査 ⋯⋯ 182, 186, 191, 194, 197, 203

びらん ⋯⋯ 67, 72, 81, 86, 89, 108

ピロクトンオラミン ⋯⋯ 132, 133, 147, 148, 155, 162

貧血 ⋯⋯ 166

ふ

フィンガーチップユニット ⋯⋯ 47

賦活 ⋯⋯ 116, 161

服 ⋯⋯ 25, 41, 107, 116, 123, 133, 139, 147, 154

副因 ⋯⋯ 216, 217, 218, 220, 222

副作用 ⋯⋯ 51, 90, 91, 92, 93, 95

副食 ⋯⋯ 62, 106, 117, 125, 134

副腎 ⋯⋯ 17, 73, 90, 186, 187, 189, 190, 199

副腎皮質機能亢進症 ⋯⋯ 17, 186, 187, 191, 199, 217

副腎皮質ホルモン ⋯⋯ 17, 87, 186, 188

フケ ⋯⋯ 10, 11, 49, 71, 76, 78, 80, 84, 85, 86, 98, 99, 101, 108, 111, 116, 119, 122, 124, 125, 127, 128, 132,

133, 135, 142, 143, 145, 147, 150, 159, 169, 170, 171, 172, 173, 176, 207, 208, 221, 223

浮腫 ⋯⋯ 68, 89, 219, 222

ブタクサ花粉 ⋯⋯ 106

ブツブツ ⋯⋯ 62, 66, 68, 70, 71, 98, 108, 109, 122, 137, 139, 145, 150, 152, 153, 154, 159, 165, 166, 170, 171, 185, 215,

ブドウ球菌 ⋯⋯ 20, 21, 53, 81, 83, 93, 99, 103, 113, 114, 115, 116, 119, 134, 137, 138, 139, 141, 149, 150, 153, 154, 156, 157, 159, 160, 161, 162, 183, 185, 187, 198, 217, 218, 221

ブラシ ⋯⋯ 33, 37, 43, 84, 199

ブラシ培養 ⋯⋯ 84

ブラッシング ⋯⋯ 25, 33, 37, 42, 43, 53, 197, 199, 215

プロテクタータイプ ⋯⋯ 57, 58

分散作用 ⋯⋯ 29, 34

分子標的薬 ⋯⋯ 90, 92, 117

分泌腺 ⋯⋯ 8, 9, 18, 19, 56, 58, 99, 103, 216, 217, 218, 219, 220, 221, 222

へ

米国飼料検査官協会 ⋯⋯ 50

閉塞剤 ⋯⋯ 25, 38, 39, 123

ベタつき ⋯⋯ 44, 45, 53, 106, 108, 126, 127, 133, 135, 136, 137, 142, 143, 150

ヘパリン類似物質 ⋯⋯ 39, 115, 116, 123, 139, 148, 155, 198, 199, 204, 205

べんち ⋯⋯ 98, 100, 200, 206

ほ

膨疹 ⋯⋯ 67, 68

補完療法 ⋯⋯ 51

保護 ⋯⋯ 14, 15, 18, 25, 30, 40, 41, 44, 53, 55, 116, 123, 133, 139, 168, 200, 204, 208, 222

保護作用 ⋯⋯ 44, 45, 53

保湿 ⋯⋯ 9, 25, 27, 33, 35, 36, 37, 38, 39, 40, 44, 48, 53, 62, 106, 115, 116, 117, 120, 123, 125, 132, 133, 139, 142, 147, 148, 154, 155, 161, 162, 168, 178, 198, 199, 204, 205, 208, 209

保湿剤 ⋯⋯ 13, 24, 25, 27, 29, 30, 32, 35, 38, 39, 43, 47, 88, 116, 120, 123, 133, 154, 161, 172, 199

保湿剤配合シャンプー ⋯⋯ 116, 132, 147

保湿作用 ⋯⋯ 18

保湿成分 ⋯⋯ 27, 30, 32, 39, 46, 48, 114, 115, 116, 123, 133, 148, 155, 198, 205

保湿浴 ⋯⋯ 115, 116, 123, 139, 148, 155, 198, 199

保存剤 ⋯⋯ 45

発疹 ⋯⋯ 66, 68, 70, 71, 72, 73, 74, 86, 107, 108, 110, 122, 127, 131, 137, 138, 139, 143, 150, 152, 154, 155, 159, 165, 170, 174, 176, 181, 185, 189, 194, 197, 203, 207, 221

ポピドンヨード …… 95, 154, 155
ボルド葉 …… 116, 154, 155, 162
ホルモン …… 17, 49, 71, 73, 74, 125, 160, 161, 162, 186, 187, 191, 194, 199, 222
ホルモン調整剤 …… 134, 162, 182, 191, 194, 197
ホルモンバランス …… 60, 90, 100, 149, 156, 157, 179, 186

ま

マイクロニードル法 …… 197
マイクロバイオーム …… 20
マイクロバブル浴 …… 27, 32, 115, 116, 132, 148, 155
マイクロファイバー …… 36
マッサージ …… 25, 35, 39, 42, 43, 47, 53, 57, 58, 117, 123, 172, 197, 199, 204
マラセチア …… 21, 53, 81, 82, 93, 99, 101, 103, 113, 114, 115, 116, 119, 125, 126, 127, 128, 131, 132, 133, 141, 142, 143, 145, 146, 147, 148, 149, 153, 154, 187, 198, 217, 218, 221, 222, 223, 224
マラセチア皮膚炎 …… 21, 98, 99, 101, 141, 147

み

ミコナゾール …… 93, 116, 132, 133, 147, 148, 178
ミネラル …… 6, 25, 48, 49, 51
ミネラルオイル …… 32, 78, 79
耳洗浄 …… 57
ミミダニ …… 127, 128, 221, 222

む

虫食い状の脱毛 …… 150

め

目ヤニ …… 113
メラニン …… 11, 15, 41, 49, 53, 70, 80, 182, 183, 186
メラノサイト …… 11, 15
免疫機能 …… 7, 20
免疫担当細胞 …… 9, 13, 20
免疫抑制剤 …… 86, 87, 90, 91, 92, 117, 134, 136, 140, 157
免疫力 …… 21, 149, 150, 153, 156, 157, 160
面皰 …… 67, 71

も

毛幹 …… 15
毛器官 …… 14
毛球 …… 15, 16, 17, 43, 80
毛検査 …… 77, 78, 79, 82, 85, 160, 177, 182, 186, 191, 194, 197
毛孔一致性丘疹 …… 68
毛孔非一致性丘疹 …… 68
毛根 …… 15, 43

毛質 …… 43, 49, 122, 197, 213
毛周期 …… 16, 17, 71, 74, 79, 100, 179, 186, 191, 192, 194, 197
毛小皮 …… 15, 28
毛色 …… 60, 79, 100, 183, 210, 213, 214
毛髄 …… 15
毛皮質 …… 15
毛母 …… 9, 15
毛包 …… 8, 9, 14, 15, 16, 18, 19, 20, 21, 68, 71, 78, 139, 149, 150, 154, 155, 156, 159, 160, 161, 162, 173, 215
毛包炎 …… 100, 210, 215
毛包虫 …… 21
毛包虫症 …… 68, 98, 99, 101, 156
毛包膨大部 …… 15, 16
毛包漏斗部 …… 15
毛母細胞 …… 15
毛乳頭 …… 15
問診 …… 60, 62, 63, 66, 76
問診票 …… 60, 64, 65

や

薬剤感受性試験 …… 83, 84, 153
薬物療法 …… 90, 104, 117, 124, 134, 140, 149, 156, 162, 168, 173, 178, 212
薬用シャンプー …… 35, 36, 37, 62, 95, 141
薬用植物 …… 32
薬浴 …… 32, 36

ゆ

油剤 …… 45, 116, 123, 133, 139, 161, 168, 204, 208
有棘層 …… 10
油性 …… 15, 45, 53, 55
油性脂漏症 …… 124, 127, 131, 133
油性製剤 …… 57
油性成分 …… 19, 27, 38, 45, 46, 55, 115, 116, 123, 148, 155, 162, 198, 199, 205
油中水型 …… 44, 45, 53

よ

溶液性 …… 45

ら

ライト・ギムザ染色 …… 82
ライフサイクル …… 25, 52
ライフステージ …… 50
落屑 …… 71

り

立毛筋 …… 8, 9, 13, 15
両性界面活性剤 …… 30
鱗屑 …… 67, 71, 83

リンパ管 ‥‥‥ 9, 12, 13, 43
リンパ球 ‥‥‥ 13, 82, 91
リンパ球反応検査 ‥‥‥ 87, 118
リンパ節 ‥‥‥ 66, 71, 75

れ

レーザー療法 ‥‥‥ 95
裂毛 ‥‥‥ 71, 79

ろ

ローション ‥‥‥ 44, 45, 47, 53, 93, 95, 116, 123, 133

わ

輪状 ‥‥‥ 66, 150, 152, 185
ワセリン ‥‥‥ 38, 45, 139, 204, 208, 209
ワンコインユニット ‥‥‥ 47

A

A波（UVA）‥‥‥ 41
AAFCO ‥‥‥ 50

B

B細胞 ‥‥‥ 13
B波（UVB）‥‥‥ 41
BER ‥‥‥ 49, 50
BM ‥‥‥ 49

C

CAD ‥‥‥ 102, 103, 104, 105, 106, 107, 112, 113, 114, 116, 117, 118, 119, 120, 122, 123, 124, 125, 127, 132, 133, 134, 137, 138, 139, 140, 142, 143, 145, 146, 147, 148, 149, 150, 153, 154, 155, 156, 157, 163
CT検査 ‥‥‥ 89, 191

D

Diff-Quik染色 ‥‥‥ 82

F

FTU ‥‥‥ 46

I

IgE抗体 ‥‥‥ 102

M

ME ‥‥‥ 49, 50
MER ‥‥‥ 50
Microsporum canis ‥‥‥ 75, 85
Microsporum gypseum ‥‥‥ 85

O

O/W型 ‥‥‥ 44, 45, 46, 47

P

PA ‥‥‥ 41
pH ‥‥‥ 19, 29, 32, 46, 134, 139, 149, 154, 155
pH調整剤 ‥‥‥ 46

R

RER ‥‥‥ 49, 50

S

SPF ‥‥‥ 41

T

T細胞 ‥‥‥ 13
transepidermal water loss（TEWL）‥‥‥ 88
Trichophyton spp. ‥‥‥ 173

U

UV ‥‥‥ 41

W

W/O型 ‥‥‥ 44, 45, 47, 53

X

X線検査 ‥‥‥ 153, 191

1

1日当たりのエネルギー要求量 ‥‥‥ 50

5

5大栄養素 ‥‥‥ 48

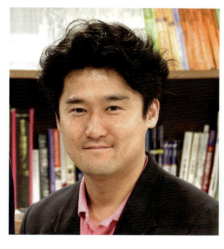
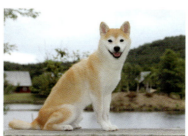

●著者プロフィール

伊從 慶太
（いより けいた）

獣医師、獣医学博士（獣医皮膚病学）
アジア獣医皮膚科専門医
株式会社 1sec. 最高技術責任者

麻布大学を卒業後、岐阜大学連合獣医学研究科にて博士過程を修了。
東京農工大学、ドイツミュンヘン大学およびスウェーデン農業科学大学において小動物および大動物の皮膚科研修を経て、2015年にアジア獣医皮膚科専門医を取得。
現在は、株式会社 1sec. 代表皮膚科医として日本各地の提携病院にて皮膚科および耳科診療をおこなう傍ら、細菌性皮膚疾患やスキンケア分野を中心に研究活動をおこなう。

[写真右]
小太郎（柴犬 享年16歳 ♂）
1歳でハウスダストマイトに対するアトピー性皮膚炎、および鶏肉による食物アレルギーを発症し、かゆみに苦しむ。さらに、東日本大震災の後より、天候の悪化、騒音、地震時にかゆみが顕著に悪化する。現在は抗アレルギー剤を症状に合わせて使用し、日常的なブラッシングや保湿、定期的なシャンプーや入浴（濡れるのはちょっと嫌い）、食事管理、ストレスケア（散歩時間やコースの調整、職場への同伴など……）などのスキンケアで複合的に管理し、良好な皮膚状態と生活の質を維持した。

獣医皮膚科専門医が教える

犬のスキンケア
パーフェクトガイド

2018 年 2 月 1 日　第 1 版第 1 刷発行
2025 年 2 月 17日　第 1 版第 9 刷発行
著者　伊從慶太
発行人　太田宗雪
発行所　株式会社 EDUWARD Press（エデュワードプレス）

〒194-0022　東京都町田市森野1-24-13　ギャランフォトビル３階
編集部 Tel：042-707-6138 ／ Fax：042-707-6139
販売推進課（受注専用）Tel：0120-80-1906 ／ Fax：0120-80-1872
E-mail　info@eduward.jp
WEB Site　https://eduward.jp（コーポレートサイト）
https://eduward.online（オンラインショップ）

表紙・本文デザイン　秋山智子
イラスト　クボトモコ
イメージ写真（犬）　iStock
組版・印刷・製本　株式会社 瞬報社

乱丁・落丁本は、送料小社負担にてお取替えいたします。
本書の内容に変更・訂正などがあった場合には、上記の小社コーポレートサイトの「SUPPORT」に
掲載しております正誤表でお知らせいたします。
本書の内容の一部または全部を無断で複写、複製、転載することを禁じます。

©2020 EDUWARD Press Co., Ltd. All Rights Reserved. Printed in Japan.
ISBN978-4-86671-011-2 C3047